**Psychiatrische
Therapie**

G. A. E. Rudolf

Psychiatrische Therapie

Gerhard A. E. Rudolf
mit einem Geleitwort
von R. Tölle

4., neubearbeitete
und erweiterte Auflage

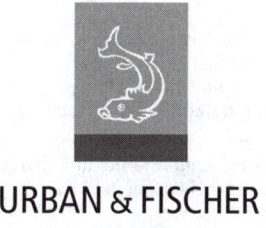

URBAN & FISCHER

Zuschriften und Kritik an:
Urban & Fischer, Lektorat Medizin, Karlstraße 45, 80333 München

Anschrift des Verfassers
Prof. Dr. med. G. A. E. Rudolf
Klinik und Poliklinik für Psychiatrie und Psychotherapie der Westfälischen
Wilhelms-Universität Münster
Albert-Schweitzer-Straße 11
48149 Münster

Wichtige Hinweise für den Benutzer:
Die Erkenntnisse in der Medizin und der Pharmazie unterliegen laufendem Wandel
durch Forschung und klinische Erfahrungen. Der Autor dieses Werkes hat große Sorg-
falt darauf verwendet, daß die in diesem Werk gemachten therapeutischen Angaben
insbesondere hinsichtlich Indikation, Dosierung und unerwünschten Wirkungen dem
derzeitigen Wissensstand entsprechen. Das entbindet den Nutzer dieses Werkes aber
nicht von der Verpflichtung, anhand der Beipackzettel zu verschreibender Präparate zu
überprüfen, ob die dort gemachten Angaben von denen in diesem Buch abweichen und
seine Verordnung in eigener Verantwortung zu treffen.

Die Deutsche Bibliothek – CIP-Einheitsaufnahme
Rudolf, Gerhard A. E:
Psychiatrische Therapie / Gerhard A. E. Rudolf. Mit einem Geleitw. von R. Tölle. –
4., neubearb. und erw. Aufl. – München ; Jena : Urban und Fischer, 2000
    ISBN 3-437-21630-9

Alle Rechte vorbehalten
1. Auflage Oktober 1987
4. Auflage Januar 2000
1.–3. Auflage erschienen unter dem Titel „Therapieschemata Psychiatrie"
© Urban & Fischer München · Jena

00 01 02 03 04   6 5 4 3 2 1

Programmleitung: Dr. med. Thomas Hopfe, München
Lektorat: Christl Kiener, München
Redaktion: Manfred Grauer, München
Herstellung: Heinz Högerle, Horb-Rexingen
Zeichnungen: Henriette Rintelen, Velbert
Satz: Typodata GmbH, München
Druck und Einband: Clausen & Bosse, Leck
Gesetzt in Concorde, Überschriften in Frutiger
Umschlaggestaltung: prepress|ulm GmbH, Ulm
Gedruckt auf: 80 g/qm Offset, holzfrei weiß, 1,2fach

Aktuelle Informationen finden Sie im Internet und den Adressen:
Urban & Fischer: http://www.urbanfischer.de

Vorwort zur 4. Auflage

Auch die 3. Auflage der 1988 erstmals erschienenen „Therapieschemata-Psychiatrie" fand eine freundliche Aufnahme, so daß eine überarbeitete und wiederum erweiterte Neuauflage sinnvoll erscheint. Nahezu jedes Kapitel ist ergänzt und aktualisiert worden. Einige weitere sind hinzugekommen. Der Umfang des Bandes ist daher etwas gewachsen, hat aber hoffentlich noch ein Format, das in die eine oder andere Kitteltasche paßt oder sich zum schnellen Nachlesen eignet. Auch der Titel hat sich ein wenig geändert.

Vielleicht erscheint es bei der aktuellen Informationsflut und der zunehmenden Differenziertheit eines medizinischen Fachgebietes vermessen, wenn ein einzelner Autor versucht, die wesentlichen therapeutischen Aspekte der klinischen Psychiatrie darzustellen. Hierzu ist mit gebotener Zurückhaltung und im Bewußtsein der gegebenen Grenzen anzumerken, daß der Inhalt des vorliegenden Buches allein die *ersten* Schritte zu einer qualitativ am wissenschaftlichen Standard sowie an den Bedürfnissen des Patienten orientierten Therapie erleichtern soll. Weitergehendes Wissen und praktische Fertigkeiten muß sich jeder Therapeut selbst erarbeiten.

Es wird auf die ausführliche Darstellung wissenschaftlicher Daten verzichtet. Selbst die zitierte Literatur besteht überwiegend aus Übersichtsartikeln, über die sich der interessierte Leser an die wissenschaftliche Originalliteratur „heranarbeiten" kann.

Die konkreten Therapieempfehlungen sind, orientiert an den Ergebnissen der wissenschaftlichen Forschung und den eigenen langjährigen Behandlungserfahrungen, so zusammengestellt worden, wie sie der Autor selbst praktiziert. Selbstverständlich sind Alternativstrategien nicht ausgeschlossen.

In einer Phase des Umbruchs von der traditionellen Diagnostik zu einer neuen klassifikatorischen Begrifflichkeit ist gegenwärtig noch bewußt auf die ausschließliche sprachliche Orientierung an den diagnostischen Begriffen der ICD-10 verzichtet worden. Eine vorsichtige Annäherung wurde versucht. In dem vorliegenden Buch steht – wie bisher – das syndromale, vom Befinden und Verhalten des Patienten geprägte Krankheitsbild im Vordergrund. Ob sich aus der Umstellung auf die neue Klassifikation nach ICD-10 wesentliche Veränderungen im Bereich der Therapie – und das ist das zentrale Thema dieses Buches – ergeben werden, muß heute weiterhin offenbleiben.

Großer Dank gilt den Kolleginnen und Kollegen für ihre wohlwollend kritischen Anmerkungen und Anregungen, die nach den gegebenen Möglichkeiten in den Text aufgenommen wurden. In gleichem Maße sei Herrn Dr. Th. Hopfe, Frau C. Kiener, Herrn H. Högerle und den anderen Mitarbeitern des Verlags Urban & Fischer für ihr tatkräftiges Engagement gedankt.

Der Autor ist auch weiterhin für Anregungen und Kritik an Inhalt und Konzeption des Buches dankbar. Vielleicht kann es einen kleinen Beitrag zu der heute vieldiskutierten Qualitätssicherung i.S. eines Ansatzes zur Standardisierung der psychiatrischen Therapie – oder zumindest zur Diskussion dieser Fragen – beitragen.

Münster, im November 1999   *G. A. E. Rudolf*

Wichtiger Hinweis:
Der Autor hat sich bei seinen Vorschlägen zur Pharmakotherapie immer um exakte Angaben der Dosis bemüht. Dennoch können Fehler nicht ausgeschlossen werden. Dem Leser ist daher dringend zu empfehlen, sich hinsichtlich der Dosierung der von ihm verordneten Medikamente doch noch einmal nach den Angaben in der Roten Liste, im Beipackzettel oder in den wissenschaftlichen Broschüren der Hersteller rückzuversichern. Er hat seine Verordnung immer in eigener Verantwortung zu bestimmen.

Vorwort zur 1. Auflage

Die Idee, das vorliegende kleine Buch zu erstellen, reifte sehr langsam im Laufe von fast zwei Jahrzehnten klinisch-psychiatrischer Tätigkeit. Die Umsetzung dieser Idee in einen knapp formulierten und schematisierten Text erwies sich als schwierig. Zweifel an der Richtigkeit des Konzeptes und am praktischen Sinn dieser Arbeit konnten immer wieder nur durch den Gedanken in den Hintergrund gedrängt werden, daß ein solches Buch als Experiment anzusehen ist.

Eine kurze und knapp formulierte Therapieanleitung, die ein möglichst breites Spektrum psychiatrischer Behandlungsverfahren berücksichtigt, gibt es in der vorliegenden Form bisher nicht. Zwar stehen dem Psychiater für die Praxis die klassischen Lehrbücher zur Verfügung, zusätzlich gibt es ausgezeichnete Anleitungen für spezielle Therapieverfahren (z.b. für Psychopharmakotherapie und Psychotherapie). Für den Alltagsgebrauch aber sind die Lehrbücher, von wenigen Ausnahmen abgesehen, zur schnellen Orientierung zu umfangreich. Gleiches gilt für die ein spezielles Verfahren eingehend darstellenden Texte. Mit der vorliegenden knappen Übersicht soll auch einer – zumindest für den psychisch kranken Patienten abträglichen – Tendenz entgegengewirkt werden: daß nämlich, je nach psychiatrischer Schulmeinung oder theoretischem Konzept von dem, was als Psychiatrie verstanden wird, psychiatrische Therapie auf dieses oder jenes Verfahren reduziert wird. Damit ist, wie jeder erfahrene Arzt weiß, den Bedürfnissen des Patienten nicht gedient. Zudem entsprechen monoaxiomatische Therapieansätze nicht den Realitäten, die in der psychiatrischen Behandlungspraxis gegeben sind.

Zum Inhaltlichen: Schematisch zusammengefaßte Therapieanweisungen müssen verkürzt und unvollständig sein. Seltenere Krankheitsbilder mußten unberücksichtigt bleiben. Der Bereich der psychosomatischen Medizin im engeren Sinn wurde, abgesehen von wenigen Ausnahmen, nicht in die Darstellung einbezogen. Hier muß auf die Spezialliteratur verwiesen werden. Die Auswahl der Themen und die Gliederung des Stoffes sind zweifellos subjektiv geprägt und spiegeln die Erfahrungen des Autors wider. Alternativen sind in breiter Variabilität möglich und sinnvoll.

Zu danken ist allen Autoren, deren Arbeiten im Text nicht zitiert werden konnten. Die Lektüre ihrer Abhandlungen gab Anregungen und Hilfen. Ihre Gedanken gingen indirekt in den Inhalt des Buches ein. Weiterhin ist den Mitarbeitern in der Klinik zu danken, die durch ihre Diskussionsbeiträge die dargestellten Behandlungskonzepte modifizierten und deren Brauchbarkeit und Validität durch ihre praktische Arbeit mit den Patienten aufzeigen konnten. Besonderer Dank gilt Herrn Prof. Dr. R. Tölle, an dessen Lehrbuch der Psychiatrie sich der Autor orientieren durfte und der mit anregenden und wohlwollend kritischen Gedanken in zahlreichen Gesprächen weiterhalf. Vor allem aber habe ich meiner Frau und meinen

beiden Kindern zu danken, die in den zurückliegenden Monaten meine häufige geistige und/oder physische Abwesenheit in der Familie mehr oder minder wohlwollend toleriert haben.
Herr Dr. Bertram und Frau Dr. Zakaria vom Verlag Urban & Schwarzenberg unterstützten das Projekt in dankenswerter Weise mit Engagement und Tatkraft.

Münster, im Juli 1987   *G.A.E. Rudolf*

Geleitwort

Die psychiatrische Therapie ist in jüngerer Zeit so vielfältig und so differenziert geworden, daß Weiterbildung und Fortbildung kaum Schritt halten können. Was therapeutisch möglich ist, wird nicht überall optimal bzw. nicht durchgehend in die Praxis umgesetzt.

Ein Lehrbuch kann Grundzüge und manche Einzelheiten der psychiatrischen Therapie anbieten, kaum aber detaillierte Anleitungen vermitteln. Spezialisierte Therapiebücher sind in der Regel monothematisch ausgerichtet; sie behandeln nur einen Teil der psychiatrischen Therapie, entweder Somatotherapie, Psychotherapie oder Rehabilitation, manche auch nur Teile dieser Gebiete.

Für die alltägliche Praxis wird ein Buch gebraucht, das die psychiatrische Therapie mehrdimensional beschreibt und dabei patientorientiert vorgeht. Das hat G. A. E. Rudolf mit den „Therapieschemata" so überzeugend erreicht, daß nun die 4. Auflage erscheint, die gründlich überarbeitet und sorgfältig ergänzt ist. Hier wird die psychiatrische Therapie zwar kurz, aber doch vollständig beschrieben. Die Darstellung wurde aus didaktischen Gründen schematisch aufgebaut, blieb dabei aber kliniknah. Die Therapieempfehlungen sind (wie in einem Lehrtext nicht anders denkbar) abstrakt gehalten, sie kommen jedoch den konkreten Situationen recht nahe. Das gelingt dem Verfasser dadurch, daß er nicht von nosologischen Krankheitsbegriffen, sondern von Syndromen ausgeht. Er stellt nicht die Therapie der Krankheiten dar, sondern die Behandlung psychisch Kranker. Kennzeichnend für seinen psychiatrischen Stil sind die Überschriften: der manische Patient, der stille schizophrene Patient, der psychovegetativ gestörte Patient mit funktionellen Beschwerden usw.

In einem zweiten Ansatz beschreibt G. A. E. Rudolf die therapeutischen Methoden und als deren Voraussetzung auch die wichtigsten diagnostischen Verfahren. Neben der Psychotherapie und Pharmakotherapie finden hier die für psychisch Kranke so wichtige Physiotherapie und die in bestimmten Krankheitssituationen auch heute noch indizierte Elektrokrampftherapie Berücksichtigung. Das letzte Kapitel über Rechtsfragen macht deutlich, daß zu einer umfassenden Behandlung des psychisch Kranken auch der sorgfältige Umgang mit den rechtlichen Maßnahmen gehört, die den Patienten betreffen.

Das „Experiment", wie G. A. E. Rudolf die erste Auflage dieses Buches bezeichnete, ist gelungen: Die psychiatrische Therapie wurde synoptisch und realisierbar dargestellt. In dieser 4. Auflage wurde das Erscheinungsbild optimiert und damit die Lesbarkeit offensichtlich verbessert.

Das Buch ist für mehrere Zwecke geeignet: Dem noch wenig Erfahrenen hilft es, den Anfang und die Meilensteine des therapeutischen Weges zu finden, auf dem er den Patienten führen will. Sodann eignen sich diese

Therapieschemata zum Nachschlagen und Auffinden therapeutischer Details, besonders im Tabellenanhang. Schließlich vermittelt das Buch Anregungen zur Diskussion therapeutischer Probleme in Supervisionsgesprächen und Weiterbildungsseminaren.

Münster, im November 1999   *R. Tölle*

Inhaltsverzeichnis

Hinweis: Ausführliche Inhaltsverzeichnisse sind dem jeweiligen Kapitel vorangestellt.

A Psychiatrische Notfälle

B Krankheitsbilder und Syndrome

C Diagnostische Verfahren

D   Behandlungsverfahren

E   Rechtsfragen

F   Tabellenanhang

G   Wichtige Hand-, Lehr- und Wörterbücher

Präparate- und Sachverzeichnis

Hinweise für den Benutzer

Warnung: Der vorliegende Text ist eine überkurze, schematisierte Darstellung therapeutischer Möglichkeiten in der Psychiatrie!
Das Buch kann also keinesfalls auch nur annähernd die Lektüre von Lehrbüchern und Spezialliteratur zu einzelnen Therapieverfahren ersetzen!
Aus diesem Grund ist den einzelnen Kapiteln weiterführende Literatur (in Auswahl) angefügt. Sie sollte zu eingehender Lektüre und Vertiefung des Wissens anregen. Am Ende des Bandes (Abschnitt G) ist die für die Fortbildung wichtige, aber auch die zum jeweiligen Nachschlagen brauchbare Literatur zusammengestellt.

Zudem ist zu bedenken, daß die Kenntnis von Therapieverfahren noch nicht bedeutet, daß der Wissende auch die Fertigkeiten zur Anwendung dieser Behandlungsverfahren besitzt. Das gilt für die Somato-, vor allem aber für die Psychotherapie. Ständige Fortbildung in der Anwendungspraxis ist daher unumgänglich.

Um den Textumfang auf wirkliche „Therapieschemata" zu komprimieren, mußte mit vielen Querverweisen gearbeitet werden. Das macht dem Leser im Umgang mit dem Buch zwar Mühe, vermeidet aber Wiederholungen und läßt das Verflochtensein der einzelnen Kapitel deutlich werden.

Hinsichtlich der in den einzelnen Kapiteln ausdrücklich genannten Medikamente ist zu sagen, daß diese die vom Autor am häufigsten angewendeten Präparate sind. Die Dosisangaben sind Anhaltswerte, die sich für den Autor in der Praxis bewährt haben. Die Auswahl ist vielen subjektiven Faktoren unterworfen. Grundsätzlich gilt, daß im Bereich der psychiatrischen Pharmakotherapie in der Regel kein Präparat nicht auch durch ein anderes, gleich gut anwendbares und gleich sicheres ersetzt werden kann. Das Problem der sog. Pharmakotherapieresistenz relativiert natürlich die vorangegangene Aussage. Helfen soll bei der Auswahl der Medikamente die im Anhang (F2) aufgeführte Zusammenstellung der zur Zeit in Deutschland erhältlichen Psychopharmaka. Ein Beitrag zur Behandlungssicherheit soll mit der Zusammenstellung möglicher Arzneimittelinteraktionen zwischen Psychopharmaka und anderen Medikamenten erbracht werden.

Der Autor ist für Anregung und Kritik an Inhalt und Konzeption des Buches dankbar.

A Psychiatrische Notfälle

A

1 Der Notfallpatient: Allgemeine Regeln für den Umgang

Allgemeines: Ein psychiatrischer Notfall ist ein durch eine Krankheit oder eine seelische Krise (→A2) bedingter Zustand oder eine Situation, die zur Abwendung von Lebensgefahr oder anderen schwerwiegenden Folgen augenblicklich sachverstaändige Beurteilung und Behandlung zwingend notwendig macht.

▶ **Ziele des Arztes bei der ersten Kontaktaufnahme** mit dem psychiatrischen Notfallpatienten:
- Orientierung über Bewußtseinslage, Vitalfunktionen, Schweregrad der Erkrankung
- Ein Gespräch zu führen, das diagnostische und therapeutische Funktionen hat
- Erhebung eines ersten groben psychopathologischen Befundes (→C4)
- Körperliche Untersuchung (→C2) mit neurologischem Status (→C3) und evtl. notwendigen Labortests (→C2).
- Erste diagnostische Überlegungen, welcher Notfall vorliegt („vorläufige Diagnose").
- Durchführung erster symptomorientierter therapeutischer Maßnahmen.

▶ Folgende **allgemeine Verhaltensregeln in der psychiatrischen Notfallsituation** können hilfreich sein:

- Wichtigste Voraussetzung für eine erfolgreiche Intervention ist das Bemühen, **Ruhe und Übersicht zu bewahren.** Die größte Gefahr, die alle späteren Maßnahmen in Frage stellen kann, ist wahrscheinlich die, daß der Arzt allzuleicht geneigt ist, sich der hektischen, ängstlichen, beunruhigenden Atmosphäre in der Umgebung des akut Erkrankten emotional anzupassen.

- Trotz aller Hektik, trotz der gebotenen Eile und Notwendigkeit, die durch das pathologische Verhalten des Patienten hervorgerufene Situation möglichst schnell und effektiv zu verändern, muß sich der Arzt **Zeit nehmen.** Gebot des Augenblicks ist nicht die Aktion, sondern die indirekte Einflußnahme durch das ärztliche Verhalten, das in ruhiger Konsequenz die notwendigen Handlungsschritte vollzieht.

- Alle Betroffenen, der Patient wie seine Angehörigen, die häufig „betroffener" erscheinen als der Kranke, müssen zuerst angehört werden. Nur dadurch wird das Vorfeld der Entstehung der zu bewältigenden Notfallsituation sichtbar. Durch die Berücksichtigung (fremd)anamnestischer Daten (→C1) wird vielleicht sogar die Ursache deutlich. **Sachliche, ruhige Fragen an Patienten und Angehörige** sind geboten.

- **Mit dem Patienten,** dem der Arzt sich offen, aufmerksam und konzentriert nähern sollte, kann und **muß** über dessen Probleme **gesprochen werden.** Das geschieht am besten in Abwesenheit der Angehörigen, da man zu Anfang wenig über zuvor eventuell abgelaufene negative Interaktionen zwischen diesen und dem Patienten weiß. Das Gespräch unter vier Augen ist bei aggressiven Patienten fraglos nicht möglich.

- Sorgen und Befürchtungen, z.B. Wahnvorstellungen oder grobe Fehlinterpretationen der Realität, sollten primär als subjektive Gewißheit, Wahrheit des Patienten ohne große Diskussion oder gar Korrekturversuche akzeptiert werden. Natürlich müssen Verständnisfragen gestellt werden. Grundsätzlich sollte die Bereitwilligkeit des Arztes zu Verständnis, zum **Akzeptieren des subjektiv Gegebenen** vom Patienten erkannt werden.

- Die von dem Patienten vorgebrachten Äußerungen, Gedanken und Gefühle sollte der Arzt in der Situation **nicht bagatellisieren.**

- In dem sich dann sehr wahrscheinlich entwickelnden Gespräch können **die Rolle** des Arztes und die Gründe dafür, daß er gerufen wurde („kritische Situation für die Angehörigen", „Ratlosigkeit"), **interpretiert und verständlich** gemacht werden.

- Der Arzt schlägt eine körperliche Untersuchung vor und führt diese durch (→C2, C3).

- Zum Schluß macht er **Behandlungsvorschläge,** wobei er diese, gleichgültig welcher Art sie sind, hinsichtlich ihrer Notwendigkeit

A

und ihrer Auswirkungen dem Patienten sachlich zu erklären versucht.

- Über den Ablauf der Notfallbehandlung sollte ein **Gedächtnisprotokoll** angefertigt werden.

▶ Diese allgemeinen Ratschläge gelten für Situationen, in denen ein Patient noch kontaktfähig ist oder einen Kontakt nicht radikal ablehnt. Wenn eine sinnvoll strukturierte Kommunikation mit dem Patienten nicht mehr möglich, er z. B. bewußtseinsgetrübt oder bewußtlos ist, gilt im Hinblick auf die Angehörigen das oben Gesagte weiterhin.

▶ Stets muß der Arzt bemüht sein, eine systematische körperliche Untersuchung (→C2, C3) des Kranken durchzuführen. Gibt es pathologische Befunde, müssen diese schnellstmöglich behandelt und ggf. **Maßnahmen der Notfallmedizin** ergriffen werden, wie sie für z. B. bewußtlose Patienten vorgeschrieben sind. Es folgen dann in der Regel die Notversorgung und die schnellstmögliche Überführung des Kranken in stationäre Intensivbehandlung.

▶ In Notfällen müssen zur sofortigen Gefahrenabwehr die unbedingt notwendigen therapeutischen Maßnahmen im Sinne einer „Geschäftsführung ohne Auftrag" auch ohne die ausdrückliche Einwilligung der Patienten durchgeführt werden. Daran anschließend ist eine den gesetzlichen Bestimmungen entsprechende rechtliche Grundlage für die weitere Behandlung zu schaffen (→E2, E3).

▶ Hinsichtlich einer gegen den Willen eines Patienten durchzuführenden **Zwangseinweisung** (→E2) in eine geschlossene Station eines psychiatrischen Krankenhauses gilt abzuwägen, ob durch eine Nichteinweisung eventuell größerer Schaden für den Patienten entsteht als durch die Einweisung. Nähere Einzelheiten der Indikationen und des praktischen Vorgehens sind den in den einzelnen Bundesländern jeweils geltenden Unterbringungsgesetzen zu entnehmen. Grundsätzlich kann gesagt werden, daß für den Fall, in dem eine Zwangseinweisung eine Risikoverminderung bewirkt, jeder approbierte Arzt, gleichgültig welcher Fachrichtung, verpflichtet ist, diese auch durchzuführen. Ihre Unterlassung mit eventuellen negativen Folgen für den Patienten kann zu einem Regreßanspruch gegenüber dem Arzt führen.

Literatur

Berzewski, H.: Der psychiatrische Notfall. 2. Aufl. Springer, Berlin– Heidelberg 1996.

Hewer, W., W. Rössler (Hrsg.): Das Notfall Psychiatrie Buch. Urban & Schwarzenberg, München–Wien–Baltimore 1998.

Rupp, M.: Notfall Seele. Methodik und Praxis der ambulanten psychiatrisch-psychotherapeutischen Notfall- und Krisenintervention. Thieme-Grünwald, Stuttgart–New York–Mainz 1996.

2 Der Mensch in einer Krisensituation

Allgemeines: In seelischen Krisensituationen, die hinsichtlich ihrer Entstehung unspezifisch sind, kann nahezu jeder Mensch geraten. Sie sind Ausdruck des Überschreitens der Grenze persönlichen Anpassungsvermögens. Auslöser sind im Einzelfall nicht allein bestimmte qualitativ wie quantitativ oft recht unterschiedliche Ereignisse (Überforderungen, schwierige Paarbeziehungen, Verluste, schwere körperliche Erkrankungen, altersbedingte Probleme u.v.m.), die aus einer distanzierten Perspektive für den Beobachter möglicherweise nicht unbedingt eine krisenprovozierende Bedeutung haben müssen. Vielmehr müssen individuelle Faktoren hinzukommen: die subjektive Einstellung des Betroffenen gegenüber dem Ereignis, seine bewußte oder unbewußte Emotionalität, seine körperlichen Empfindungen, die für ihn erkennbaren Konsequenzen und seine Fähigkeit, mit der neuen, emotional belastenden Situation umzugehen. Bestanden zuvor auch noch ungünstige soziale, psychische oder körperliche Schwierigkeiten und reagiert die Umwelt während der schon erkennbaren Entwicklung einer Krise nicht, weil der Betroffene seine schwierige Situation möglicherweise auch nicht darzustellen vermag, ist nahezu sicher, daß der Patient mit deutlich erkennbaren (Krisen-)Symptomen reagiert. Er kann sich durch sein Problemlösungsverhalten (Coping) nicht der Situation anpassen. Es entsteht eine Notfallsituation, die sofortiges Handeln erfordert. Wie sich eine Krise zum Norfall entwickeln kann und welche nichtprofessionellen, institutionellen und professionellen Hilfen möglich sind, zeigt Abbildung A.1.

Symptomatik: Es zeigen sich Symptome erhöhter innerer Spannung, depressiver Verstimmung oder Angst. Gleichzeitig treten erstmals körperliche Beschwerden auf oder verstärken sich bei vorhandenen somatischen Vorerkrankungen.

Der Betroffene fühlt sich in einer ausweglosen Situation. Trotzdem wird er Lösungsversuche unternehmen, die sich z.B. in einem spezifischen Vermeidungsverhalten zeigen, also einer Kompromißlösung (Gefahr der Chronifizierung!). Oft gelingt es ihm, die kritische Lebensphase im Laufe der Zeit zu überwinden. Ist das nicht der Fall, besteht die Gefahr, daß der Betroffene als einzigen Ausweg in einer so schwierigen Lage allein den Suizid sieht (→A3).

Diagnostik: Erfassung des psychischen Befundes (→C4) im Gespräch. Darüber hinausgehende körperliche Untersuchungsschritte sind in der Akutsituation nicht angebracht, können später evtl. nachgeholt werden.

Therapie

Erstmaßnahmen („Krisenintervention")

▶ Möglichst schnell einen Gesprächskontakt herstellen.
▶ Sich Zeit nehmen!

A

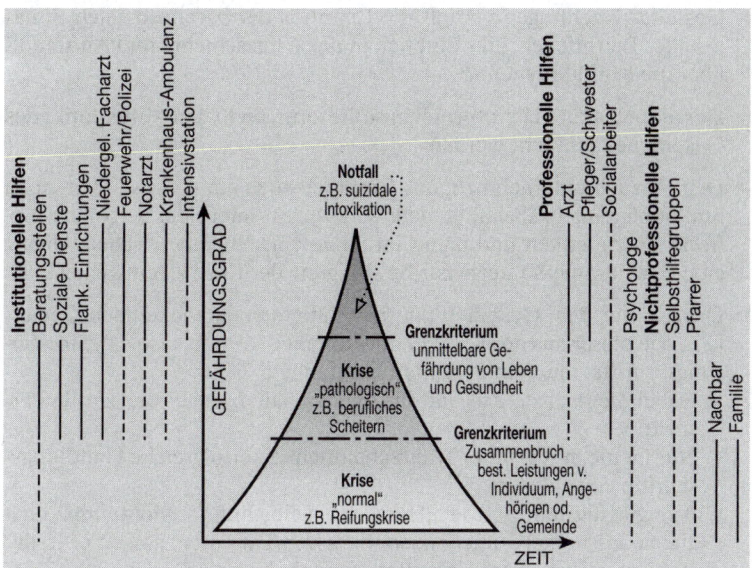

Abbildung A.1: Adäquate Versorgung von Notfällen und Krisen durch institutionelle, professionelle und nicht-professionelle Hilfe.
notwendige Zuordnung ————— mögliche Zuordnung ------
(aus Häfner und Helmchen 1978)

▶ **Wichtig:** Zuhören, anerkennend und teilnehmend nachfragen, ruhige, mitfühlende, ernst nehmende, ordnende, nicht ablehnende Haltung dem Patienten gegenüber.

▶ **Keinesfalls:** appellieren, billig trösten, schnelle Ratschläge erteilen, urteilen, ausfragen, belehren, argumentierend zu überzeugen versuchen.

▶ Unzusammenhängende, chaotische Berichte und emotionale Ausbrüche, auch gegenüber dem Therapeuten, müssen ertragen werden.

▶ Bei verschlossenen Patienten muß nachgefragt werden. Sie sollten zum Sprechen ermuntert werden.

▶ Keinesfalls darf man sich gekränkt oder abweisend zeigen.

▶ Die Gefühle des Betroffenen sollten in ruhiger Art benannt werden, ohne sie zu bewerten, wobei die Emotionen in einen Zusammenhang mit den belastenden Ereignissen gebracht werden sollten.

▶ Abschätzen der Suizidalität (→A3). Evtl. muß bei akuter Suizidalität eine sofortige Einweisung in eine psychiatrische Klinik erfolgen, ggf. auch gegen den Willen des Betroffenen (→E2).

▶ Gezieltes Nachfragen vertieft die Kenntnis der psychosozialen Situation des Betroffenen, gibt Einblick in die Vorgeschichte und Aufschluß über die Konfliktdynamik.

▶ Das aktuell akute Hauptproblem sollte langsam in den Mittelpunkt des Gespräches gebracht werden.

▶ Den Versuch unternehmen, das Gespräch auch auf die gesunden, noch funktionierenden, aber akut nicht wirksamen Anteile der Person des Betroffenen zu lenken und damit im Sinne einer therapeutischen Allianz eine gemeinsame Strategie zur Bewältigung der Krise zu entwickeln.

▶ Die sich aus dem Gespräch mit dem Patienten entwickelnden Gedanken, wie dieser aus der Krise herauskommen könnte, also einzelne Lösungsschritte, mit dem Patienten besprechen.
  ● Dabei die nächste Zukunft im Auge behalten, nicht die „große Perspektive".
  ● Nur kleine, mit größter Wahrscheinlichkeit erfolgreiche Handlungsschritte vorschlagen.
  ● Am günstigsten ist die „Hilfe zur Selbsthilfe". Nicht unbedingt eigene Lösungen vorgeben, sondern den Patienten, soweit er in der Lage ist, selbst entscheiden und handeln lassen.

▶ Wenn der Patient keine Einwände hat, sollten die an der Krise mit beteiligten Personen einbezogen und informiert werden.

▶ In der Akutsituation kann eine emotionale Entspannung, Entängstigung und leichte Sedierung durch ein Psychopharmakon, z. B. ein Benzodiazepin-Präparat (cave Abusus!), therapeutisch sinnvoll sein (→B 3.1). Dieses sollte jedoch nur als eine für den Augenblick sinnvolle, vorübergehende Hilfe angeboten werden. Letztlich sucht der Patient eine komplexere, grundsätzliche Lösung seiner akuten Probleme.

▶ Zum Abschluß des ersten Gesprächs sollten vom Therapeuten noch einmal die Gefühle des Betroffenen, die aktuelle Situation sowie die geplanten weiteren Maßnahmen zusammengefaßt werden. Diese sind eventuell.
  ● weitere Gespräche mit dem Therapeuten,
  ● Kontaktaufnahme mit den an der Krise mit beteiligten Personen,
  ● Kontaktaufnahme mit Sozialarbeitern, Juristen oder Beratungsstellen,
  ● Kontaktaufnahme mit einem evtl. längerfristig weiterbehandelnden Psychotherapeuten.

▶ Diese schon in die Nachbetreuungsphase fallenden Maßnahmen sollten verbindlich, d. h. zeitlich genau, abgesprochen werden, wobei der Therapeut aktiv sein muß, es sei denn, der Patient ist in der Lage, die Termine selbst zu organisieren.

Literatur

Hewer, W., W. Rössler (Hrsg.): Das Notfall Psychiatrie Buch. Urban & Schwarzenberg, München–Wien–Baltimore 1998.

Kisker, K. P., J. E. Meyer, C. Müller, E. Strömgren (Hrsg.): Psychiatrie der Gegenwart. 2. Krisenintervention, Suizid, Konsiliarpsychiatrie. 3. Aufl. Springer, Berlin–Heidelberg–New York 1986.

Rupp, M.: Notfall Seele. Methodik und Praxis der ambulanten psychiatrisch-psychotherapeutischen Notfall- und Krisenintervention. Thieme-Grünewald, Stuttgart–New York–Mainz 1996.

Schnyder, U., J.-D. Sauvant (Hrsg.): Krisenintervention in der Psychiatrie. 2. Aufl. Huber, Bern–Göttingen–Toronto–Seattle 1996.

3   Der suizidale Patient

Allgemeines: Suizidalität bedeutet akute Lebensgefahr. Pro Jahr ereignen sich in der Bundesrepublik Deutschland ca. 15 000 Suizide. Etwa 150 000 Menschen machen nach zuverlässigen Schätzungen Suizidversuche. Die Dunkelziffer ist wahrscheinlich um ein Mehrfaches höher. Suizidalität ist ein Syndrom, dem körperliche und/oder seelische Erkrankungen zugrunde liegen können. Häufig entwickelt sich Suizidalität auch bei an sich gesunden Menschen, wenn diese sich durch Schicksalsschläge oder akute Konflikte in einer ausweglos erscheinenden Situation zu befinden glauben (s. hierzu auch →A2). Deshalb: Nicht alle suizidgefährdeten Menschen sind krank im medizinischen Sinn, aber jeder Suizidale muß wegen der akuten Lebensgefahr behandelt werden, auch wenn der Wille oder das Verhalten des Suizidalen dem ärztlichen Handeln entgegenstehen. Die Diagnostik der Suizidalität ist schwierig, weil der Suizidale kaum über seine Absichten spricht und seine Pläne systematisch vor der Umgebung zu verbergen sucht.

Symptomatik: Äußerungen über Gefühle von Hoffnungs-, Ausweglosigkeit, Enttäuschung, Resignation und Verbitterung, depressive Verstimmtheit, Lebensangst, Furcht vor Schuld, Verarmung, Ausbruch und Folgen einer Erkrankung, vor Prestigeverlust oder Abwertung gegenüber anderen, Gedanken über eigenes Versagen und Wertlosigkeit. Im Rahmen eines „präsuizidalen Syndroms" (Ringel) wird die tatsächliche Situation eingeengt und ohne mögliche Alternativen erlebt. Der Aggressionsdruck wird nach innen, gegen die eigene Person geleitet. Das Denken ist auf negative Inhalte, Rückzug und Tod zentriert. Pöldinger unterscheidet drei Phasen vor dem Suizid: Die Erwägung, die Ambivalenz und den Entschluß (Abb. A.2).

Diagnostik: Erfassung des psychischen Befundes (→C4) im Gespräch (evtl. schwierig, weil der Suizidale kaum offen über seine Absichten sprechen kann). Weitere diagnostische Maßnahmen sind in der Akutsituation (zumindest in den Augen der Betroffenen) inadäquat, müssen ggf. später

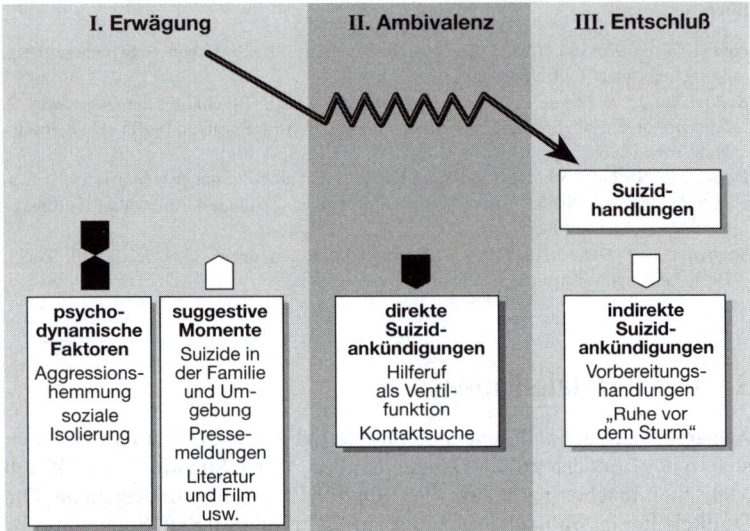

Abbildung A.2: Stadien der suizidalen Entwicklung
(nach Pöldinger, W. aus: Laux, G.: Suizidalität. In: Riederer, P., G. Laux, W. Pöldinger [Hrsg.]: Neuropsychopharmaka. Ein Therapiehandbuch. Bd. 6: Notfalltherapie, Antiepileptika, Beta-Rezeptorenblocker und sonstige Psychopharmaka, Springer, Wien–New York 1993)

nachgeholt werden. Die Beachtung von sog. Risikofaktoren (Tab. A.1) führt in der Einschätzung der Suizidgefährdung weiter. Hilfreich kann für den Untersucher ein „Fragenkatalog zur Abschätzung der Suizidalität" (Pöldinger) sein (Tab. A.2).

Vorsicht vor mangelnder Ernstwertung geringster Anzeichen für Suizidalität durch den Arzt und die Angehörigen.

Die Frage nach der Suizidalität induziert diese nicht; sie entlastet eher und führt den Patienten aus der Notsituation heraus.

Therapeutische Maßnahmen

Erstmaßnahmen

Erstmaßnahmen
▶ Das ärztliche Gespräch (→D1)
▶ Die Verhinderung von Suizidhandlungen

Tabelle A.1: Risikofaktoren zur Abschätzung der Suizidalität (nach Kielholz)

A

Hinweise auf Suizidalität

– frühere Suizidversuche
– Suizide in Familie oder Umgebung (Suggestivwirkung)
– direkte oder indirekte Suiziddrohungen
– Äußerungen konkreter Vorstellungen über Vorbereitung oder Durchführung eines Suizids
– „unheimliche Ruhe" nach vorheriger Suizidthematik und Unruhe
– Selbstvernichtungs-, Sturz- und Katastrophenträume

verstärkende Faktoren

– ängstlich-agitiertes Verhalten
– Schuld- und Insuffizienzgefühle
– Affekt- und Aggressionsstauung
– quälende Insomnie

kritische Situationen

– Beginn und Abklingen depressiver Phasen
– Versündigungs- oder Krankheitswahn
– biologische Krisenzeiten (Pubertät, Gravidität, Puerperium, Klimakterium)
– Alkoholismus, Toxikomanie
– unheilbare Krankheiten

Umweltverhältnisse

– familiäre Zerrüttung in der Kindheit
– berufliche und finanzielle Schwierigkeiten
– kein Aufgabenbereich, kein Lebensziel
– Verlust oder primäres Fehlen mitmenschlicher Kontakte
– Liebesenttäuschungen, Ehescheidung, Vereinsamung
– keine tragfähige religiöse Bindung

▶ Das **erste Gespräch** (→D1) sollte unter vier Augen stattfinden.
 • Auch bei dem geringsten Verdacht sollte die Frage nach der Suizidalität in einfachen Worten offen angesprochen werden.
 • Es ist wichtig, Mitgefühl (Empathie) zu zeigen. Die Haltung des Arztes: Offenheit, Verständnis, Hilfsbereitschaft, keinesfalls Moralisieren oder der Versuch, dem Suizidalen seine Absicht dozierend ausreden zu wollen.
 • Im Gespräch sollte versucht werden, Informationen über die soziale Situation, die Beziehungen zu den Angehörigen, über die Zukunftsorientierung usw. zu erhalten. Der Effekt: Meistens wird aus der Befragung bereits ein den Patienten entlastendes Gespräch über die

Tabelle A.2: Fragenkatalog zur Abschätzung der Suizidalität.

Je mehr Fragen im Sinne der angegebenen Antwort beantwortet werden, desto höher muß das Suizidrisiko eingeschätzt werden.

1. Haben Sie in letzter Zeit daran denken müssen, sich das Leben zu nehmen?	ja	
2. Häufig?	ja	
3. Haben Sie auch daran denken müssen, ohne es zu wollen? Haben sich lebensverneinende Gedanken aufgedrängt?	ja	
4. Haben Sie konkrete Ideen, wie Sie es machen würden?	ja	
5. Haben Sie Vorbereitungen getroffen?	ja	
6. Haben Sie schon zu jemandem über Ihre Suizidabsichten gesprochen?	ja	
7. Haben Sie einmal einen Suizidversuch unternommen?	ja	
8. Hat sich in Ihrer Familie oder Ihrem Freundes- oder Bekanntenkreis schon jemand das Leben genommen?	ja	
9. Halten Sie Ihre Situation für aussichts- und hoffnungslos?	ja	
10. Fällt es Ihnen schwer, an etwas anderes als an Ihre Probleme zu denken?	ja	
11. Haben Sie in letzter Zeit weniger Kontakte zu Ihren Verwandten, Bekannten und Freunden?	ja	
12. Haben Sie noch Interesse daran, was in Ihrem Beruf und in Ihrer Umgebung vorgeht? Interessieren Sie sich noch für Ihre Hobbys?		nein
13. Haben Sie jemanden, mit dem Sie offen und vertraulich über Ihre Probleme sprechen können?		nein
14. Wohnen Sie in Ihrer Wohnung in einer Wohngemeinschaft mit Familienmitgliedern oder Bekannten?		nein
15. Fühlen Sie sich unter starken familiären oder beruflichen Verpflichtungen stehend?		nein
16. Fühlen Sie sich in einer religiösen bzw. weltanschaulichen Gemeinschaft verwurzelt?		nein
Anzahl entsprechend beantworteter Fragen		
Endzahl = max. 16		

(modifiziert, aus: Pöldinger, W.: Suizidprophylaxe bei depressiven Syndromen. Neuropsychiatr. Clin. 1 [1982] 87–97)

aktuellen, ihn belastenden Probleme mit der Folge, daß die akute Situation entspannt wird.

- Vorsichtig sollten alternative Verhaltensmöglichkeiten, d.h. evtl. bessere Konfliktlösungsstrategien, angesprochen werden, wobei dem Patienten möglichst viel Entscheidungskompetenz überlassen werden sollte.

A

▶ **Ziel** des ersten Gespräches ist, über folgende Aspekte Klarheit zu gewinnen, da weitere therapeutische Schritte davon abhängig sind:
- Die Intensität der Suizidabsichten, d.h. die Kraft, mit der ein Suizidaler seine Absichten möglicherweise in die Tat umzusetzen vermag.
- Die Bereitschaft zur Aufnahme weiterführender Hilfen.
- Die Möglichkeiten zur Kontrolle und Betreuung des Suizidalen durch Angehörige oder Bekannte. Achtung vor der Überforderung des sozialen Umfeldes!

> Fühlt sich der Untersucher bezüglich Diagnostik und Therapie in der akuten Situation wegen fehlender Erfahrung, nicht verfügbarer Zeit oder mangelnder Kenntnis alternativer Hilfsmöglichkeiten unsicher, sollte er Hilfe bei kompetenten Kollegen suchen.

▶ Nach diagnostischer Abklärung des Ausmaßes der Suizidalität und Ausschöpfung des Selbsthilfepotentials des Patienten sind ggf. weitere **konkrete Maßnahmen** zu ergreifen, die eine Suizidhandlung verhindern können, z.B. Betreuung und/oder Überwachung durch Angehörige, Überweisung in ambulante psychiatrische Behandlung, Einweisung in eine psychiatrische (!) Klinik (Tab. A.3), nötigenfalls in eine geschlossene Station; bei Krankheitsuneinsichtigkeit und akuter Selbstgefährdung ggf. auch gegen den Willen des Patienten mit behördlich-richterlicher Einweisung (→E2).

Mittel- und langfristige Maßnahmen

> Bei Suizidalität oder nach einer Suizidhandlung sollte vor der Weiterbehandlung durch einen Allgemeinarzt oder Psychologen eine psychiatrische Untersuchung erfolgt sein.

▶ Bei **nicht akut bedrohlicher Suizidalität:** Entlassung des Patienten in seine häusliche Umgebung. Wenn möglich, aufklärendes Gespräch mit den Angehörigen. Wiedereinbestellung für den nächsten oder übernächsten Tag, ggf. Vermittlung eines verbindlichen Termins bei Hausarzt oder Psychiater. Zur Verhinderung weiterer Suizidhandlungen ist ein enger, psychotherapeutisch orientierter Kontakt zu einem Arzt oder einem erfahrenen Psychologen mit fest vereinbarten Terminen notwendig. Ggf. Herstellung von Kontakten zu Beratungsstellen (z.B. Selbsthilfegruppen, Telefonseelsorge u.a., →F3).

▶ Kontrolltermin nach Erstgespräch mit nachsorgender Einrichtung.

> Auch der nicht akut suizidale Patient braucht weitere psychotherapeutische Betreuung.

Tabelle A.3: Akutmaßnahmen bei Suizidalität im Rahmen bekannter seelischer Erkrankungen.

Auftreten der Suizidalität	Sofortmaßnahmen
bei akuten oder chronischen seelischen Konflikten	– Ansprechen der Konfliktsituation – Aufzeigen von Verständnis, ggf. Sedierung mit 5–10 mg Valium® p.o. oder i.m. – bei hochgradiger Suizidalität Neuroleptika, z.B. 25(–50) mg Neurocil® p.o. oder i.m. – Einweisung in ein psychiatrisches Krankenhaus
bei depressiven Syndromen (depressiver Affektpsychose oder reaktiv-neurotischen Depressionen, Depressionen im Rahmen körperlicher Erkrankungen oder Suchterkrankungen)	– verstehendes, offenes Gespräch: Suizidalität ansprechen! – nach Klärung der aktuellen Situation Gabe von sedierenden Antidepressiva, z.B. 25–50 mg Stangyl®, Aponal® oder Saroten® p.o. oder i.m., nötigenfalls kurzfristig (!) zusätzlich 5(–10) mg Valium® p.o. oder i.m. – evtl. Einweisung in stationäre Behandlung
bei schizophrenen Psychosen oder anderen psychotischen Störungen	– Abklärung der Situation im Gespräch – antipsychotische Behandlung mit Neuroleptika, z.B. 5–10 mg Haldol®, 100–200 mg Taxilan® p.o. oder i.m. – evtl. Einweisung in stationäre Behandlung

▶ Bei **körperlich schlechter Verfassung** (z.B. durch die Folgen eines Suizidversuches oder einer anderen Erkrankung): Einweisung in ein Allgemeinkrankenhaus.

Konsiliarische psychiatrische Mitbetreuung ist immer dringend erforderlich!

▶ Bei **Vorliegen seelischer Störungen,** mit latentem **Fortbestehen der Suizidalität** über die akute Phase hinaus, sollte immer eine Einweisung in eine stationäre psychiatrische Behandlung (→D11) erfolgen (Tab. A.3).

▶ Bei fortbestehender **akuter Suizidalität:** Einweisung mit Einwilligung des Patienten in eine psychiatrische Behandlung (→D11) unter schützend-geschlossenen Bedingungen.

▶ Bei fortbestehender **akuter Suizidgefahr** und **mangelnder Einsicht** des Patienten in die Notwendigkeit einer Behandlung: Behördlich-richterliche Einweisung in eine geschlossene psychiatrische Station (→E2) zur Abwendung der akuten Gefahr für Leib und Leben.

Medikamentöse Therapie

A

▶ Grundsätzlich kann vorübergehend eine **sedierend-anxiolytische Pharmakotherapie** (→D3) hilfreich sein. Am besten geeignet:
- Benzodiazepine, z. B. Valium® 5–10 mg p. o. oder i. m.; zur Nacht ein Benzodiazepin-Schlafmittel (→D3.1).
- Bei hochgradig erregten Suizidalen initial ein hochpotentes Neuroleptikum, wie Haldol® 5–10 mg i. m. oder i. v. (→D3.2.2).

Bei der Verordnung stark sedierender Neuroleptika (→D3.2) ist die Gefahr einer akuten Blutdrucksenkung mit Kollapsgefahr gegeben.

Literatur

Faust, V., M. Wolfersdorf (Hrsg.): Suizidgefahr. Hippokrates, Stuttgart 1984.

Felber, W.: Typologie des Parasuizids. Roderer, Regensburg 1993.

Finzen, A.: Suizidprophylaxe bei psychischen Störungen. Prävention, Behandlung, Bewältigung. Psychiatrie-Verlag-Thieme, Bonn–Leipzig–Stuttgart–New York 1997.

Haenel, T.: Suizidhandlungen. Neue Aspekte der Suizidologie. Springer, Berlin–Heidelberg–New York–London–Paris–Tokyo 1989.

Henseler, H.: Narzißtische Krisen. Zur Psychodynamik des Selbstmordes. Rowohlt, Reinbek 1974.

Pohlmeier, H: Selbstmord und Selbstmordverhütung, 2. Aufl. Urban & Schwarzenberg, München–Wien–Baltimore 1983.

Reimer, C.: Prävention und Therapie der Suizidalität. In: Kisker, K.P., H. Lauter, J. E. Meyer, C. Müller, E. Strömgren (Hrsg.): Psychiatrie der Gegenwart 2, 3. Aufl. Springer, Berlin–Heidelberg–New York–Tokyo 1986.

Wedler, H.: Der Suizidpatient im Allgemeinkrankenhaus. Krisenintervention und psychosoziale Betreuung von Suizidpatienten. Enke, Stuttgart 1984.

Wedler, H., C. Reimer, M. Wolfersdorf: Suizidalität. In: Faust, V. (Hrsg.): Psychiatrie. Ein Lehrbuch für Klinik, Praxis und Beratung. Fischer, Stuttgart–Jena–New York 1995.

Wolfersdorf, M.: Suizid bei stationären psychiatrischen Patienten. Roderer, Regensburg 1989.

Wolfersdorf, M.: Therapie der Suizidalität. In: Möller, H.-J. (Hrsg.): Therapie psychiatrischer Erkrankungen. Enke, Stuttgart 1993.

4 Der akut psychotische Patient

Allgemeines: Bei dem akut psychotischen Patienten ist die genaue Diagnose oft noch unklar, d. h., aus der aktuellen Symptomatik kann nicht mit hinreichender Sicherheit auf das Vorliegen einer bestimmten Erkrankung geschlossen werden. Oft zeigen sich: psychomotorische Unruhe, Erregung, Bewußtseinsstörung, Halluzinationen und/oder Wahnsymptome, Affektstörungen. Die Patienten wirken verstört, ängstlich und sind oft nicht ansprechbar.

Vorsicht mit vorschnellen psychopharmakologischen Behandlungen! Ursache kann ein krankhafter hirnorganischer Prozeß (z. B. eine Enzephalitis) sein. Bei organischen Ursachen der Erkrankung kann der Gebrauch von Neuroleptika und sedierenden Medikamenten kontraindiziert sein. Diese nötigenfalls vorsichtig und äußerst zurückhaltend dosieren!

Wichtig: So weit und so schnell wie möglich diagnostische Abklärung (Anamnese und Fremdanamnese)! Nur eine gezielte Therapie bringt den gewünschten schnellen Erfolg!

Diagnostik: Erfassung des psychischen Befundes (→C4), wenn möglich im Gespräch mit dem Patienten. Wenn vom Patienten nicht selbst zu erhalten, Angaben zur Anamnese (→C1) von Angehörigen oder Begleitpersonen erfragen (z. B. Fragen nach Vorerkrankungen, Vorbehandlungen, bis zuletzt eingenommenen Medikamenten usw.). Körperliche (→C2) und neurologische (→C3) Untersuchungen. Wenn möglich, erste Blutabnahme. Außerdem Messung von: Körpertemperatur, Blutdruck, Herzfrequenz, Atmungsfrequenz (leichte Erhöhungen sind bei erregten Patienten fast üblich).

Differentialdiagnostische Erwägungen: Affektpsychose (→B1), schizophrene Psychose (→B2), medikamenten- und/oder drogeninduzierte Psychose (→B7), organische Psychose (→B3), Krisen bei neurotischen oder persönlichkeitsgestörten (→B5, B6) Patienten.

Therapeutische Maßnahmen

Wichtig für die Therapie akut psychotischer Zustände ist eine – wenn auch vorläufige – Diagnosestellung, da die Behandlung je nach Ursache unterschiedlich zu erfolgen hat.

Ein psychotischer Patient muß grundsätzlich in intensive stationäre psychiatrische Behandlung überführt werden.

Erstmaßnahmen

▶ Schaffung einer ruhigen Umgebung, d.h. Unterbringung in einem ruhigen Raum. Möglichst wenige Menschen in der unmittelbaren Umgebung des Patienten. Konstante Bezugsperson(en).

▶ Intensive Überwachung und Betreuung des Patienten (evtl. durch Sitzwache).

▶ Eingrenzende und beruhigende Anweisungen an den Patienten klar und einfach aussprechen. Erklärungen für alles geben, was mit dem Patienten geschieht.

A

▶ Sorge für die Sicherheit des Patienten (und seiner unmittelbaren Umgebung). Im Extremfall körperliche Fixierung bei schwerster psychomotorischer Erregung und offensichtlicher Auto- und/oder Fremdaggressivität. Wegschaffen gefährlicher Gegenstände aus der Umgebung des Patienten. Der Grund sollte dem Patienten gesagt werden.

Medikamentöse Therapie

▶ Bei **starker Unruhe** und **ängstlicher Erregung:**
- Auch zusätzlich zu einer bekannten neuroleptischen oder antidepressiven Pharmakotherapie 5–10 mg Valium® p.o., i.m. oder langsam i.v.
- Bei Bedarf nach ca. 30 Minuten weitere 5 mg Valium® p.o., i.m. oder langsam i.v.
  Cave: Atemdepression bei schneller i.v. Injektion!
- Bei nicht vorbehandelten, ersterkrankten Patienten immer Versuch einer schnellen diagnostischen Abklärung (→C).

▶ Bei **schizophrenen** oder **manischen Psychosen:**
- Haldol® 5–10 mg i.m. oder Haldol® 10 mg oral (als Tabletten oder als Tropfen); 1- bis 2malige Wiederholung dieser Dosis möglich im Abstand von 30 Minuten. Höchstdosis für die ersten 24 Std.: 50 mg Haldol®.
- Bei jüngeren, kreislaufstabilen Patienten evtl. auch Neurocil® 50 mg i.m. (bei älteren Patienten 25 mg), Wiederholung in 30minütigen Abständen möglich. Höchstdosis 200 mg in 24 Std.

Vorsicht mit stärker sedierenden Neuroleptika wegen der blutdrucksenkenden Wirkung.

▶ Bei **depressiven Psychosen:**
- 50 mg Aponal®, Stangyl® oder Saroten® p.o. oder i.m., evtl. weitere Gabe der genannten Medikamente in gleicher Dosis nach 1–2 Std. Höchstdosis für die ersten 24 Std.: 150–200 mg.
- Bei nicht ausreichendem Effekt zusätzliche Gabe von 5–10 mg Valium® p.o. oder i.m.

Vorsicht: Beachtung der möglichen Nebenwirkungen (→D3.3.1), vor allem Beobachtung des Blutdrucks und der Blasenfunktion (Harnverhalt).

▶ Bei **deliranten** Zuständen, bedingt durch Alkohol oder psychotrope Substanzen →A7.

▶ Bei **organisch bedingten psychotischen** Zuständen (→A5, A7, A8):

- 5 mg Valium® p.o. oder i.m. **Cave:** Blutdrucksenkung und Atemde-
  pression; oder 5 mg Haldol® p.o. oder i.m., alternativ Eunerpan®
  25–100 mg p.o. oder i.m., Dipiperon® 80–160 mg p.o.
- ▶ Bei **suchtmittelbedingten psychotischen** Zuständen (→B7.1, B7.2):
  - Bei alkoholbedingten Erregungszuständen: Neuroleptika (→D3.2),
    z.B. Haldol® 5 mg p.o. oder i.m. unter Beachtung möglicher Neben-
    wirkungen (→D3.2.1)
  - Bei Drogenabusus: ruhige Zuwendung und Gespräch („talking
    down"); wenn wenig Effekt, evtl. Gabe von 5 mg Haldol® p.o. oder
    i.m. oder 25–50 mg Neurocil® p.o. oder i.m.

Bei allen akut psychotischen Zuständen Abschirmung von Außenreizen!

Rechtliche Situation

- In Notfallsituationen muß der Arzt wegen der durch das Verhalten des
  Patienten evtl. gegebenen Eigen- und Fremdgefährdung im Sinne einer
  „Geschäftsführung ohne Auftrag" sofort (be)handeln.
- Ggf. ist eine behördlich-richterliche Einweisung (→E2) in eine geschlossene Station einer psychiatrischen Klinik nachträglich zu veran-
  lassen.
- Ist die Situation nicht akut bedrohlich und lehnt der Patient eine not-
  wendige stationäre Behandlung ab, ist trotzdem bei bestehender psy-
  chotischer Erkrankung eine stationäre Behandlung mit Hilfe der
  behördlich-richterlichen Einweisung (→E2) anzustreben.
- Der geschäftsfähige Patient (selten bei akuter psychotischer Symptomatik!) kann eine Behandlung ablehnen.
- Über die Notwendigkeit und die Art der ergriffenen Maßnahmen ist im
  Krankenblatt ein differenziertes Protokoll zu führen (→C6).

5 Der akut ängstliche Patient

Allgemeines: Angst ist ein Affektzustand, den ein Mensch subjektiv erleben oder empfinden kann, wenn er feststellt, daß er von einer vermeint-
lichen oder realen Gefahr bedroht wird. Panik tritt (anfallsartig) dann auf,
wenn akute, abrupt einsetzende Angst solche extremen Ausmaße erreicht, daß es zu einem Zusammenbruch des gesamten Denkens und
Handelns kommt.
Der ängstliche Patient erscheint oft als sogenannter Notfall. Häufig stehen
Klagen über körperliche Beschwerden (Atemnot, Brustschmerzen usw.)
im Vordergrund. Der ängstliche Patient sucht die Nähe des Arztes, d.h.

die von ihm stark empfundene Sicherheit durch den Arzt. Oft geht die akute Angst des Patienten bei Anwesenheit des Arztes bemerkenswert schnell zurück, anderenfalls kann die sofortige Gabe eines Anxiolytikums (Benzodiazepine, →D3.1) Beruhigung bringen. Ohne systematische Untersuchung des Patienten werden leicht organische Ursachen der Angstzustände (s. u.) übersehen.

A

> Auch der akut ängstliche Patient muß immer körperlich untersucht werden!

Der „chronische Angstpatient" erscheint immer wieder mit akuten Angstzuständen in der Sprechstunde. Häufig kommt es durch die Forderungen des Patienten nach schneller Hilfe (z. B. die Forderung nach Tabletten oder der „helfenden Spritze") zu lästigen Konfrontationen und Auseinandersetzungen zwischen Arzt und Patienten.

Eine klare Diagnosestellung, deutlich daraus hervorgehende therapeutische Schlußfolgerungen und eine systematische Behandlung (→B5.5) können den für beide Seiten unangenehmen Teufelskreis durchbrechen; sie verhindern vor allem unnötige medikamentöse Interventionen dann als vermeidbare Notfalleinweisungen in ein Krankenhaus.

Symptomatik: Siehe Tabelle A.4.

Häufig werden körperliche Erkrankungen von akut auftretender Angst begleitet (s. Tab. A.5).

Diagnostik: Erhebung des psychischen Befundes (→C4) und der Anamnese (→C1), allgemein-körperliche (→C2) und neurologische (→C3) Untersuchung. Labortechnische Untersuchungen (zumindest erste Blutentnahme).

Die **differentialdiagnostischen Schritte** zur Spezifizierung der Angststörungen →B5.5.

Therapeutische Maßnahmen

Sofortmaßnahmen

▶ Durch sicheres, beruhigend-entspannendes Auftreten und ruhige, sachliche Gesprächsführung des Arztes kann die Dramatik der akuten Angstsituation reduziert werden.

▶ Beruhigung und Rückversicherung des Patienten, daß die akute Angst vorübergehen wird.

Medikamentöse Therapie

▶ Bei akuter **Angstneurose, Herzphobie** und anderen **Phobieformen:**
  ● Bei erfolglosem Gespräch 5–10 mg Valium® p.o. oder i.m.

Tabelle A.4: Angstsymptome.

Psychische Symptome

innerlich unruhig
nervös
angespannt
fahrig
interessenlos
rasch erschöpfbar
resigniert
freudlos
affektlabil
bedrückt
verzweifelt
unfähig zu entspannen
Merk- und Konzentrationsstörungen
schreckhaft
reizbar
aggressiv
Empfinden, etwas unbestimmbar Drohendem hilflos ausgeliefert zu sein
Sorgenbereitschaft
furchtsames Vorausahnen
Gefühl der Unwirklichkeit
Vermeidungsverhalten
emotionales Erkalten im zwischenmenschlichen Bereich
Gefühl des Weitentferntseins
Gefühl der Beengung
Gefühl der Ohnmachtsnähe

Psychomotorische Symptome

(Ausdrucksphänomene der Mimik und Gestik)
dranghaftes Davonlaufen
psychomotorische Agitiertheit bis zum Raptus (Erregungszustand)
Scheintätigkeiten
psychomotorische Hemmung bis zum Stupor (keine Reaktion mehr auf
Außenreize)

Körperliche und psychosomatisch interpretierbare Symptome

dumpfer Kopfdruck
Kopfschmerzen
Mundtrockenheit
Würgegefühl im Hals
gepreßte Stimme
Sehstörungen
Ohrensausen
Schwindel

Tabelle A.4: Angstsymptome (Fortsetzung).

A

Körperliche und psychosomatisch interpretierbare Symptome

Hautblässe
Tachykardie
Herzsensationen: Herzdruck, Herzstolpern, Herzklopfen, Herzstechen, Herzjagen, Präkordialangst
Atembeschwerden: Atemenge, Lufthunger, „Atemsperre"
Magen-Darm-Störungen: Übelkeit, diffuser Magendruck, Sodbrennen, Darmspasmen, Völlegefühl, Obstipation, Meteorismus, Diarrhö, Flatulenz
Störungen von Libido und Potenz
Menstruationsstörungen
Harndrang
vermehrtes und häufiges Wasserlassen
Schweißausbrüche
Schlafstörungen: Ein-/Durchschlafstörungen, Alp- und Schreckträume, nächtliches Aufschrecken, frühes Erwachen
Zittern der Extremitäten
Muskelspannung
Muskelschmerzen
Muskelzuckungen
Tonusverlust („weiche Knie")
diffuse Mißempfindungen (z.B. Kribbeln)
ständige Mattigkeit
leichte Ermüdbarkeit
Erhöhung des Blutzuckers
Steigerung des Blutdrucks
Zunahme der Pulsfrequenz

(nach: Faust, V., G. Hole: Aspekte der Angst. Zeitschr. f. Allgem. 58 [1982] 983–990)

► Bei **agitiert-ängstlichen Depressionen:**
- 25–50 mg Aponal® oder 25–50 mg Stangyl® p.o.
- Sonst bei fraglicher Diagnose initial 5–10 mg Valium® p.o., i.m. oder i.v.

► Bei **schizophrenen Psychosen:**
- 5 mg Haldol® p.o. oder i.m.
- Bei unsicherer Diagnose 5–10 mg Valium® p.o. oder i.m.

► Bei **akut toxisch bedingten Psychosen** (Alkohol, Drogen):
- Intensives und geduldiges Gespräch („talking down"),
- Bei erfolglosem Gespräch 5–10 mg Valium® p.o. oder i.m.

► Bei **körperlichen Erkrankungen** (s. Tab. A.5):
- 5–10 mg Valium® p.o. oder i.m.

Tabelle A.5: Krankheiten mit häufig ängstlich-agitierter Symptomatik.

Vergiftungen durch

– Sympathikomimetika
– Anticholinergika
– Neuroleptika
– Antidepressiva
– Digitalis
– Coffein
– Psychostimulanzien

Entzugssyndrome

frühe Symptome von Alkohol-, Sedativa- und Hypnotikaentzug

Stoffwechselerkrankungen

– Hyper- oder Hypothyreose
– Hypoglykämie
– Hyper- oder Hypokalzämie
– Phäochromozytom
– Karzinoidsyndrome
– akute intermittierende Porphyrie

kardiovaskuläre Erkrankungen

– Angina pectoris
– Myokardinfarkt
– Arrhythmien
– Herzinsuffizienz
– Hypotonie

andere Erkrankungen

– Hypoxie jeglicher Art
– Anaphylaxie

(modifiziert nach: Hyman, S. E., L. W. Raymond: Agitation, delirium, and psychosis in the
medically ill patient. In: Hyman, S. E. [ed.]: Manual of Psychiatric Emergencies. Little, Brown
& Co., Boston –Toronto 1984)

Literatur

Berzewski, H.: Der psychiatrische Notfall. Kapitel Angst. 2. Aufl. Springer, Berlin–Heidelberg 1996.
Frommberger, U., F. Rist: Angst. In: Hewer, W., W. Rössler (Hrsg.): Das Notfall Psychiatrie Buch. Urban & Schwarzenberg, München–Wien–Baltimore 1998.

6   Der akut motorisch erregte Patient

A

Allgemeines: In der Erregung sind die psychischen und motorischen Funktionen gesteigert und zum Teil unkontrolliert. Erregung ist Symptom oder Begleiterscheinung vieler seelischer Erkrankungen. Im Erregungszustand ist seine Ursache primär nicht erkennbar. Gleichzeitig ist oft Angst (→A5) vorhanden. Der motorisch erregte Patient kann zornig wirken, ist oft aggressiv, kann toben, Sachen beschädigen oder Personen angreifen. Er zeigt häufig ein ungesteuertes und insgesamt gefährliches Verhalten.

Diagnostik: (Fremd-)Anamnese (→C1). Versuch eines diagnostischen Gesprächs und Erhebung des psychischen Befundes (→C4). Allgemeinkörperliche (→C2) und neurologische (→C3) Untersuchung (in akuten Erregungszuständen oft nicht möglich).

Vorkommen von Erregungszuständen bei: unmotiviert überschießender Erregung, Persönlichkeitsstörungen (→B6), schizophrenen Erkrankungen (→B2), Manie (→B1.6), agitierter Depression (→B1.4), Hirnkrankheiten (→B3), geistiger Behinderung (→B10), pharmakogenen Psychosen (→B7), Anfallsleiden (→B3.3).

Therapeutische Maßnahmen

Erstmaßnahmen

▶ Primäres Ziel ist, die Selbstkontrolle des Patienten wiederherzustellen durch
  - verbale Zuwendung, die ruhig und sachlich sein und Verständnis signalisieren sollte;
  - deutliches Setzen von Grenzen, ohne daß der Patient dieses als „Gegengewalt" ansehen muß;
  - Wegschicken von die Erregung steigernden Personen (Familienangehörige, Mitpatienten usw.);
  - ein Angebot medikamentöser Hilfen durch Psychopharmaka (→D3).

▶ Wirken die genannten Maßnahmen nicht und ist zudem eine akute Gefährdung des Patienten oder der Umgebung gegeben, müssen restriktive Behandlungsschritte unternommen werden:
  - Das Hinzuziehen mehrerer Pflegepersonen (die „Präsenz physischer Kraft") – ohne deren unmittelbares Eingreifen – wirkt oft schon beruhigend.
  - Nötigenfalls muß eine Injektion mit einem sedierend-anxiolytischen Benzodiazepin (z. B. Valium® 5–10 mg i.m. oder i.v.) oder einem erregungsdämpfenden Neuroleptikum (z. B. Haldol® 5–10 mg i.m. oder i.v.) durchgeführt werden.
  - Praktisches Vorgehen: Ruhighalten des Patienten durch anwesende Pfleger. Darüber muß genaue vorherige Absprache bestehen. Die Injektion muß bereitgestellt sein. (Die Erfahrung lehrt, daß sich auch

in dieser Situation der Patient oft noch beruhigt, so daß eine Injektion gegen den Willen des Patienten nicht mehr durchgeführt werden muß. Zur Abwendung einer erneuten Erregungszunahme sollte das Medikament dennoch, jetzt aber im Einverständnis mit dem Patienten, gegeben werden).

- Besteht der extreme, akut gefährdende motorische Erregungszustand weiter, ist eine mechanische Fixierung mit gepolsterten Ledergurten (Dokumentation der Gründe im Krankenblatt!) unumgänglich. Sie darf nur für die unbedingt notwendige Zeit erfolgen. Nach Eintritt der Medikamentenwirkung ist die Fixierung sofort zu lösen. Evtl. muß eine erneute sedierend-anxiolytische oder erregungsdämpfende Medikation (s. o.) gegeben werden.
- Die Gründe für alle therapeutischen Maßnahmen müssen dem Patienten immer wieder ruhig und sachlich mitgeteilt werden.

▶ In der akuten Notfallsituation, in der therapeutische Maßnahmen zur Reduzierung des Erregungszustandes mit dem Ziel der Abwendung von Gefährdungen des Patienten und seiner Umgebung ergriffen werden müssen, ist der sog. rechtfertigende Notstand die juristische Legitimation für das Vorgehen. Es muß jedoch aus den anschließend abgefaßten Behandlungsprotokollen die Verhältnismäßigkeit der Mittel zur Abwendung der Notfallsituation hervorgehen. Die folgenden therapeutischen Maßnahmen müssen dann auf einer den gesetzlichen Bestimmungen entsprechenden Grundlage weitergeführt werden (→E2, E3).

▶ Patienten mit schweren motorischen Erregungszuständen müssen immer stationär behandelt werden (→D11). Bei fehlender Krankheitseinsicht muß zur Abwendung der akuten Gefahr für den Patienten und seine Umgebung auch gegen den Willen des Patienten eine behördlichrichterliche Einweisung (→E2) erfolgen.

Nach den Ursachen differenziertes therapeutisches Vorgehen

▶ Bei **psychoreaktiver Erregung** (Motivation in der Regel erkennbar):
- Beruhigendes Gespräch
- Selten sind Psychopharmaka notwendig, ggf. Valium® 5 mg p.o. oder i.m.

▶ Bei **Persönlichkeitsstörungen:**
- Beruhigendes Gespräch
- Selten sind Psychopharmaka notwendig, ggf. Valium® 5 mg p.o. oder i.m.

▶ Bei **schizophrener Erkrankung** (katatone Form):
- Mehrere Personen sollten zugegen sein; kein Argumentieren, eher auf Gesagtes und Gefragtes eingehen.
- Medikamentös: Haldol® 10 mg i.m. oder langsam i.v., evtl. nach 30 Minuten wiederholen
- Einweisung in stationäre psychiatrische Behandlung (→D9).

▶ Bei **Manie:** wie bei schizophrenen Erkrankungen (s. o.)

A

▶ Bei **Hirnerkrankungen** (Demenz, geistige Behinderung, Hirnversehrt-heit, hirntraumatische Veränderung):
- Beruhigendes Gespräch
- Ggf. Valium® 5(–10) mg p.o. oder i.m. oder
  Haldol® 2–5 mg p.o. oder i.m. oder
  (insbesondere bei älteren Menschen) Eunerpan® 25–50 mg p.o. oder
  Dipiperon® 40–80 mg p.o.

▶ Bei **pharmakogenen Psychosen** (Alkoholrausch, Drogenrausch, Delir):
- Beruhigendes Gespräch
- Vorsicht mit Psychopharmaka (!), allenfalls Valium® 5(–10) mg p.o.
  oder i.m. oder Haldol® 5 mg p.o. oder i.m.
- Überwachung von Blutdruck, Puls und Atmung in regelmäßigen Ab-ständen
- Ständige Beobachtung durch das Pflegepersonal erforderlich
- Je nach Schweregrad Unterbringung auf einer intensiv-psychiatri-schen Überwachungsstation

▶ Bei **Anfallsleiden:**
- Beruhigendes Gespräch
- Valium® 5–10 mg oder Rivotril® 2 mg i.m.
- Nötigenfalls Wiederholung nach 20–30 Minuten

Literatur

Berzewski, H.: Der psychiatrische Notfall. Kapitel Erregungszustände. 2. Aufl. Springer, Berlin–Heidelberg 1996

Berzewski, H.: Psychomotorische Erregungszustände. In: Riederer, P., G. Laux, W. Pöl-dinger (Hrsg.): Neuropsychopharmaka. Ein Therapie-Handbuch. Bd. 6: Notfallthera-pie, Antiepileptika, Beta-Rezeptorenblocker und sonstige Psychopharmaka. Springer, Wien–New York 1993.

Hewer, W.: Erregungszustände, aggressives und fremdgefährdendes Verhalten. In: Hewer, W., W. Rössler (Hrsg.): Das Notfall Psychiatrie Buch. Urban & Schwarzenberg, Mün-chen–Wien–Baltimore 1998.

7 Der Patient mit einem Delir, bedingt durch Alkohol oder psychotrope Substanzen

(IDC-10: F10.4)

Allgemeines: Heute bezeichnet man den Prototyp akuter organischer Psychosen als Delir, während dieser Begriff in den zurückliegenden Jah-ren vorwiegend zur Umschreibung des Alkoholdelirs (Delirium tremens)

verwendet wurde. Das diagnostische Leitsymptom ist die Bewußtseins-
störung. Weiterhin bestehen Desorientiertheit, illusionäre oder wahnhafte
Verkennung der Umgebung, optische, akustische und/oder haptische
Halluzinationen und/oder ängstliche Erregtheit. Typisch für das Alkohol-
delir sind oft fahrige Unruhe und Geschäftigkeit (Nesteln, Greifen, Wi-
schen) und erhöhte Suggestibilität, Schlaflosigkeit, Umkehr des Schlaf-
Wach-Rhythmus und schwere vegetative Reaktionen (Schwitzen, Tremor,
Tachykardie, Fieber usw.). Gelegentlich treten zerebrale Krampfanfälle auf.

Mögliche Ursachen: Entzug von Suchtmitteln („Entzugsdelir"); chronische Intoxikation durch Alkohol („Kontinuitätsdelir"), Opiate, Barbiturate, Bromderivate, Coffein, Mutterkornalkaloide, Scopolamin, Atropin,
Amphetamin, Artane, alle anticholinerg wirksamen Medikamente, Neuroleptika und Antidepressiva in Abhängigkeit von ihrer anticholinergen
Wirksamkeit.

Diagnostik: (Fremd-)Anamnese (→C1), Erhebung des psychischen Befundes (→C4), allgemein-körperliche (→C2) und neurologische (→C3)
Untersuchung. Labortechnische Untersuchungen.

Differentialdiagnosen: neurologische und andere schwere körperliche
Erkrankungen, akute schizophrene Psychose (der Patient ist in der Regel
bewußtseinsklar, zeigt geringere vegetative Stigmatisierung) (→B2), Korsakow-Syndrom bei chronischer Hirnerkrankung (→B3.2), akute Verwirrtheitszustände unterschiedlicher Ursache (→A8). Eine Übersicht
über die große Zahl möglicher Ursachen deliranter Syndrome gibt Tabelle
A.6 (s. S. 27).

Therapeutische Maßnahmen

Erstmaßnahmen

▶ Sofortige Einweisung in stationäre (intensivmedizinische) Behandlung.

▶ Eine initial sedierende Medikation ist vom körperlichen Status des Patienten abhängig zu machen.

▶ Nötigenfalls vor Einweisung in intensivmedizinische Behandlung Vali-
um® 5(–10) mg i. m. oder langsam i. v. oder Haldol® 5–10 mg i. m. oder
langsam i. v.

Vorsicht bei herz-/kreislaufgeschädigten Patienten mit blutdrucksenkenden Sedativa, bei pulmonal geschädigten mit atemdepressorischen
Substanzen.

Distraneurin®-Behandlung

▶ Immer Unterbringung auf einer intensivüberwachten psychiatrischen
oder intensivmedizinischen Station (→D9), so daß Überwachung und

Stabilisierung der Vitalfunktionen durch intensivmedizinische Maßnahmen (Infusionstherapie zur Stabilisierung von Kreislauf und Stoffwechsellage, Atmungskontrolle, Kreislaufüberwachung usw.) gewährleistet sind.

▶ Bei **leichtem** bis **mittelschwerem** Delir: orale Medikation, 2–3 Kapseln Distraneurin® in 3- bis 6stündigen Abständen.

▶ Bei **schwerem** Delir: Distraneurin®-Infusionsbehandlung (nur mit Atmungsmonitor!)
  ● Dosierung: Distraneurin® 0,8%ige Lösung i.v.; initial 60–150 Tropfen pro Minute, später auf 10–20 Tropfen so einstellen, daß der Patient auf Weckreize noch reagiert („Überschlafen des Delirs").
  ● Während der Infusionsbehandlung zwingend indiziert: Atropinsulfat 3×0,5 mg/Tag i.m. oder i.v.
  ● Behandlungsverlauf und evtl. notwendige Distraneurin®-Menge: 1. Tag: 1,5–2,5 l 0,8%ige Lösung, dann langsame Reduzierung. Bei Wachsein des Patienten und gegebener Mitarbeit Wechsel auf orale Medikation, z.B. 8×2 Tabl./Kaps. pro Tag; Ausschleichen innerhalb weniger Tage.
  ● Die Dosierung muß immer flexibel bleiben und dem aktuellen klinischen Befund angepaßt werden.
  ● Keine weitere Gabe von Distraneurin® über die Zeit des Delirs hinaus. **Cave:** Suchtgefahr!
  ● Die gleichzeitige Gabe von psychotropen Substanzen ist kontraindiziert.

▶ Bei deliranten Zuständen infolge **Überdosierung von sedierenden Antidepressiva** oder anderen **anticholinerg wirksamen Substanzen:**
  ● Absetzen der Medikation.
  ● Weitere intensive Überwachung des Patienten.
  ● Nur bei Entwicklung eines schweren Delirs Behandlung mit Distraneurin® (s.o.).

Literatur

Berzewski, H.: Der psychiatrische Notfall. Kapitel Delir. 2. Aufl. Springer, Berlin––Heidelberg 1996.
Berzewski, H.: Delir. In: Riederer, P., G. Laux, W. Pöldinger (Hrsg.): Neuropsychopharmaka. Ein Therapie-Handbuch. Bd. 6: Notfalltherapie, Antiepileptika, Beta-Rezeptorenblocker und sonstige Psychopharmaka. Springer, Wien–New York 1993
Feuerlein, W.: Alkoholismus – Mißbrauch und Abhängigkeit, 4. Aufl. Thieme, Stuttgart–New York 1989.
Hermle, L.: Alkoholkrankheit. In: Hewer, W., W. Rössler (Hrsg.): Das Notfall Psychiatrie Buch. Urban & Schwarzenberg, München–Wien–Baltimore 1998.

8   Der verwirrte Patient
(IDC-10: F05)

Allgemeines: Am häufigsten treten Verwirrtheitszustände im Rahmen von Demenzsyndromen auf. In der Regel sind sie Komplikationen i.S. einer akuten organischen Psychose (→B3.2), nach neuerer Nomenklatur Delir genannt. Das Bewußtsein ist getrübt, das Denken verwirrt und unzusammenhängend. Es zeigen sich allgemeine Unsicherheit, Fahrigkeit und Ratlosigkeit. Auffassungsvermögen und Gedankengang erscheinen verlangsamt. Verwirrte wirken oft innerlich gespannt, reagieren gereizt oder aggressiv. Ungesteuerte, abrupte, erregte und wutartige psychomotorische Reaktionen sind möglich, oft fehlt der erkennbare Anlaß. Praktisch jedes Ereignis, das die physiologische Homöostase der Körperfunktionen negativ beeinflußt, kann – insbesondere bei älteren Menschen – akute (oder sich schleichend entwickelnde) Verwirrtheitszustände verursachen. Bei älteren Menschen ist häufig eine abendliche und nächtliche Akzentuierung der Verwirrtheit zu beobachten, wahrscheinlich verursacht durch zirkadiane Schwankungen des intrazerebralen Blutdrucks und/ oder Verlust der sensorischen Reize in der Dunkelheit. Häufig besteht gleichzeitig ein hirnorganisches Psychosyndrom (→B3.1).

Häufige Ursachen von Verwirrtheitszuständen deliranten Syndromen sind in Tabelle A.6 zusammengestellt.

Diagnostik: (Fremd-)Anamnese (→C1), Erhebung des psychischen Befundes (→C4), allgemein-körperliche (→C2) und neurologische (→C3) Untersuchung, labortechnische Untersuchungen.

Differentialdiagnosen: psychotische Erkrankungen (→B1.4, B1.6, B2.2); Delir, bedingt durch Alkohol oder psychotrope Substanzen (→A7); akute Angstzustände (→A5); akute Erregungszustände (→A6).

Therapeutische Maßnahmen

▶ Bei **leichteren, gelegentlich auftretenden Verwirrtheitszuständen** (insbesondere bei älteren Menschen):
  - Belassen des Patienten in einer ihm bekannten konstanten Umgebung (evtl. nachts schwache Beleuchtung des Raumes).
  - Verbesserung der Herz-Kreislauf-Situation, ggf. z. B. durch Digitalisierung und andere kreislaufstabilisierende Maßnahmen.
  - Behandlung evtl. zugrundeliegender allgemeiner Erkrankungen und metabolischer Störungen.
  - Überprüfung der laufenden medikamentösen Therapie (zu beachten sind z. B. Arzneimittelinterferenzen, relative Überdosierungen, individuelle Arzneimittelunverträglichkeit, paradoxe Effekte bei Sedativaanwendung).

Tabelle A.6 Ursachen deliranter Syndrome.

A

1. Toxische Ursachen
(Intoxikation oder Entzug)
Alkohol
Amphetamine
Halluzinogene
Hypnotika
  Barbiturate
  Benzodiazepine
  Ureide
  Bromide
  andere
Inebriantia
Kokain
Phenylcyclidin

2. Medikamente
Anticholinergika
Antidepressiva
Parkinsonmittel
Antikonvulsiva
Benzodiazepine
Betarezeptorenblocker
Cycloserin
Cimetidin
Digitalis
Disulfiram
Isoniazid
Kortikosteroide
Narkosemittel
Neuroleptika

3. Metabolisch
akute Pankreatitis
chronische Lebererkrankungen
Niereninsuffizienz
Porphyrie

4. Störungen des Wasser- und Elektrolythaushalts
hyperosmolare Zustände
Hyponatriämie
Hypo- oder Hyperkalzämie
Hypo- oder Hypermagnesiämie
Ketoazidose
Laktatazidose

5. Endokrine Störungen
Diabetes mellitus
Hypo- oder Hyperparathyreoidismus
Hypopituitarismus
Morbus Addison
Morbus Cushing
Myxödem
Thyreotoxikose

6. Vitaminmangel
Vitamin B1
Vitamin B6
Vitamin B12

7. Infektionen
AIDS
Enzephalitiden
Lues
Malaria
Meningitiden
Toxoplasmose

8. Kardiovaskuläre Störungen
Herzinsuffizienz
Herzrhythmusstörungen
hypertone Enzephalopathie
Kollagenosen (Erythematodes u.a.)
zerebrovaskuläre Störungen

9. Neurologische Erkrankungen
degenerative Erkrankungen
(M. Alzheimer u.a.)
raumfordernde Prozesse
  Abszesse
  Hirnödem
  Hirntumoren
  Hydrozephalus
  subdurales Hämatom
Schädel-Hirn-Traumen

10. Sauerstoffmangel
Anämie
CO-Intoxikation

(nach Berzewski, H.: Delir. In: Riederer, P., G. Laux, W. Pöldinger (Hrsg.): Neuropsychopharmaka. Ein Therapie-Handbuch. 6. Notfalltherapie, Antiepileptika, Beta-Rezeptorenblocker und sonstige Psychopharmaka. Springer, Wien–New York 1993)

▶ Bei **stärkerer Unruhe:**
- Haldol® 1–2 mg p.o. oder i.m. oder
- Dipiperon® 80–120 mg p.o., oder Eunerpan® 20–50 mg p.o. oder i.m. als Einzeldosis, die nach ca. 2 Std. erneut gegeben werden dürfen.
- Bei Ineffektivität der genannten Maßnahmen Einweisung in stationäre psychiatrische Behandlung.

Vorsicht bei der Gabe von blutdrucksenkenden Hypnotika (→D3.1) und/oder anderen Psychopharmaka, z.B. schwach antipsychotisch und sedierend wirkenden Neuroleptika (→D3.2) oder sedierend wirkenden Antidepressiva (→D3.3), da es durch eine Verminderung der zerebralen Durchblutung zu noch stärkerer Unruhe und Verwirrtheit kommen kann.

▶ Bei **schweren akuten Verwirrtheitszuständen:**
- Sofortige Einweisung in eine intensivüberwachte Station eines psychiatrischen Krankenhauses.
- Initial keine Psychopharmaka in höherer Dosierung! Allenfalls zur Dämpfung von Angst und/oder Erregung Haldol® 1–2 mg p.o. oder i.m., Eunerpan® 25–50 mg p.o. oder Dipiperon® 80–120 mg als einmalige Dosis.
- Nach gründlicher Diagnostik Behandlung der Grunderkrankung.
- Nötigenfalls intensivere Behandlung mit Psychopharmaka (→D3) unter Beachtung von Nebenwirkungen und Kontraindikationen (→D3).

Literatur

Berzewski, H.: Delir. In: Riederer, P., G. Laux, W. Pöldinger (Hrsg.): Neuropsychopharmaka. Ein Therapie-Handbuch. Bd. 6: Notfalltherapie, Antiepileptika, Beta-Rezeptorenblocker und sonstige Psychopharmaka. Springer, Wien–New York 1993.

Walden, J., W. Hewer: Organische psychische Störungen. In: Hewer, W., W. Rössler (Hrsg.): Das Notfall Psychiatrie Buch. Urban & Schwarzenberg, München–Wien–Baltimore 1998.

9   Der bewußtseinsgestörte Patient

Allgemeines: Benommenheit ist eine leichte Bewußtseinseintrübung mit oft leichter Verlangsamung des Denkens und erschwerter Auffassung. Bei **Somnolenz** (Bewußtseinseintrübung) ist die Aufmerksamkeit herabgesetzt, die Auffassung und die Orientierung in Raum und Zeit sind erschwert, Denkvorgänge verlangsamt. **Sopor** ist die stärkste Form der Somnolenz.

A

Der Kranke kann sich auf Anruf für kurze Zeit zu orientieren versuchen, wehrt Schmerzreize gezielt ab, zeigt aber keine spontanen Aktionen. Im **Koma** herrscht tiefe Bewußtlosigkeit. Der Kranke reagiert nicht auf Anruf, auf starke Schmerzreize nur diffus oder gar nicht. Wechselndes Reflexverhalten. Sog. **Synkopen** sind kurzdauernde Bewußtlosigkeiten. Im **Dämmerzustand** ist das Bewußtsein verändert (eingeengt, getrübt), die Handlungsfähigkeit erhalten. Zeitlich scharfe Abgrenzung; Amnesie für die Zeit des Dämmerzustandes.

Ursachen (neurologisch-psychiatrisch): Intoxikationen, z.B. durch Alkohol, Psychopharmaka, Lösungsmittel, Pflanzengifte u.a. (→A10); organisch bedingte Psychosen (→B3.2), Anfallsleiden (→B3.3); hirnorganische Abbauprozesse mit Vigilanzstörungen (→B3.1); Rausch (→B7.1), Alkoholentzug, starker Affektdruck, hysterische Neurose (→B5.2); intrakranielle Blutungen, Hirninfarkt, Hirntumor, Schädel-Hirn-Traumen, Narkolepsie.

Diagnostik: Fremdanamnese (→C1), Erhebung des psychischen Befundes (→C4), allgemein-körperliche (→C2) und neurologische (→C3) Untersuchung, labortechnische Untersuchungen.

Differentialdiagnosen: zahlreiche schwere zehrende allgemeinkörperliche Erkrankungen, katatoner Stupor (→A10), malignes neuroleptisches Syndrom (→11.2.5), hysterische Ausnahmezustände.

Therapeutische Maßnahmen

Erstmaßnahmen

Sofortmaßnahmen
▶ Kontrolle und Stabilisierung der vitalen Funktionen.
▶ Überweisung je nach Schweregrad der Störung in klinische oder intensivmedizinische Behandlung. Bei Dämmerzustand in geschlossene Station einer psychiatrischen Klinik.

Langfristige Maßnahmen

▶ Nach Abklärung der Ursachen und abgeschlossener intensivmedizinischer Behandlung Weiterbehandlung in entsprechender Fachklinik, z.B. bei
  ● **Intoxikation** (Suizidversuch): Weiterbehandlung in psychiatrischem Krankenhaus (→A2).
  ● **organisch bedingten Psychosen:** Weiterbehandlung in psychiatrischem Krankenhaus (→B3) unter Hinzuziehen eines Konsiliarius, der die organische Grunderkrankung mitbehandelt.
  ● **Suchterkrankung:** Entgiftungsbehandlung in psychiatrischem Krankenhaus, anschließend Entwöhnungsbehandlung in Spezialklinik (→B6).

- **Dämmerzustände:** Weiterbehandlung in neurologischem oder psychiatrischem Krankenhaus (→D9). Einzelne Behandlungsschritte bei epileptischem Dämmerzustand →B3.3 (S. 105).

Literatur

Berzewski, H.: Der psychiatrische Notfall. Kapitel Bewußtseinsstörungen. 2. Aufl. Springer, Berlin–Heidelberg 1996.
Braun, J., R. Preuss (Hrsg.): Klinikleitfaden Intensivmedizin. Untersuchung, Diagnostik, Therapie, Notfall. 3. Aufl., Fischer, Stuttgart 1996.

10   Der stuporöse Patient

Allgemeines: Stupor ist ein abnormer Zustand mit Fehlen jeglicher körperlicher oder erkennbarer psychischer Aktivität. Der Kranke reagiert trotz wachen Bewußtseins in keiner Weise auf Versuche, mit ihm in Beziehung zu treten. Das Gesicht bleibt starr, ausdruckslos, ohne emotionale Regung. Keine sprachlichen Äußerungen (Mutismus). Häufig Rigor, Fieber, vegetative Stigmatisierung.

Ursachen: schizophrene Erkrankung (akute fieberhafte Katatonie, malignes neuroleptisches Syndrom), Affektpsychosen (melancholischer Stupor), dissoziative Reaktion („hysterischer Ausnahmezustand"), weitere mögliche Ursachen, die differentialdiagnostische Bedeutung haben (siehe Tab. A.7).

Diagnostik: Fremdanamnese (→C1), Erhebung des psychischen Befundes (→C4), allgemein-körperliche (→C2) und neurologische (→C3) Untersuchungen, labortechnische Untersuchungen.

Therapeutische Maßnahmen

Sofortmaßnahmen
▶ Schnellstmögliche Überweisung in stationäre psychiatrische Behandlung.
▶ Kontrolle und Stabilisierung der Vitalfunktionen durch intensivmedizinische Behandlung.

▶ Bei diagnostisch gesicherter **depressiver Erkrankung** (Melancholie):
- Behandlungsversuch mit einem Antidepressivum, z.B. Tofranil® oder Anafranil® 50(–75) mg i.m., 3×täglich (→D3.3), initial begleitet von 2–3 mg Tavor® oral oder i.m., oder
- Elektrokrampfbehandlung (→D6)
- Nach Beseitigung des Stupors Weiterbehandlung mit Antidepressiva (→D3.3).

Tabelle A.7: Ursachen stuporöser Zustände (mit Ausnahme psychiatrischer Ursachen).

Toxische Ursachen

- neuroleptische Medikation (Akinese, malignes neuroleptisches Syndrom)
- Phenylcyclidin (PCP oder „angel dust") und andere Halluzinogene
- hohe Dosen von ACTH

Neurologische Ursachen

- Parkinson-Krise
- akute Enzephalitis
- Läsion der Basalganglien
- Frontalhirnläsionen
- Temporallappenläsionen
- Epilepsie (Petit-mal-Status, Status nonconvulsivus, postiktale Zustandsbilder)

Metabolische Ursachen

- Hyperkalzämie
- hepatische Enzephalopathie
- akute intermittierende Porphyrie
- diabetische Ketoazidose, Hypoglykämie

▶ Bei gesicherter Diagnose einer **schizophrenen Erkrankung:**

> Keine Applikation eines Neuroleptikums, bevor nicht ein malignes neuroleptisches Syndrom (→A11.2.5) ausgeschlossen ist (Anamnese!).

- Nach Ausschluß eines malignen neuroleptischen Syndroms ggf. Gabe eines Neuroleptikums (→D3.2.2), z.B. Haldol® 15–30 mg/Tag i.m. oder i.v., initial evtl. kombiniert mit 2–3 mg Tavor®.
- Bei Nichtansprechen auf Neuroleptika: Elektrokrampfbehandlung (→D6)

▶ Bei **konversionsneurotisch** (dissoziativ) bedingtem Stupor:
- Suggestivverfahren (→D2)

▶ Bei Verdacht auf **Neuroleptika-bedingter Akinese:** 2,5 mg (= ½ Amp.) Akineton® i.v., ggf. bei nicht ausreichender Wirkung Wiederholung nach 10–15 Min. möglich.

▶ Bei Verdacht auf **malignes neuroleptisches Syndrom:**
- Absetzen der Neuroleptika
- Versuch der Behandlung →A11.5

Literatur

Berzewski, H.: Der psychiatrische Notfall. Kap. Autistisch-stuporöse Zustände. 2. Aufl. Springer, Berlin–Heidelberg 1996.

Frölich, L., J. Fritze: Stupor, Katatonie und malignes neuroleptisches Syndrom. In: Riederer, P. G. Laux, W. Pöldinger (Hrsg.): Neuropsychopharmaka. Ein Therapie-Handbuch. Bd. 3: Notfalltherapie, Antiepileptika, Beta-Rezeptorenblocker und sonstige Psychopharmaka. Springer, Wien–New York 1993.

Hewer, W.: Stupor. In: Hewer, W., W. Rössler (Hrsg.): Das Notfall Psychiatrie Buch. Urban & Schwarzenberg, München–Wien–Baltimore 1998.

11 Der aggressive, gewalttätige Patient

Allgemeines: Rein statistisch gesehen sind psychisch Kranke nicht gewalttätiger als die Normalbevölkerung. Dennoch gibt es immer wieder Nachrichten, daß ein psychisch Kranker in der Öffentlichkeit aggressiv und gewalttätig geworden ist. Die in der Psychiatrie Tätigen wissen aus eigener Erfahrung, daß sie über Erregungszustände (→A6) hinaus auch immer wieder einmal mit gewalttätigem Verhalten von Patienten konfrontiert sind. Der psychisch Kranke an sich ist bekanntlich keine grundsätzliche Gefahr für seine Mitmenschen. Es gibt jedoch Krankheitsbilder, bei denen ein höheres Gewalttätigkeitspotential zu beobachten ist: bei schizophrenen Erkrankungen (mögliche Gründe: z.B. akute Erregungszustände, Überforderung, Wahn, akustische imperative Halluzinationen), akuten oder chronischen hirnorganischen Störungen, Alkohol- und Drogenabhängigkeit oder Persönlichkeitsstörungen.

Diagnostik: Drohende Gewalttätigkeit sollte schnell erkannt werden. Eine lang- bis mittelfristige Vorhersage ist außerordentlich schwer zu machen. Kurzfristig ist unmittelbar drohende Gewalttätigkeit für den klinisch Erfahrenen dagegen leicht zu erkennen: feindselige Grundstimung des Erkrankten, Erregung und Anspannung, eingeschränkte Selbstkontrolle, verbale Bewaltdrohungen, gewalttätige Gestik, Sachbeschädigungen u.a.

Therapie akuter Gewalttätigkeit

▶ Zuerst muß bei akut gewalttätigen Patienten für ein Mindestmaß an Sicherheit für alle Beteiligten gesorgt werden:
- Gefährliche Gegenstände (Flaschen, Aschenbecher u.a.) sollten für den Patienten nicht erreichbar sein.
- Ein Zweiergespräch kann die Situation zwar beruhigen; aber: Der Therapeut sollte sich sicher fühlen. Nur zu leicht wird die Gefahr unterschätzt und das eigene therapeutische Vermögen überschätzt.
- Man sollte in einem Raum Fluchtwege im Auge haben, um sich bei unmittelbarer Gefahr retten zu können.

A

- Es sollte, auch für den Patienten erkennbar, möglichst viel Personal zur Verfügung stehen, um eine körperliche Überlegenheit zu sichern.
- In höchster Not muß der Patient eventuell fixiert werden.

▶ Zur Gesprächsführung:
- Das Gespräch sollte von einer Person geführt werden, zu der der Patient eventuell Vertrauen fassen könnte.
- In der Kontaktaufnahme sollten dem Patienten Interesse, Einfühlung und Verständnis gezeigt und Konfrontationen vermieden werden. Statt dessen sollten seine Symptome und sein Leidensdruck angesprochen und Hilfsangebote (Medikamente, ruhiges Zimmer o. a.) gemacht werden.
- Gleichzeitig sollte der Therapeut ein gewisses Maß von Sicherheit und Autorität ausstrahlen.

▶ Medikamentöse Therapie:
- Haldol®, 5– 10 mg p.o. oder 5 mg i.v., eventuell in Kombination mit 50–75 mg Neurocil® oder 10 mg Valium®.
- Zeigt die Medikation nach 20 bis 30 Minuten keine hinreichende Wirkung, darf die vorsichtig wiederholt werden.
- Gleichzeitig muß die bisher gegebenenfalls durchgeführte medikamentöse Therapie der zugrundeliegenden Erkrankung überprüft werden. Bei Ersterkrankten ist eine medikamentöse Therapie einzuleiten.

Literatur

Angermeyer, M. C., B. Schulze: Psychisch Kranke – eine Gefahr? Psychiat. Prax. 25 (1998) 211–220.

Steinert, T.: Aggression bei psychisch Kranken. Enke, Stuttgart 1995.

Steinert, T., R. P. Gebhard: Wer ist gefährlich? Probleme der Validität und Relieabilität bei der Erfassung und Dokumentation von fremdaggressivem Verhalten. Psychiat. Prax. 25 (1998) 221–226.

12 Pharmakogene Notfälle

12.1 Einleitende Maßnahmen bei akut bedrohlichen Nebenwirkungen infolge Psychopharmakotherapie und bei akuten Intoxikationen

Allgemeines: Wie alle wirksamen Medikamente weisen auch Psychopharmaka (→D3) unerwünschte Begleiteffekte auf, die in der Regel geringgradig ausgeprägt, an sich harmlos und reversibel sind. Zuweilen kommt es aber auch zu akuten Störungen, die mit der zunehmenden Anwendung von Psychopharmaka jetzt häufiger beobachtet werden.

Nur selten kommt es zu ungewollten, akut bedrohlichen Intoxikationen durch Psychopharmaka. In der Regel sind sie Folgen offensichtlicher (oder auch verdeckter) Suizidhandlungen, d. h. der Einnahme von toxisch lebensbedrohenden Mengen von Psychopharmaka (häufig mehrerer Substanzen nebeneinander). Beim Auftreten der in Tabelle A.8 aufgeführten Symptome ist an eine Intoxikation zu denken.

Tabelle A.8: Symptome, bei deren Auftreten an Überdosierungen oder Vergiftungen mit Psychopharmaka zu denken ist.

Zentralnervöse Störungen

– extrapyramidal-motorische Störungen
– Kopfschmerz, Schwindel
– Benommenheit, Bewußtlosigkeit, Koma
– Sprachstörungen („lallende Sprache")
– Euphorie, Agitiertheit, Aggressivität, delirante Symptome
– Miosis, Mydriasis, Anisokorie, Augenmuskellähmungen
– Hyper-, Hypo-, Areflexie
– spastische und schlaffe Lähmungen
– Hyper- oder Hypothermie
– Krampfanfälle

Störungen der Atmung

– Hyper- oder Hypoventilation
– Dyspnoe bis Apnoe, Lungenödem

Kardiovaskuläre Störungen

– Bradykardie, Tachykardie
– Herzrhythmusstörungen
– Hypertonie, Hypotonie (Orthostasesyndrom)

Gastrointestinale Störungen

– Hypersalivation, Mundtrockenheit
– Übelkeit, Erbrechen
– Abdominalkoliken, Diarrhö
– Darmhypo- oder -atonie (Ileus)
– Harnverhalt

Äußere Hinweise

– Druckmarken der Haut
– Fötor, Lidödem
– auffallende Gesichtsfarbe (Rötung, Zyanose)
– Injektionsstellen

A

Diagnostik: (Fremd-)Anamnese (Medikamentenanamnese!) (→C1), Erhebung des psychischen Befundes (→C4), allgemein-körperliche (→C2) und neurologische (→C3) Untersuchung, evtl. weiterführende labortechnische Untersuchungen. Versuch der Analyse toxischer Substanzen (Medikamenten-Screening in Blut und Urin).

Einleitende therapeutische Maßnahmen

▶ Bei komatösen Patienten notärztliche Versorgung vor Ort.

▶ Sofortmaßnahmen bei akuten Notfällen durch Psychopharmaka siehe Tabelle A.9.

> Jeder Patient mit Intoxikationssymptomen gehört unverzüglich in intensivmedizinische Behandlung.

▶ Kontrolle und Erhaltung der Vitalfunktionen (Atmung, Herz/Kreislauf)

▶ Asservierung von Blut-, Urin- und Magensaftproben zur qualitativen und quantitativen Bestimmung der toxischen Arzneimittel

▶ EKG, Röntgen des Thorax, evtl. des Abdomens

▶ Versuch der primären Giftelimination:
  ● provoziertes Erbrechen
  ● Magenspülung
  ● Entscheidung über die Gabe von evtl. wirksamen Antidoten

▶ Bei Auftreten von **Krampfanfällen** kann schon sofort Valium® 5–10 mg i.v. (2 mg/min) indiziert sein. Beobachtung der Atmung! Ggf. künstliche Beatmung.

▶ Über weitere therapeutische Schritte, z.B. Anwendung der Dialyse, muß von Fall zu Fall von den auf der Intensivstation behandelnden Ärzten entschieden werden.

> Bei allen Intoxikationszuständen ist zu beachten, daß sehr häufig sog. Mischintoxikationen vorliegen. Durch die oft nicht bekannten Folgen der Arzneimittelinterferenzen kann es immer wieder zu unerwarteten Komplikationen kommen!

Literatur

Braun, J., R. Preuss (Hrsg.): Klinikleitfaden Intensivmedizin. Untersuchung, Diagnostik, Therapie, Notfall. 3. Aufl., Fischer, Stuttgart 1996.

Tabelle A.9 Übersicht über Notfälle infolge Psychopharmakotherapie.

Symptomatik	Ursachen
extrapyramidale Dystonien	hochpotente Neuroleptika, fast nur in den ersten Behandlungstagen; selten auch Präparate, die als Zusatz Neuroleptika enthalten
Verwirrtheitszustände, Delir	Alkohol- und Schlafmittelmißbrauch (bevorzugt in der Entziehung). Neuroleptika und Antidepressiva (nach schneller Dosiserhöhung) oder Kombination mit Antiparkinsonmitteln. Alle Medikamente mit anticholinerger Wirkungskomponente, Rauschmittel
Erregungszustände	Alkohol und Rauschmittel, sonst wie bei Verwirrtheitszuständen und Delir (s. o.)
Benommenheit, Bewußtlosigkeit, Koma	meist Hypnotika und Sedativa, seltener andere Psychopharmaka. Bei Überdosierung, Mißbrauch bzw. Suizidversuch
pharmakogene Depression	Neuroleptika
orthostatischer Kollaps	Antidepressiva und manche Neuroleptika (vor allem solche mit stark sedierender Wirkung)
Krampfanfälle, generalisierte	sehr selten: Antidepressiva und Neuroleptika

(modifiziert nach: Tölle, R.: Notfälle infolge Psychopharmaka. In: Tölle, R. (Hrsg.): Seelische Krankheiten und Psychosomatische Störungen. Urban & Schwarzenberg, München–Wien–Baltimore 1982)

Hewer, W.: Akut- und Notfallsituationen durch unerwünschte Arzneimittelwirkungen (UAW). In: Hewer, W., W. Rössler (Hrsg.): Das Notfall Psychiatrie Buch. Urban & Schwarzenberg, München–Wien–Baltimore 1998.
Zilker, T.: Intoxikationen. In: Hewer, W., W. Rössler (Hrsg.): Das Notfall Psychiatrie Buch. Urban & Schwarzenberg, München–Wien–Baltimore 1998.

12.2 Sedativa (Tranquilizer) und Hypnotika (→D3.1)

Symptome

Bei **leichter** Intoxikation: Benommenheit, Schläfrigkeit, leichte Desorientiertheit, Enthemmung, Gereiztheit, Dysarthrie, Nystagmus, Ataxie.
Bei **schwerer** Intoxikation: stärkere Bewußtseinsstörungen (→A9) bis zum Koma. Atemdepression bis zu Apnoe, fehlende Schmerzreaktion, Areflexie. Die schwere Intoxikation mit Hypnotika ist entsprechend Tabelle A.10 in verschiedene Stufen eingeteilt worden.

A

Differentialdiagnose	Sofortmaßnahmen
selten andere Ursachen	1 Amp. Akineton® i.v. oder i.m., ggf. weiter 2×1 Tabl./Tag
symptomatische Psychosen infolge zahlreicher körperlicher Krankheiten	Psychopharmaka absetzen, oft wird klinische Behandlung notwendig, ggf. zur Sedierung 5–10 mg Valium® i.m.
Erregungszustände bei Schizophrenien, Manien, Epilepsien	Vorsicht mit Psychopharmaka, evtl. 5–10 mg Valium® p.o. oder i.m., meist Krankenhauseinweisung
insbesondere Hirnkrankheiten und Koma bei Stoffwechselkrankheiten	stationäre Intensivbehandlung
Melancholie, depressive Zustände bei Schizophrenie	Anamnese, Untersuchung und ggf. Therapieänderung durch den Facharzt
kardiale Verursachungen	Dihydergot®-Tropfen
hirnorganische Erkrankungen, Anfallsleiden	Dosisreduktion, Medikamentenwechsel

Zwar sind die heute häufigst verwendeten Sedativa und Hypnotika Benzodiazepin-Derivate, jedoch werden immer noch auch Barbiturate u.a. toxische Substanzen als Beruhigungs- und Schlafmittel verordnet.

Therapeutische Maßnahmen

▶ Bei relativer, **subakuter** Überdosierung:
  • Absetzen der Medikation, ernsthafte Prüfung, ob Fortsetzung der Medikation sinnvoll ist (Suchtgefahr!).

▶ Bei **akuter** Intoxikation:
  • Einleitende Maßnahmen (→A12.1)
  • Immer an Mischintoxikation denken!
  • Methode zum Ausschluß einer Mischintoxikation durch Benzodiazepine und andere Substanzen: Injektion des selektiven Benzodia-

Tabelle A.10: Kriterien der Einstufung von Schlafmittelvergiftungen

Stufe	I	II
Tiefe der Vergiftung	ansprechbar, leichte Vergiftung	komatös, leichte Vergiftung
Bewußtsein	Anamnese möglich	vereinzelte Antworten
Bewegung	kommunikativ reaktiv, Ataxie, spontaner Lagewechsel	orientierend reaktiv, ruhig, spontaner Lagewechsel
Reflexe	erhalten	erhalten
Atmung	frei	frei
Kreislauf	o.B.	o.B.
Temperatur	normal	normal

(aus: Zilker, T., M. von Clarmann: Schlafmittelvergiftungen. In: Helmchen, H., H. Hippius [Hrsg.]: Psychiatrie für die Praxis. Medizin Verlag, München 1985)

zepin-Antagonisten Anexate®, der die zentral dämpfende Wirkung von Benzodiazepinen innerhalb von ca. 1 Minute aufhebt (initial 0,2–0,3 mg i.v., dann in einminütigen Abständen mit 0,1 mg bis zum gewünschten Wachheitsgrad fortfahren. Maximaldosis: 1 mg). **Cave:** Wirkungsdauer von Anexate® kürzer als die der meisten Benzodiazepine! Daher anschließend Fortführung der intensivmedizinischen Überwachung.

- Nach erfolgreicher Behandlung der vital bedrohlichen Intoxikation Abklärung der möglichen Ursache.
- Bei Vorliegen von Suizidalität ist psychiatrische Weiterbehandlung – nötigenfalls auch stationär – dringend indiziert (→A3).

Nach erfolgreicher intensivmedizinischer Behandlung der Intoxikation ist psychiatrische Weiterbehandlung dringend notwendig (psychiatrisches Konsilium vor Entlassung oder Verlegung von der Intensivstation!).

12.3 Antidepressiva (→D3.3)

Allgemeines: Tri- und tetrazyklische Antidepressiva besitzen eine hohe Toxizität. Zudem sind depressive Patienten krankheitsbedingt in beson-

III	IV	V
motorisch reaktiv, mittel-schwere Vergiftung	areaktiv, schwere Ver-giftung	areaktiv, vitalgefährdende schwere Vergiftung
Bewußtlosigkeit	Bewußtlosigkeit	Bewußtlosigkeit
auf Schmerz reaktiv, spon-taner Lagewechsel selten	areaktiv, kein Lagewechsel	areaktiv, kein Lagewechsel
erhalten	erloschen, außer Korneareflex	erloschen, oft Anisokorie
Verlegung	vermindert	Apnoe
o.B.	Blutdruckamplitude verringert	Tachykardie, Blutdruck systolisch < 80, oft blasse Zyanose
oft erniedrigt	erniedrigt	Hypo- oder Hyperthermie

derem Maß suizidgefährdet. Intoxikationen mit Antidepressiva sind da-her relativ häufig.

Symptome

▶ Bei relativer, **langsam fortschreitender** Überdosierung:
  • Quantitative Steigerung der bekannten Nebenwirkungen (→D3.3).

▶ Bei **akuter** Überdosierung von **tri- und tetrazyklischen Antidepressiva:**
  • Periphere anticholinerge Effekte (z. B. trockene Schleimhäute, war-me trockene Haut, Mydriasis, verschwommenes Sehen, verminderte Darmmotilität, Harnverhalt).
  • Zentralnervöse Störungen (s. Tab. A.8, S. 34).
  • Kardiovaskuläre Störungen (s. Tab. A.8, S. 34), vor allem ventrikuläre Tachykardien, präfinal Bradykardie, Überleitungsstörungen und QRS-Verbreiterung im EKG, Hyper- oder Hypotonie (Orthostase-Syndrom).
  • Krampfanfälle.
  • Bewußtseinsstörungen bis zum Koma.

Therapeutische Maßnahmen

▶ Bei **leichter,** relativer und langsam fortschreitender Überdosierung:
  • Absetzen oder Reduzierung der Antidepressiva-Dosis. Evtl. Wechsel auf ein anderes Antidepressivum (→D3.3).

- Bei stärkeren anticholinerg bedingten Nebenwirkungen Gabe von Dihydergot® retard, 2–3 Tabl./Tag. Evtl. Wechsel auf ein Antidepressivum mit keiner oder geringer anticholinerger Wirkung, z. B. Tagonis®.

▶ Bei **akuter** Überdosierung von tri- und tetrazyklischen Antidepressiva:
- Einleitende Maßnahmen (→A12.1),

Achtung: Unbedingt Klinikeinweisung! Ärztliche Begleitung bei Transport ins Krankenhaus wegen möglicher kardiopulmonaler Probleme.

- Intensivmedizinische Behandlung absolut notwendig!
- Magenspülung, provoziertes Erbrechen ist nur innerhalb der ersten Stunde nach Einnahme der toxischen Dosis wirksam.
- Wiederholte Gabe von Aktivkohle.
- Sofort (schon vor dem Transport ins Krankenhaus) wegen der anticholinergen, atropinartigen Wirkungen („anticholinerge Krise"):
  – Anticholium® (Physostigmin) initial bis zu 6 mg i.v., dann (nur unter intendivmedizinischen Bedingungen!) 1–4 mg/Std. über Perfusor.
- Treten vor der Einweisung Krampfanfälle auf, ist die i.v. Gabe von Valium® 5–10 mg (2 mg pro Minute) indiziert.

▶ Bei **akuter** Überdosierung von **selektiven Serotonin-Rückaufnahmehemmern (SSRI)** sind bisher selten schwere Intoxikationen beobachtet worden. Trotzdem:
- Einleitende Maßnahmen (→A12.1).
- Bei sehr hohen Überdosierungen wiederholte Gabe von Aktivkohle.
- Symptomatische Behandlung mit Antiarrhythmika, Antihistaminika, Antikonvulsiva.

▶ Bei **akuter** Überdosierung der **neuesten Antidepressiva** (→D3.3)
- Einleitende Maßnahmen (→A12.1).
- Sonst Maßnahmen wie bei den SSRI.

Folgen von Überdosierungen und Gegenmaßnahmen sind bei den neuen Antidepressiva noch nicht hinreichend bekannt. Daher ist besondere Aufmerksamkeit geboten.

Nach erfolgreicher intensivmedizinischer Behandlung der Intoxikation ist psychiatrische Weiterbehandlung dringend notwendig (psychiatrisches Konsilium vor Entlassung oder Verlegung von der Intensivstation!).

A

12.4 Lithiumsalze (→D3.4)

Allgemeines: Lithiumsalze bergen eher die Gefahr der chronischen als der akuten Intoxikation in sich. Der Patient ist unter Lithiumbehandlung in der Regel psychisch ausgeglichen, so daß eine Suizidgefährdung während der Behandlung geringer ist als in der akuten Krankheitsphase. Kommt es unter der Lithiumbehandlung (seltener) zu einem Rezidiv der Depression, kann natürlich auch ein Suizidversuch mit Lithiumsalz wahrscheinlich sein. Aber auch durch andere Ursachen können schwere akute Lithiumvergiftungen entstehen.

Mögliche Ursachen der akuten Lithiumintoxikation: Natriumverlust (durch Dehydratation, z. B. durch Gabe von Saluretika). Akute Nierenerkrankung („Nierenversagen"). Überdosierung bei Suizidversuch. Iatrogene Überdosierung.

Symptomatik

▶ Bei relativer Überdosierung kommt es zu einer quantitativen Steigerung der bekannten Nebenwirkungen (→D3.4). Erste Anzeichen einer Lithiumintoxikation treten bei Serumspiegeln von 1,5–2,0 mmol/l auf. Vitale Bedrohung bei Serumspiegeln über 3,5 mmol/l. Die Symptome können auch bei akuter Überdosierung mit einer Latenz von bis zu zwei Tagen auftreten.

▶ Die **Symptome** im einzelnen:
- Nausea, Erbrechen, Diarrhö
- Diabetes insipidus
- Graufärbung der Haut
- Bewußtseinstrübung (!) bis Koma
- grobschlägiger Tremor, Ataxie, Dysarthrie
- gesteigerte, gelegentlich unsymmetrische Muskeleigenreflexe, muskuläre Zuckungen, muskuläre Hypertonie, Strecktonus an Armen und Beinen, Krampfanfälle
- Wasser- und Elektrolytstörungen
- Blutdruckabfall
- ventrikuläre Arrhythmie
- im EKG Überleitungsstörungen und Erregungsrückbildungsstörungen

Therapeutische Maßnahmen

▶ Bei relativer, **subakuter** Überdosierung:
- Weglassen der Medikation für 1–2 Tage (Serumspiegelkontrolle!) und Einstellung auf niedrigere Tagesdosis

▶ Bei **akuter** Intoxikation:
- Einleitende Maßnahmen (→A10.1)

- Immer an Mischintoxikation denken!
- Sofortige Einweisung in intensivmedizinische Behandlung
- Nach intensivmedizinischer Elementarversorgung Versuch der Elimination des Lithiums aus dem primären Giftweg (Magenspülung nur nach akuter Einnahme von Lithium in Überdosis sinnvoll!)
- Beschleunigung der Elimination durch Natriumsubstitution (bei leiteren Intoxikationen), bei schweren Intoxikationen immer Dialysebehandlung.

Nach erfolgreicher Behandlung der Intoxikation ist psychiatrische Weiterbehandlung dringend indiziert (psychiatrisches Konsilium vor Entlassung oder Verlegung von der Intensivstation!).

Literatur

Kaschka, W.P.: Die Lithiumintoxikation. In Müller-Oerlinghausen, B., W. Greil, A. Berghöfer (Hrsg.): Die Lithiumtherapie. Nutzen – Risiken – Alternativen. 2. Aufl. Springer, Berlin–Heidelberg–New York–Tokyo 1997.

Zilker, T. R.: Die Therapie der Lithiumintoxikation. In: Müller-Oerlinghausen, B., W. Greil, A. Berghöfer (Hrsg.): Die Lithiumtherapie. Nutzen – Risiken – Alternativen. 2. Aufl. Springer, Berlin–Heidelberg–New York–Tokyo 1997.

12.5 Neuroleptika (→D3.2)

Allgemeines: Obwohl Neuroleptika zahlreiche bemerkenswerte Nebenwirkungen auch bei therapeutischem Gebrauch aufweisen (→D3.2), kommt es nur selten zu akut lebensbedrohlichen Intoxikationen. Die schwach und mittelstark antipsychotisch wirkenden Substanzen rufen in höheren Dosen offenbar stärkere vital bedrohliche Symptome hervor als die stark antipsychotisch wirkenden.

Symptome

▶ Bei relativer, **subakuter** Überdosierung kommt es zu einer quantitativen Steigerung der bekannten Nebenwirkungen (→D3.2).

▶ Bei **akuter** Überdosierung:
- Kardiovaskuläre Störungen (relativ selten)
  - Hypotension (besonders bei schwach antipsychotisch, stärker sedierend wirkenden Neuroleptika)
- Zentralnervöse Störungen (s. a. Tab. A.8, S. 34).
- Tendenz zu unruhiger Erregung, deliranten Syndromen oder Stupor (bei stark und sehr stark antipsychotisch wirkenden Neuroleptika).
- Entwicklung eines anticholinergen Syndroms (S. 39).

A

▶ Bei **malignem neuroleptischem Syndrom:**
  - Fakultative Frühsymptome: subfebrile Temperaturen, Zunahme extrapyramidal-motorischer Nebenwirkungen, Muskelfaszikulationen und -krämpfe, Myoklonien, Hypersalivation, Hyperhidrosis, Bewußtseinsstörungen, Tachykardie, (labiler) Hypertonus, Polypnoe.
  - Hauptsymptome: Hyperthermie, Rigor, akinetisch-hypertones Syndrom, katatoner Stupor, Mutismus, Vigilanzschwankungen, Zeichen schwerer vegetativer Dysfunktion, mäßige Leukozytose, Leberwerte leicht bis mittelgradig erhöht, CPK-Spiegel oft erheblich erhöht.

Therapeutische Maßnahmen

▶ Bei relativer, **subakuter** Intoxikation:
  - Absetzen der Medikation für 1–2 Tage (Kontrolle der klinischen Symptomatik!) und/oder Reduzierung der verordneten Tagesdosis. Evtl. Wechsel auf ein anderes Neuroleptikum.

▶ Bei **akuter** Intoxikation:
  - Einleitende Maßnahmen (→A12.1).
  - Immer an Mischintoxikation denken!
  - Sofortige Einweisung in intensivmedizinische Behandlung.
  - Dort intensivmedizinische Elementarversorgung.
  - Magenspülung (kein provoziertes Erbrechen!), jedoch nur in der ersten Stunde nach Einnahme wirksam.
  - Bei anticholinergem Syndrom Anticholium® (Physostigmin) 2–6 mg i.v., danach (unter intensivmedizinischer Überwachung) 1–4 mg/Std. über Perfusor.
  - Bei extrapyramidalem Syndrom Akineton® ½ bis 1 Amp. i.v.
  - Sekundäre Giftelimination.

Nach erfolgreicher Behandlung der Intoxikation ist psychiatrische Weiterbehandlung dringend indiziert (psychiatrisches Konsilium vor Entlassung oder Verlegung von der Intensivstation!).

▶ Bei **malignem neuroleptischem Syndrom:**
  - Absetzen der Neuroleptika.
  - Intensivmedizinische Behandlung (Stabilisierung der Vitalfunktionen).
  - Versuch der Behandlung mit Dopaminagonisten (z.B. Pravidel® oder Dopergin®) oder Dantamacrin® (Dantrolen) (2,5 mg/kg KG als Schnellinfusion über 15 Min.; Fortführung mit einer Erhaltungsdosis von 7,5 mg/kg KG über 24 Std., ggf. auch länger).
  - Als Ultima ratio bei fehlendem Behandlungseffekt Elektrokrampftherapie (→D6).

Literatur

Benkert, O., H. Hippius: Kompendium der psychiatrischen Pharmakotherapie. Springer, Berlin–Heidelberg–New York 1998.

Berzewski, H.: Der psychiatrische Notfall. Kapitel Intoxikationssyndrome. Neuroleptika. 2. Aufl. Springer, Berlin–Heidelberg 1996.

Hewer, W.: Akut- und Notfallsituationen durch unerwünschte Arzneimittelwirkungen (UAW). In: Hewer, W., W. Rössler (Hrsg.): Das Notfall Psychiatrie Buch. Urban & Schwarzenberg, München–Wien–Baltimore 1998.

12.6 Monoaminooxidase(MAO)-Hemmer (→D3.3)

Allgemeines: Die bisher im Handel befindlichen MAO-Hemmer wurden in Deutschland wegen evtl. bedrohlicher Nebenwirkungen durch Interaktionen mit speziellen Nahrungsbestandteilen und Medikamenten (→D3.3) relativ selten verordnet. Mit dem weniger risikobehafteten MAO-Hemmer der 2. Generation (s. S. 228), dem Aurorix® (Moclobemid), wird sich das sehr wahrscheinlich ändern, d.h. dieser MAO-Hemmer wird in der Standardtherapie depressiver Erkrankungen seinen relativen Platz finden.

Symptome bei akuter Intoxikation:

▶ Zentralnervöse Störungen (s. Tab. A.8, S. 34).

▶ Die Symptomatik ähnelt dem zentralen Serotoninsyndrom (→D3.3, S. 217).

▶ Die Intoxikationssymptome treten erst nach 6–24 Stunden auf.

▶ Delirähnliche Symptome mit Desorientiertheit, Verwirrtheit, Agitation, optischen Halluzinationen, Bewußtseinsstörungen bis zu Sopor und Koma.

▶ Zerebrale Krampfanfälle, Myoklonien, Tremor, Opisthotonus.

▶ Hypertensive Krisen, Tachykardie, auch orthostatische Hypotension.

▶ Übelkeit, Erbrechen, Obstipation bis zu paralytischen Ileus, akutes Nierenversagen, Hyperthermie, Rhabdomyolyse.

▶ Leberbefunde: Myoglobinämie, -urie, Transaminasenanstieg, Azidose, Hämolyse, Gerinnungsstörungen, Hypoxämie, Hyperkapnie

Therapeutische Maßnahmen

▶ Einleitende Maßnahmen (→A12.1, S. 33).
  ● Immer an Mischintoxikation denken!
  ● Sofortige Einweisung in intensivmedizinische Behandlung.
  ● Dort intensivmedizinische Elementarversorgung.

A

Cave: Bei fraglicher zerebraler Hypertension kein induziertes Erbrechen!

- Magenspülung und Aktivkohle wegen i.d.R. verzögertem Auftreten von Intoxikationssymptomen nicht sinnvoll.
- Symptomatische Therapie auftretender Störungen.

Nach erfolgreicher Behandlung der Intoxikation ist psychiatrische Weiterbehandlung indiziert (psychiatrisches Konsilium vor Entlassung oder Verlegung von der Intensivstation!).

12.7 Opiate und andere Drogen (→B6.2)

Allgemeines: Opiatintoxikationen (überwiegend mit Heroin) und solche mit anderen Drogen sind in der Regel zufällige Überdosierungen der Suchtstoffe. Suizidversuche sollten jedoch nicht ausgeschlossen werden. Das gleiche gilt für alle anderen Drogen.

Symptome der akuten Intoxikation: Die Intoxikationssymptome sind für die bekanntesten Suchtdrogen in Tabelle A.11 synoptisch zusammengestellt.

Therapeutische Maßnahmen

▶ Einleitende Maßnahmen (→A12.1).

- Bei Verdacht auf Opiat-Überdosis: Naloxon 0,01 mg/kg Körpergewicht i. v. Bei fehlender Reaktion Wiederholung nach 5–10 Minuten. Zu beachten: Naloxon hat eine wesentlich kürzere Halbwertszeit als ähnliche Opiate.
- Bei Verdacht auf Amphetamin- und „Designerdrogen"-Überdosis:
  - Magenspülung und Aktivkohle.
  - Symptomatische Therapie.
- Bei Verdacht auf Kokain-Intoxikation:
  - Entspricht der Behandlung bei Amphetamin- und Designerdrogen-Behandlung.
  - Bei Kokainschock: Suprarenin® (Adrenalin) 0,5–1 mg verdünnt i.v., 500–1000 mg Solu-Decortin H® (Prednisolon) i.v., 25–50 mg Atosil® (Promethazin) i.v.
- Bei Verdacht auf Halluzinogen(LSD)-Intoxikation:
  - Magenspülung und Aktivkohle.
  - Symptomatische Therapie.
- Bei Verdacht auf Cannabis-Intoxikation:
  - Symptomatische Therapie.
- Bei Verdacht auf Inhalanzien-Intoxikation:
  - bei ausgeprägter Hypertonie Gabe von Catapresan® (Clonidin).

Tabelle A.11: Synopsis charakteristischer Überdosierungserscheinungen bei Drogen

	Morphinderivate	Kokain	Amphetamine
Haut	Hypothermie trockene Haut Hautblässe	Hyperthermie Hyperhidrosis Hautblässe	Hyperthermie Hyperhidrosis
Pupillenreaktion	Miosis	Mydriasis	Mydriasis
Herz/Kreislauf	Bradykardie Hypotonie	Tachykardie Hypotonie	Tachykardie Hypertonie
Atmung	Bradypnoe Broncho-konstriktion		Tachypnoe Hyperventila-tionstetanie
weitere vegetative Störungen	Blasensphinkter-spasmen Darmspasmen		Mundtrockenheit, Inappetanz Schlafstörungen Pollakisurie
neurologische Ausfälle	Hypo-/Areflexie Pyramidenbahn-zeichen, zerebrale Krampfanfälle	zerebrale Krampfanfälle	Tremor Nystagmus
psychische Störungen	Euphorie Somnolenz	Überwachheit Euphorie Aggressivität Distanzlosigkeit Enthemmung Logorrhö, Ideen-flucht, psychomo-torische Erregung	Überwachheit Euphorie Erregung Enthemmung flüchtiges Denken panische Angstzu-stände Suizidimpulse
psychotische Störungen	Bewußtseins-trübung	optische, akusti-sche, taktile Hallu-zinationen, para-noid-halluzinatori-sche Psychosen, delirante Syndrome	paranoid-halluzi-natorische Psy-chosen
medizinische Komplikationen	Cheyne-Stokes-Atmung, Atem-stillstand, Lungen-ödem, Zyanose Azidose, zerebrales Koma, Hirnödem	Atemstillstand Koma	Herzrhythmus-störungen hypertone Krisen Kachexie, zere-brale Krampf-anfälle, Koma

(nach Berewski 1996)

A

Halluzinogene	Cannabis	Inebriantia („Schnüffelstoffe", Inhalanzien)
Hyperthermie	Hautblässe	
Piloarreaktionen		
Mydriasis		Mydriasis
Tachykardie Hypertonie	Tachykardie Hypertonie	Rhythmusstörungen Hypotonie
Reizhusten	Bronchitis Asthma	Atemnot aromatischer Geruch der Atemluft
Übelkeit Brechreiz	Mundtrockenheit Hunger-, Durstgefühl, Schwindel, Zephalgien, funktionelle Oberbauchbeschwerden, Konjunktivitis, Laryngitis	Erbrechen Schwindel Kopfschmerzen
Reflexsteigerungen		Hyporeflexie Ataxie Nystagmus
Intensivierung und Verzerrung der Wahrnehmungsfunktionen traumartige Zustände Erregung Angst	Enthemmung (später Ermüdung)	Benommenheit Euphorie rauschartige Zustände
Horrortrip, akute und chronische paranoid-halluzinatorische Psychosen, Flashback-Syndrome, Tobsuchtsanfälle	optische Halluzinationen halluzinatorische Psychosen	optische Halluzinationen Bewußtseinstrübungen Koma
Hyperglykämie Atemdepression zerebrale Krampfanfälle	Allergie	Atemdepression Leberversagen Nierenschäden Kammerflimmern

- Sofortige Einweisung in intensivmedizinische Behandlung.
- Dort intensivmedizinische Elementarversorgung.

Nach erfolgreicher Behandlung der Intoxikation ist psychiatrische Weiterbehandlung indiziert (psychiatrisches Konsilium vor Entlassung oder Verlegung von der Intensivstation!).

Literatur

Berzewski, H.: Der psychiatrische Notfall. Kapitel Intoxikationssyndrome. 2. Aufl. Springer, Berlin–Heidelberg 1996.
Soyka, M.: Psychische Störungen infolge anderer psychotroper Substanzen. In: Hewer, W., W. Rössler (Hrsg.): Das Notfall Psychiatrie Buch. Urban & Schwarzenberg, München–Wien–Baltimore 1998.

B Krankheitsbilder und Syndrome

1   Affektive Störungen (→A3)

Vorbemerkung: Unter dem Begriff „Affektive Störungen" wird nach der ICD-10 der WHO ein breites Spektrum depressiver (und manischer) Erkrankungen zusammengefaßt. Während in den älteren diagnostischen Klassifikationssystemen bei der Abgrenzung einzelner Krankheitsbildern auch Hypothesen zur Ätiopathogenese eine wesentliche Rolle spielten, ist man heute dazu übergegangen, depressive Erkrankungen überwiegend nach der Symptomatik, dem Schweregrad, der Krankheitsdauer und dem Rückfallrisiko zu typisieren und entsprechend zu bezeichnen. In der diagnostischen Nomenklatur sind daher traditionelle Bezeichnungen wie endogen, neurotisch, reaktiv, autonom usw. nicht mehr anzutreffen. Zweifelsfrei lassen sich die einzelnen nach der traditionellen Weise beschriebenen Depressionsformen nicht exakt voneinander abgrenzen; es gibt große Überlappungsbereiche. Hier hat die ICD-10 mit ihrer nach klinischen Beschreibungen und diagnostischen Leitlinien relativ exakten Vorgehensweise Vorteile; aber auch bei ihr gibt es bei der diagnostischen Abgrenzung einzelner Krankheitbilder „Randunschärfen".

Für die therapeutische Praxis hat die Frage nach dem Warum und Woher (der Ursache) einer depressiven Erkrankung jedoch einen großen Stellenwert. Es hat schon Bedeutung, ob eher konstitutionell-biologische oder biographisch-lebensgeschichtliche Faktoren im Vordergrund stehen. Danach ist zu entscheiden, ob psychologisch-psychotherapeutische, soziotherapeutische oder biologisch-somatische Behandlungsverfahren anzuwenden sind.

Den einzelnen Abschnitten sind, um sich in der diagnostischen Klassifikation der ICD-10 zu orientieren, die Diagnose-Ziffern, auf die sich die Behandlungsvorschläge beziehen, vorangestellt.

1.1 Der trauernde Patient
   (ICD-10: F43.22, F43.23, F43,24, F43.25)

Allgemeines: Von einer krankhaften oder abnormen Trauer spricht man, wenn der Ablauf der normalen Trauer gestört ist, z. B. durch gesellschaftliche, das Ausleben der Trauer nicht gestattende Normen, durch Rat- und Hilflosigkeit, Verzweiflung, unerträgliche Einsamkeit, Versagen in neuer Situation, Vorwürfe des Versagthabens, ambivalente Einstellung zum verlorenen „Objekt", vielleicht auch nicht eingestandene Aggressionsgefühle gegenüber dem Verstorbenen. An die Stelle von Trauergefühlen treten innere Erstarrung, Apathie, Rückzug aus der sozialen Umgebung, Unzufriedenheit, Vorwürfe und Ressentiments gegen sich selbst und gegen die Mitmenschen, häufig begleitet von vegetativ-funktionellen Körperstörungen (z. B. körperliche Abgeschlagenheit, Erschöpfung, Schlafstörungen usw.).

Diagnostik: diagnostisches Gespräch mit Erhebung der Anamnese (→C1) und des psychischen Befundes (→C4). Allgemein-körperliche (→C2) und neurologische (→C3) Untersuchung.

Differentialdiagnose: reaktive Depression (→B1.2), neurotische Depression (→B1.3), depressive Episode oder depressive Episode im Rahmen einer bipolaren affektiven Störung (Melancholie, depressive Affektpsychose, →B1.4), organische (symptomatische) Depression (→B1.5).

B

Therapie

▶ Ärztliches (psychotherapeutisches) Gespräch (→D1): Dem Patienten muß die Möglichkeit gegeben werden, seiner Trauer in adäquater Weise Ausdruck zu verleihen. „Trauerarbeit" wird geleistet, während der Trauernde seinen Schmerz, seine in die Vergangenheit gerichteten Gefühle durchlebt. Voraussetzung ist die Beseitigung von Schranken konventioneller Verhaltensnormen in der Gesprächssituation. Vorsicht mit „billigem" Trost!

> Bei abnormen Trauerreaktionen immer die evtl. latent gegebene Suizidalität ansprechen (→A3).

▶ Der Arzt sollte bei allem verständnisvollen Eingehen auf den Patienten die reale Seite des aktuellen Daseins vertreten, z. B. evtl. vorhandene Idealisierungen des Verlorenen korrigieren, tatsächlich gegebene Möglichkeiten im Rahmen der für den Trauernden unüberschaubaren Situation darstellen, konkrete Ratschläge erteilen, beim Neuanknüpfen neuer mitmenschlicher Beziehungen Hilfe leisten.

▶ Rückversicherungen des Patienten, daß die evtl. vorliegenden körperlichen Beschwerden vorübergehender Natur und normale Reaktionsweisen in der gegebenen Situation sind.

▶ Psychopharmaka (→D3) sollten nur äußerst zurückhaltend verordnet werden. Sie verzögern häufig den Prozeß der gesunden Trauer.

▶ Gelegentlich ist vorübergehend unter Berücksichtigung von Kontraindikationen (Suchtrisiko!) zur leichten Sedierung ein Tranquilizer (→D3.1) indiziert.

▶ Bei Schlafstörungen (→B9) zuerst die Gabe eines pflanzlichen Sedativums (z. B. Baldrian- oder Hopfenpräparate), evtl. auch eines kurzwirkenden Hypnotikums (z. B. Halcion®, Noctamid®, Stilnox® oder Ximovan®).

▶ Andere Psychopharmaka (→D3) sind nicht geeignet (**cave:** Toxizität dieser Substanzen bei evtl. gegebener Suizidalität!).

▶ Evtl. Hinzuziehung von Angehörigen oder Bekannten, die sich intensiver um den Trauernden kümmern können (nur mit Einwilligung des Patienten!).

▶ Wiederbestellung des Patienten zu einem psychotherapeutisch orientierten Gespräch (→D1) in Abständen von ca. ein bis zwei Wochen.

▶ Bei sehr protrahierter Trauerreaktion ist häufig ein neurotischer Konflikt als Ursache zu erkennen. Dann ist eine Psychotherapie (→D2) indiziert. Eine stationäre Psychotherapie sollte ggf. auch erwogen werden.

Literatur

Bowlby, J.: Process of mourning. Int. J. Psychoanalysis 42 (1961) 317-340.
Lindemann, E.: Symptomatology and management of acute grief. Amer. J. Psychiat. 101 (1945) 141.
Lindemann, E.: Jenseits von Trauer. Vandenhoek und Ruprecht, Göttingen 1985.
Parkes, M. C.: Vereinsamung. Die Lebenskrise bei Partnerverlust. Rowohlt, Reinbek 1978.
Schoenberg, B.: Verlust und Trauer. In: Freedman, A. M., H. I. Kaplan, B. J. Saddock, U. H. Peters (Hrsg.): Psychiatrie in Klinik und Praxis, Bd. 1. Schizophrenie, affektive Erkrankungen, Verlust und Trauer. Thieme, Stuttgart–New York 1984.

1.2 Der reaktiv verstimmte Patient
(ICD-10: F43.20, F43.21)

Allgemeines: Wenn ein Mensch über etwas ihm Zugefügtes, Verlorenes oder Vorenthaltenes mehr als „normal" verstimmt ist, wird von einer depressiven Reaktion oder Verstimmung, einer reaktiven Depression oder depressiven Konfliktreaktion gesprochen. Im Querschnittsbild zeigt sich ein depressives Syndrom. Der depressiven Reaktion liegen in der Regel Verlusterlebnisse zugrunde, die die bisher vorhandene Geborgenheit und Sicherheit der Lebenssituation beeinträchtigen. Kränkungserlebnisse und Selbstwertkrisen können im Hintergrund stehen. Nicht die äußeren Ereignisse an sich sind entscheidend für die Entstehung einer depressiven Reaktion, sondern die Art und Weise, wie der Betroffene auf diese Ereignisse reagiert.

Diagnostik: diagnostisches Gespräch mit Erhebung der Anamnese (→C1) und des psychischen Befundes (→C4). Allgemein-körperliche (→C2) und neurologische (→C3) Untersuchung.

Differentialdiagnosen: Trauerreaktion (→B1.1), neurotische Depression (→B1.3), depressive Episode, depressive Episode im Rahmen einer bipolaren affektiven Störung (Melancholie, depressive Affektpsychose, →B1.4), organische (symptomatische) Depression (→B1.5).

B

Therapie

▶ Ärztliches (psychotherapeutisches) Gespräch (→D1), in dem Verständnis und Mitgefühl des Arztes deutlich werden.

▶ Herausarbeiten der Konfliktsituation, wobei der Patient möglichst aus sich heraus seine Gefühle frei artikulieren sollte und selbst oder durch vorsichtige Gesprächsführung des Arztes an die Probleme, die ihm oft nicht bewußt sind, herangeführt werden sollte. Hier eignet sich am ehesten die Technik der (nicht-direktiven) Gesprächspsychotherapie nach Rogers (→D2).

> Bei reaktiv depressiven Patienten immer die evtl. latent gegebene Suizidalität ansprechen (→A3).

▶ Reicht diese psychotherapeutische Hilfestellung nicht aus, liegen meist tiefergehende (neurotische) Konflikte zugrunde. Dann ist eine Behandlung mit psychodynamisch orientierter Psychotherapie (→D2.2.1), Varianten der Verhaltenstherapie (→D2.2.2) oder der kognitiven Psychotherapie (→D2.2.3) möglich.

▶ Medikamentöse Therapie ist in der Regel nicht notwendig, gelegentlich aber doch indiziert, und zwar nach folgenden Regeln:
  - Bei leichten bis mittelgradigen Verstimmungen als „Phyto-Antidepressivum" ein Hypericum (Johanniskraut)-Präparat, z. B. Laif 600®.
  - Bei schweren Verstimmungen evtl. Antidepressiva (→D3.3) vom nicht sedierend-anxiolytischen Typ (z. B. Gamonil®, Noveril®, Tagonis®, Tofranil®, Vivalan®); bei ängstlicher Prägung der Symptomatik ein leicht sedierend-anxiolytisch wirkendes Antidepressivum (z. B. Aponal®, Saroten®, Stangyl®). Bei leichteren Verstimmungszuständen kann alternativ ein Tranquilizer (→D3.1, z. B. Tafil®) oder ein schwach antipsychotisch wirkendes Neuroleptikum mit fraglich leicht antidepressiver Wirkung (→D3.2, z. B. Dipiperon®, Melleril®, Taxilan®, Truxal®) in niedriger Dosierung eingesetzt werden.
  - Bei Schlafstörungen Verordnung eines sedierend wirkenden Antidepressivums (→D3.3, z. B. Aponal®, Saroten®, Stangyl®) als Einzeldosis am Abend. Evtl. auch ein Hypnotikum (→D3.1), wobei die Kon-

traindikationen, vor allem das Abhängigkeitsrisiko, beachtet werden müssen.

Die medikamentöse Therapie muß zeitlich begrenzt sein. Dieses vorher mit dem Patienten besprechen! Im Vordergrund hat die psychotherapeutische Behandlung zu stehen.

▶ Ablenkung und Aktivierung des Patienten durch Sport und physikalische Therapie (→D7).

▶ In schweren und/oder chronifizierten Fällen und bei akuter Suizidalität (→A3) ist eine klinische psychiatrische Behandlung (→D11) indiziert.

Literatur (→B1.3)

1.3 Der neurotisch-depressive Patient
(ICD-10: F34.1, F34.8)

Allgemeines: Die neurotische Depression, in der modernen Nomenklatur der ICD-10 als Dythymie bezeichnet, ist im Gegensatz zur reaktiven Depression (→B1.2) eine Charakterneurose, d.h. eine seit früher Jugend entstandene seelische Fehlentwicklung, die mit den Symptomen eines depressiven Syndroms in Erscheinung tritt, wenn später als wiederkehrende Auslöser z.B. Liebesentzug oder Trennung erfahren werden oder einzutreten drohen. Die Entwicklung zur neurotischen Depression ist im Leben des Erkrankten stets durch eine „Geborgenheitsproblematik" geprägt. Über die Entstehung gibt es neben der psychoanalytischen auch lerntheoretische und andere psychologische Modelle.

Differentialdiagnosen: Trauerreaktion (→B1.1), reaktive Depression (→B1.2), depressive Episode, depressive Episode im Rahmen einer bipolaren affektiven Störung (Melancholie, depressive Affektpsychose, →B1.4), organische (symptomatische) Depression (→B1.5).

Diagnostik: diagnostisches Gespräch mit Erhebung der Anamnese (→C1) und des psychischen Befundes (→C4). Allgemeine körperliche (→C2) und neurologische (→C3) Untersuchung. Bei unklarer Diagnose Hinzuziehung eines psychoanalytisch ausgebildeten Untersuchers, der ein sog. analytisches Erstinterview durchführen sollte.

Therapie

▶ Die Intensität einer psychotherapeutischen Intervention ist von der Stärke des Leidenszustandes abhängig, die auch das Ausmaß der Motivation zu einer Psychotherapie bestimmt.

▶ In einem ersten ärztlich-psychotherapeutischen Gespräch (→D1) ist zu entscheiden, wie weiterbehandelt werden soll.

▶ Bei leichteren depressiven Verstimmungen kann ein konfliktzentriertes, die aktuelle Situation bereinigendes ärztlich-psychotherapeutisches Gespräch (→D1) oft ausreichen.

> Bei neurotisch-depressiven Patienten stets die evtl. latent vorhandene Suizidalität ansprechen (→A2).

B

▶ Ist der Leidensdruck größer, erscheint eine längerdauernde Psychotherapie, z.B. psychoanalytisch orientiert (→D2.2.1), eine Verhaltenstherapie (→D2.2.2) oder eine kognitive Therapie (→D2.2.3) indiziert.

▶ Eine medikamentöse Therapie mit Antidepressiva (→D3.2) ist in der Regel nicht notwendig, kann aber in der Anfangsphase der Behandlung wegen einer schweren, melancholiformen Symptomatik gelegentlich hilfreich sein, und zwar nach folgenden Regeln:
  ● Bei ängstlich-agitierten Syndromen ein Antidepressivum mit sedierend-anxiolytischer Wirkung (→D3.2, z.B. Aponal®, Saroten®, Stangyl®).
  ● Bei vital-gestörten Syndromen ein Antidepressivum ohne sedierende Wirkung (→D3.2, z.B. Fluctin®, Tagonis®, Vivalan®, Aurorix®).
  ● Es hat sich aber auch gezeigt, daß eine begleitende Therapie mit einem Hypericum (Johanniskraut)-Präparat, z.B. Laif 600®, hilfreich sein kann.

▶ Bei vital-gestörten melancholiformen Syndromen ist zudem eine Wachtherapie (→D4) indiziert.

▶ Körperlich-seelische Aktivierung durch Sport und physikalische Behandlungsmaßnahmen (→D7).

▶ Bei schweren und chronifizierten Krankheitsbildern oder bei akuter Suizidalität (→A3) ist eine klinische psychiatrische Behandlung (→D11) indiziert.

▶ Längerfristige Betreuung des Patienten über die akute Behandlungsphase hinaus durch ärztlich-psychotherapeutische Gespräche im Sinne einer stützenden und adaptiven Psychotherapie (→D1).

Literatur

Arieti, S., J. Bemporad: Depression. Krankheitsbild, Entstehung, Dynamik und psychotherapeutische Behandlung. Klett-Cotta, Stuttgart 1983.

Beck, A. T., A. J. Rush, B. F. Shaw, G. Emery: Kognitive Therapie der Depression, 5. Aufl. Beltz, Psychologie Verlags Union, Weinheim 1996.

Elhardt, S.: Neurotische Depression. Psychother. med. Psychol. 31 (1981) 10–14.

Hautzinger, M.: Kognitive Verhaltenstherapie bei Depressionen. Behandlungsanleitungen und Materialien, 4. Aufl. Psychologie Verlags Union, München–Weinheim 1997.

Hoffmann, S. O.: Psychoanalytische Therapie bei depressiven Patienten. In: Möller, H.-J. (Hrsg.): Therapie psychiatrischer Erkrankungen. Enke, Stuttgart 1993.

de Jong-Meyer, R.: Verhaltenstherapie bei depressiven Neurosen. In: Möller, H.-J. (Hrsg.): Therapie psychiatrischer Erkrankungen. Enke, Stuttgart 1993.

Voelkel, H.: Neurotische Depression. Thieme, Stuttgart 1959.

Wolfersdorf, M. G: Hilfreicher Umgang mit Depressiven. Hogrefe & Huber, Göttingen 1992.

1.4 Der (melancholische, endogen-depressive, depressiv affekt-psychotische) Patient in einer depressiven Episode
(ICD-10: F31.3, F31.4, F31.5, F32, F 33)

Allgemeines: Bei der depressiven Episode (F32) handeltes sich um eine tiefgreifende depressive Störung, die sich nach der ICD-10 hinsichtlich des Schweregrades von den zuvor aufgeführten depressiven Erkrankungen unterscheidet. Sie wird, wenn sie den diagnostischen Kriterien entspricht, in leicht, mittelgradig und schwer eingestuft, wobei noch das Vorliegen von somatischen und psychotischen Symptomen berücksichtigt wird. Ätiopathogenetische Aspekte spielen keine Rolle. Treten depressive Episoden wiederholt auf, spricht man von einer rezidivierenden depressiven Störung (F33). Depressive Episoden im Rahmen einer sog. bipolaren affektiven Störung (F31), früher als manisch-depressive Erkrankung bezeichnet, werden in gleicher Weise diagnostisch zugeordnet. Nach der klinischen Erfahrung gibt es aber auch abortive, d.h. nur schwach ausgeprägte phasische Verstimmungszustände (depressive Vitalschwankungen). Diese sind nicht selten auch bei prophylaktischer Langzeitbehandlung mit Lithiumsalzen oder Antidepressiva (→B3.4) zu beobachten.

Diagnostik: diagnostisches Gespräch mit Erhebung der (Fremd-)Anamnese (→C1) und des psychischen Befundes (→C4). Allgemein-körperliche (→C2) und neurologische (→C3) Untersuchung.

Differentialdiagnosen: Trauerreaktion (→B1.1), reaktive Depression (→B1.2), neurotische Depression (→B1.3), organische (symptomatische) Depression (→B1.5); depressive Syndrome im Rahmen anderer psychiatrischer Erkrankungen (z.B. Schizophrenien, Sucht u.a.).

Therapie

▶ **Ärztliches (psychotherapeutisch orientiertes) Gespräch** (→D1):
 • In der akuten Phase keine Versuche der Problemlösung oder der systematischen Konfliktbearbeitung.

- Vorsichtiges Bremsen aller Aktivitäten, die aus dem depressiven Denken oder dem depressiven Wahn entwickelt werden (z. B. Aufgabe von Beruf oder Geschäft, Ehescheidung usw.).
- Keine argumentativen Auseinandersetzungen mit dem Patienten!
- Systematisches, aber vorsichtiges Bemühen um ein Akzeptieren der gegenwärtigen Erkrankung durch den Patienten als zwar höchst schwierige und erdrückende Lebenssituation, die (mit Hilfe der vom Arzt vorgeschlagenen Maßnahmen) bewältigt werden kann.
- Keine vorschnellen Versprechungen und kein „billiger" Trost!

Ansprechen der nahezu ausnahmslos gegebenen Suizidalität. Bei akuter Suizidgefährdung Ergreifen von suizidverhütenden Maßnahmen (→A2).

▶ Der depressive Patient braucht während der gesamten Krankheitsphase psychotherapeutische Unterstützung (→D1).

▶ Bei Krankheitsuneinsichtigkeit und akuter Suizidgefährdung Einweisung in stationäre psychiatrische Behandlung (→D11), ggf. auch gegen den Willen des Patienten durch behördlich-richterliche Einweisung (→E2).

▶ **Antidepressive Pharmakotherapie** (→D3.3)
- Bei **ängstlich-agitierter Depression:** Sedierend-anxiolytisch wirkende Antidepressiva (→D3.3, z. B. Aponal®, Saroten®, Stangyl®) in einer Dosis von ca. 150 mg pro Tag. Remergil® einschleichend bis 45 mg pro Tag, Nefadar® langsam einschleichend bis 400 mg pro Tag. Evtl. zusätzliche Gabe eines sedierenden Neuroleptikums (→D3.2) oder Tranquilizers (→D3.1), jedoch nur vorübergehend in der akuten Phase der Erkrankung. Bestehen Kontraindikationen gegen die Verordnung von neueren Antidepressiva (Remergil®, Nefadar®), kann alternativ auch ein nichtsedierendes Präparat, z. B. Tagonis®, in Kombination mit einem Benzodiazepin-Tranquilizer verordnet werden.
- Bei **vital-gestörten Depressionen** (ohne Agitation oder Hemmung): Antidepressiva (→D3.3) ohne sedierende oder antriebssteigernde Effekte (z. B. Aurorix® 300–600 mg/Tag, Noveril® 360–480 mg/Tag, Tagonis® 20–40 mg/Tag, Tofranil® 100–150 mg/Tag, Trevilor® 150–375 mg/Tag, Vivalan® 200–300 mg/Tag).
- Bei **gehemmter Depression:** Antidepressiva (→D3.3) wie bei vital-gestörten Depressionen (s. o.).
- Bei **wahngeprägter Depression** (z. B. mit Verarmungs-, Schuld-, Versündigungs-, nihilistischem oder hypochondrischem Wahn): Bereits vor oder neben der Behandlung mit Antidepressiva (→D3.3) Gabe von Neuroleptika (→D3.2), z. B. Haldol® 5–15 mg/Tag. Be-

achte die evtl. sich addierenden anticholinergen Effekte einzelner Neuroleptika und Antidepressiva (Delirgefahr!).

- Bei **anfänglich starken Schlafstörungen:** Verordnung eines sedativ-anxiolytischen Antidepressivums (→D3.3) mit der Hauptdosis am Abend. Nur in seltenen Fällen ist die zusätzliche Gabe eines Schlafmittels (→D3.1, z.B. Stilmox®, Ximovan®, Noctamid®) indiziert.

▶ Bei regelmäßig frühem Erwachen, etwa vor 4 Uhr, kann es sinnvoll sein, dann ein nur sehr kurz wirksames Schlafmittel (Halcion®, Stilnox®) einzunehmen. Dieses zeigt nach 3–4 Stunden keine Wirkung mehr, so daß der Schlaf in der 2. Nachthälfte gefördert wird, der Patient am Morgen aber wach ist.

▶ Durchführung einer **Wachtherapie** (therapeutischer Schlafentzug) für eine ganze oder halbe Nacht (→D4).

▶ Bei vital bedrohlichen Zuständen (Notsituationen, z.B. Stupor, Nahrungsverweigerung, hochgradige Suizidalität) und nachgewiesenem Mißerfolg der vorgenannten Behandlungsmaßnahmen sollte eine **Elektrokrampfbehandlung** (→D5) durchgeführt werden.

▶ Im weiteren (stationären oder ambulanten) Behandlungsverlauf:
- Einbeziehung der Angehörigen in die therapeutischen Gespräche mit dem Ziel der Aufklärung über das Wesen der Erkrankung, Wecken von Verständnis für das Verhalten des Patienten, Anleitung zum adäquaten Umgang mit dem Kranken, Vorbereitung der Entlassung aus stationärer Behandlung.
- Bearbeitung von Problemen am Arbeitsplatz und in anderen sozialen Bereichen, evtl. mit Einbeziehung eines Sozialarbeiters (→D8).

▶ In der abklingenden Krankheitsphase: Erwägungen, ob eine prophylaktische Langzeitbehandlung mit Lithiumsalzen, Carbamazepin oder Antidepressiva indiziert ist. Ggf. Einleitung der Rezidivprophylaxe (→D3.4).

▶ Bei Chronifizierung und/oder Therapieresistenz siehe Tabelle B.1 und →D3.3.

Literatur

Goodwin, F. K., K. R. Jamison: Manic-Depressive Illness, Oxford University Press, New York–Oxford 1990.

Kisker, K. P., H. Lauter, J. E. Meyer, C. Müller, E. Strömgren (Hrsg.): Psychiatrie der Gegenwart 5. Affektive Psychosen, 3. Aufl. Springer, Berlin–Heidelberg–New York–London–Paris–Tokyo 1987.

Lerer, B., S. Gershon (eds.): New Directions in Affective Disorders, Springer, New York–Berlin–Heidelberg–London–Paris–Tokyo–Hong Kong 1989.

Tabelle B.1: Therapeutische Maßnahmen, wenn ein Antidepressivum keine Wirkung zeigt.

- Behandlungszeit von mindestens 3 Wochen abwarten
- evtl. Dosissteigerung unter Kontrolle der Nebenwirkungen
- wiederum mindestens 2 – 3 Wochen abwarten
- Compliance überprüfen (evtl. Serumspiegelkontrolle)

Bleibt die Wirkung weiterhin aus:
- Medikament absetzen; häufig dadurch „therapeutischer Abbrucheffekt"
- Diagnose und Therapieindikation überprüfen
- Ist Pharmakotherapie weiter indiziert, chemisch anders strukturiertes Präparat mit unterschiedlichem Wirkungsprinzip (z.B. serotonerg–noradrenerg) wählen
- Wenn bisher noch nicht getan, jetzt Wachtherapie für eine halbe oder ganze Nacht ein- oder zweimal wöchentlich durchführen
- Wirkung des neuen Präparates geduldig abwarten (s.o.)
- Wenn das zweite Medikament auch keine Wirkung zeigt: Intervallbehandlung mit einem hochpotenten Neuroleptikum in niedriger Dosierung, das nach einigen Tagen oder wenigen Wochen wieder durch ein Antidepressivum ersetzt wird
- Ist ein trizyklisches Antidepressivum verordnet, kann der Versuch einer sog. Lithium-Augmentation gemacht werden (ED3.4). Lithium wird unter Berücksichtigung der bekannten Kontraindikationen in gleicher Weise verordnet wie zur Phasenprophylaxe. Wenn es wirkt, ist ein Effekt innerhalb von 2–3 Wochen zu erwarten. Das hier kurativ eingesetzte Lithium kann bei fehlendem Erfolg wieder abgesetzt werden
- Die Kombination von Antidepressiva mit MAO-Hemmern muß erfahrenen Therapeuten im Rahmen einer klinischen Behandlung überlassen bleiben

B

Lungershausen, E., W. P. Kaschka, R. J. Witkowski (Hrsg.): Affektive Psychosen, Schattauer, Stuttgart–New York 1990.

Maneros, A.: Handbuch der unipolaren und bipolaren Erkrankungen. Thieme, Stuttgart–New York 1998.

Zerssen, D. von, H.-J. Möller (Hrsg.): Affektive Störungen. Diagnostische, epidemiologische, biologische und therapeutische Aspekte. Springer, Berlin–Heidelberg–New York–London–Paris–Tokyo 1988.

1.5 Der organisch- oder symptomatisch-depressive Patient
(ICD-10: F06.31, F06.32)

Allgemeines: An eine sog. somatogene (organische oder symptomatische) Depression ist zu denken, wenn ein depressives Syndrom in einem engen zeitlichen Zusammenhang mit einer oder mehreren körperlichen Erkrankungen auftritt, die direkt oder indirekt zu Störungen zerebraler Funktionen führen können. Da relativ wenig über die Ätiologie derartiger depressiver Syndrome bekannt ist, kann man auch einfach von einer „Begleitdepression" bei schweren körperlichen Erkrankungen sprechen. Von organischer Depression spricht man, wenn eine organische Substratschädigung des Gehirns anzunehmen ist, von einer symptomatischen Depression, wenn eine körperliche (nicht-zerebrale) Erkrankung offensichtlich zu einem depressiven Syndrom geführt hat.

Diagnostik: diagnostisches Gespräch mit Erhebung der (Fremd-)Anamnese (→C1) und des psychischen Befundes (→C4). Allgemein-körperliche (→C2) und neurologische (→C3) Untersuchung, einschließlich weiterführender labortechnischer und apparativer Diagnostik zur exakten diagnostischen Abklärung der Grunderkrankung.

Differentialdiagnosen: Trauerreaktion (→B1.1), reaktive Depression (→B1.2), neurotische Depression (→B1.3), depressive Episode oder depressive Episode im Rahmen einer bipolaren affektiven Störung (endogene Depression, Melancholie, depressive Affektpsychose) (→B1.4).

Therapie

▶ Die Therapie muß grundsätzlich die multifaktorielle Genese der Erkrankung berücksichtigen!

▶ Die Behandlung der jeweils im Vordergrund stehenden körperlichen Erkrankung ist zuerst durchzuführen (s. Tab. B.2).

▶ Unterstützende Behandlung mit Antidepressiva (→D3.3):
  ● Indiziert bei langer Krankheitsdauer und Fortbestehen der depressiven Symptomatik trotz optimaler Behandlung des Grundleidens.
  ● Möglichst niedrige Dosierung des Antidepressivums mit ca. $1/4$ bis $1/3$ der Tagesdosis, die für den körperlich gesunden Depressiven vorgeschlagen wird (→F2.3).
  ● Die Wahl des Antidepressivums richtet sich nach der Typologie des depressiven Syndroms (→B1.4).
  ● Nötigenfalls nur sehr langsame und vorsichtige Dosissteigerung (Delirgefahr bei Antidepressiva mit ausgeprägter anticholinerger Wirkung! →D3.3).
  ● Beachtung möglicher Arzneimittelinteraktionen mit den wegen anderer Krankheiten notwendigen Medikamenten (→F2.4.3).
Weitere Behandlungsmaßnahmen →B1.4.

Literatur

Cameron, O. G. (ed.): Presentations of Depression. Depressive Symptoms in Medical and Other Psychiatric Disorders. Wiley, New York 1987.

Fähndrich, E.: Somatogene (einschließlich pharmakogene) Depressionen. In: Krück, F., W. Kaufmann, H. Bünte, E. Gladtke, R. Tölle, W. Wilmanns (Hrsg.): Therapie-Handbuch, Urban & Schwarzenberg, München–Wien–Baltimore 1992.

Huber, G.: Psychiatrie. Lehrbuch für Studium und Weiterbildung. Kap. 3: Körperlich begründbare (organische, symptomatische) Psychosen. Schattauer, Stuttgart–New York 1999.

Tabelle B.2: Grobschematische Therapieorientierung für somatogene Depressionen. Differentialindikation für Antidepressiva (nach Kielholz 1971, aus Fähndrich, E.: Somatogene [einschließlich pharmakogene] Depressionen. In: Krück, F. u. a. [Hrsg.]: Therapie-Handbuch. Urban & Schwarzenberg, München–Wien–Baltimore 1992).

Art der Erkrankung	erste therapeutische Maßnahme	Antidepressivum	Nebenwirkungen
Herzinsuffizienz	Digitalisierung	meist nicht notwendig	
Hypertonie	Umsetzen auf reserpinfreies Antihypertensivum	sinnvoll, möglich	cave: Wechselwirkungen
allgemeine Arteriosklerose	Digitalisierung, roborierende Maßnahmen; Verbesserung von Hirndurchblutung und/oder Metabolismus (?)	Antidepressiva mit geringer anticholinerger Wirkung	Delirgefahr
pulmonale Erkrankungen	Behandlung des Grundleidens, Digitalisierung	sinnvoll, möglich	
Infektionskrankheiten	Behandlung des Grundleidens	nur bei Überdauern oder sehr starker Ausprägung	
endokrine Erkrankungen	Behandlung des Grundleidens	meist nicht notwendig	
Erkrankungen des ZNS	Behandlung des Grundleidens	sinnvoll, möglich	
pharmakogene Depression	wenn möglich Absetzen, sonst Reduktion oder Umsetzen	sinnvoll, möglich	bei schizophrenen Psychosen Gefahr der Rezidivprovokation
Süchte	Entgiftung	möglichst nicht	Delirgefahr, Bahnung oder Fortführung süchtigen Verhaltens

Rudolf, G. A. E.: Körperliche Erkrankungen und Depression (Begleitdepression). In: Bergener, M. (Hrsg.): Depressive Syndrome im Alter. Therapie – Klinik – Praxis. Thieme. Stuttgart–New York 1989.
Tölle, R.: Organisch bedingte Depressionen. Nervenarzt 61 (1990) 176–182.

1.6 Der manische Patient

(ICD-10: F30.1, F30.2, F31.0 – F31.2)

Allgemeines: Im Vordergrund stehen Antriebssteigerung, Unruhe, Erregung, Hochgefühl, Selbstüberschätzung (Größenwahn), oft auch Gereiztheit und Aggressivität. Häufige Verwahrlosung des Patienten.
Diagnostik: diagnostisches Gespräch mit Erhebung der (Fremd-)Anamnese (→C1) und des psychischen Befundes (→C4). Allgemein-körperliche (→C2) und neurologische (→C3) Untersuchung.
Differentialdiagnosen: Hyperthyme, leicht erregbare Persönlichkeit (→B6), schizophrene Erkrankungen (→B2.2), Enthemmung und Antriebssteigerung aufgrund von Intoxikationen und Alkoholpsychosen (→B7) oder (hirn)organischen Erkrankungen sowie Medikamenten (Tab. B.3).

Therapie

Erstmaßnahmen

▶ Bei erregten manischen Patienten →A6.

▶ In der Regel Einleitung einer stationären psychiatrischen Behandlung (→D11), nötigenfalls auch gegen den Willen des Patienten durch behördlich-richterliche Einweisung (→E2).

▶ Bei nicht zu stark ausgeprägter Manie kann die Behandlung auch ambulant erfolgen,
  ● wenn der Patient eine neuroleptisch-sedierende Medikation erhält und auch einnimmt,
  ● wenn Familienangehörige in der Lage sind, den Patienten zu überwachen, d.h., wenn die Angehörigen über die Krankheit informiert sind, das Verhalten des Patienten verstehen und auf Zeit zu akzeptieren in der Lage sind.

Medikamentöse Behandlung (→D3)

▶ In der akuten Phase Gabe von Neuroleptika (→D3.2), z.B. Haldol® 5–15 mg/Tag p.o., i.m. oder i.v. oder Taxilan® 300–600 mg/Tag p.o.; gelegentlich muß ein stärker sedierendes Präparat, z.B. Neurocil® 75–150 mg/Tag p.o. oder i.m. oder Valium® 15–30 mg/Tag zusätzlich verordnet werden. Die Dosierungen sind bei ansonsten körperlich gesunden Patienten relativ hoch anzusetzen, im Einzelfall auch höher als oben angegeben, und werden in der Regel gut vertragen. Die Behandlung muß ausreichend lange durchgeführt werden. Langsame Reduzierung der Pharmakotherapie entsprechend dem Verlauf der Erkrankung.

Tabelle B.3: Neurologische und internistische Erkrankungen sowie Medikamente, die ein manisches Syndrom hervorrufen können.

Neurologische Erkrankungen

- vaskuläre Prozesse, z.B ischämischer Hirninfarkt
- Raumforderungen
- entzündliche Prozesse, z.b. virale Enzephalitiden, Encephalomyelitis disseminata, Lues, HIV-Infektion
- degenerative Erkrankungen, z.B. Chorea Huntington, M. Pick
- verschiedene Erkrankungen, z.B. Epilepsie, Schädel-Hirn-Trauma, M. Wilson
  Prädilektionsorte: frontale, temporobasale, dienzephale Prozesse, Überwiegen der rechten Hemisphäre

Internistische Erkrankungen

- Hyperthyreose
- Urämie (auch unter Dialysebehandlung)
- Vitamin-B_{12}-Mangel
- akute intermittierende Porphyrie
- hepatische Enzephalopathie (Frühstadium)
- M. Cushing
- postoperativer Status
- Karzinoid
- bestimmte Infektionen (z.B. Influenza, Q-Fieber)

Medikamente

– Amphetamine	– Disulfiram	– Methylphenidat
– Antidepressiva	– Halluzinogene	– Metrizamid
– Baclofen	– Hydralazin	– Opiate
– Bromide	– Isoniazid	– Procarbazin
– Bromocriptin	– Kokain	– Procyclidin
– Captopril	– Kortikosteroide	– Sympathomimetika
– Cimetidin	– Levodopa	– Theophyllin
– Ciclosporin		

▶ Bei weniger akuten Manien können alternativ in der Initialphase auch Lithiumsalze (→D3.4), z.B. Hypnorex® oder Quilonum® verordnet werden, die bei Manien auch kurativ wirksam sind. Die Wirkung setzt jedoch sehr langsam ein. Der Serumspiegel des Lithiums sollte im oberen zulässigen Bereich liegen, d.h. bis maximal 1,2 mmol/l gehen. Eine Kombination von Neuroleptika und Lithiumsalzen ist wegen der erhöhten Gefahr des Auftretens neurotoxischer Symptome nicht zu empfehlen.

▶ Zur Behandlung der akuten manischen Phase wird das Antikonvulsivum Carbamazepin (z.B. Tegretal®, Timonil®) in einer durchschnittlichen Tagesdosis von etwa 600–1000 mg angewendet. Der therapeutisch wirksame Plasmaspiegel liegt zwischen 4 und 10 μg/ml. Beim einzelnen Patienten kann die Plasmakonzentration mit unterschiedlichen Tagesdosen erreicht werden (→D3.5). Auch Valproinsäure (Convulex®, Ergenyl®, Orfiril® hat eine antimanische Wirkung. Je nach Plasmakonzentration (anzustreben ist ein Plasmaspiegel von 50–100 μg/ml) ist eine Dosis von 1200–2100 mg pro Tag notwendig.

Mittel- bis langfristige Maßnahmen

▶ Der manische Patient sollte in der Krankheitsphase nicht seinen Arbeitsplatz aufsuchen, keine finanziellen Angelegenheiten erledigen oder Veränderungen seiner persönlichen Situation herbeiführen.

▶ Psychotherapeutische Interventionen im engeren Sinn (→D2) sind in der manischen Phase zum Scheitern verurteilt. Demgegenüber ist eine einfühlsame, jedoch **konsequente Patientenführung** angezeigt und möglich. Sachliche, kompetent vorgetragene, das Wesen der Erkrankung berücksichtigende ärztliche Anweisungen werden dagegen von dem Patienten oft akzeptiert.

▶ Nach Abklingen der akuten Symptomatik sollte die Durchführung einer prophylaktischen Langzeitbehandlung erwogen werden. Ggf. Einleitung einer Rezidivprophylaxe mit Lithiumsalzen (→D3.4). In jüngerer Zeit wird als Alternative auch eine Langzeitbehandlung mit Carbamazepin (Tegretal®, Timonil®) diskutiert (→D3.5). Eine Kombination von Lithiumsalzen mit Carbamazepin kann bei fehlendem Ansprechen auf Lithium versucht werden.

Literatur

Benkert, O., H. Hippius: Kompendium der Psychiatrischen Pharmakotherapie. Springer, Berlin-Heidelberg–New York 1998.

Dose, M., H. M. Emrich: Medikamentöse Therapie der Manie. In: Möller, H.-J. (Hrsg.): Therapie psychiatrischer Erkrankungen. Enke, Stuttgart 1993.

Faust, V.: Manie. Eine allgemeinverständliche Einführung in Diagnose, Therapie und Prophylaxe der krankhaften Hochstimmung. Enke, Stuttgart 1997.

Goodwin, F. K., K. R. Jamison: Manic-Depressive Illness. Oxford University Press, New York–Oxford 1990.

Kuhs, H., R. Tölle: Symptomatik der affektiven Psychosen (Melancholien und Manien). In: Kisker, K. P., H. Lauter, J.-E. Meyer, C. Müller, E. Strömgren (Hrsg.): Psychiatrie der Gegenwart 5. Affektive Psychosen, 3. Aufl. Springer, Berlin-Heidelberg–New York–London–Paris–Tokyo–Hong Kong 1987.

Woggon, B.: Pharmakotherapie affektiver Psychosen. In: Kisker, K. P., H. Lauter, J.-E. Meyer, C. Müller, E. Strömgren (Hrsg.): Psychiatrie der Gegenwart 5. Affektive Psychosen, 3. Aufl. Springer, Berlin-Heidelberg–New York–London–Paris–Tokyo–Hong Kong 1987.

1.7 Der depressive Patient im Alter

Allgemeines: Mit der Anzahl älterer Menschen steigt auch die Zahl älterer depressiver Patienten an. Grundsätzlich ist festzuhalten, daß depressive Erkrankungen im höheren Lebensalter in ihrem Wesen die gleichen sind, wie sie bei jüngeren Menschen aufzutreten pflegen. Zu berücksichtigen ist die Multimorbidität älterer Menschen. Alterstypische körperliche Erkrankungen spielen eine zunehmend wichtige ätiologische Rolle. Ihren besonderen Charakter erhalten depressive Erkrankungen im hohen Lebensalter jedoch durch den nicht exakt definierenden somatisch, psychologisch, psychodynamisch und soziologisch zu umschreibenden „Altersfaktor". Eine exakte diagnostische Zuordnung zu einzelnen ätiologisch orientierten Krankheitsgruppen wird mit zunehmendem Alter schwieriger. Trotz der großen Zahl organisch bedingter depressiver Syndrome ist die leichte bis mittelschwere reaktive Verstimmung (→B1.2) mit großer Wahrscheinlichkeit die häufigste depressive Krankheitsform im höheren Lebensalter. Schwierig wird die diagnostische Situation dann, wenn bei einem älteren Menschen gleichzeitig deutliche kognitive Defizite zu erkennen sind. Diese werden häufig als Demenz-Syndrom (→B3.1) verkannt. Gehen diese Störungen unter der antidepressiven Therapie zurück, spricht man von einer „depressiven Pseudodemenz".

Diagnostik: diagnostisches Gespräch mit Erhebung der (Fremd-)Anamnese (→C1) und des psychischen Befundes (→C4). Allgemein-körperliche (→C2) und neurologische Untersuchung einschließlich labortechnischer und apparativer Diagnostik.

Differentialdiagnosen: alle depressiven Krankheitsbilder (→B1.1 bis B1.5).

Therapie

▶ Grundsätzlich ist wegen gleichzeitig vorhandener körperlicher Störungen und häufiger psychosozialer Probleme an eine multifaktorielle Genese der Erkrankung zu denken, d. h., bei allen somato-, psycho- und soziotherapeutischen Maßnahmen sind altersspezifische Kontraindikationen zu beachten.

▶ Ist die Erkrankung einem der oben erwähnten Krankheitsbilder (→B1.1 bis B1.5) zuzuordnen, sollte nach den dort beschriebenen Vorschlägen behandelt werden. Aber:

▶ Die Behandlung älterer depressiver Patienten setzt Kenntnisse der geriatrischen Medizin voraus. Aus der Tatsache, daß der ältere Mensch anders reagiert als der jüngere Patient im mittleren Lebensalter, lassen sich Besonderheiten des psychotherapeutischen Umgangs (→D2) ableiten:

- Aufdeckende Verfahren sind in der Regel nicht indiziert.
- Das psychotherapeutische Gespräch sollte konfliktzentriert und persönlichkeitsorientiert verlaufen, wobei organisch (involutiv) bedingte kognitive Defizite zu berücksichtigen sind.

▶ Überwiegend sollte die Behandlung mit nur einem **Antidepressivum** (→D3.3) ohne Hinzugabe weiterer psychotroper Substanzen erfolgen. Daher ist zu beachten:

- Die Wahl des Antidepressivums richtet sich nach der psychopathologischen Syndromgestaltung und der Intensität des depressiven Krankheitsbildes.
- Dabei ist wegen der häufig gegebenen Multimorbidität in besonderem Maße auf die Kontraindikationen zu achten (→D3.3.1).
- Die Pharmakodynamik und -kinetik bei älteren Menschen ist verändert; d.h., es ist initial nur $1/3$ bis $1/2$ der sog. normalen Erwachsenendosis zu verordnen. Bei guter Verträglichkeit kann die Dosis kontrolliert gesteigert werden.
- Beachtung von möglichen Interaktionen mit anderen, notwendigerweise verordneten Medikamenten (→F2.4.3).
- Einfache Einnahmeschemata vorschlagen (Compliance!).
- Regelmäßige Kontrolle der körperlichen Verfassung des Patienten unter Antidepressivabehandlung (größere Nebenwirkungsrate, paradoxe Effekte und empfindlicheres Reagieren des älteren Menschen auf Medikamente!).
- Bei leichteren bis mittelgradigen Depressionen haben sich daher die äußerst gut verträglichen Phyto-Antidepressiva (Hypericum [Johanniskraut]-Präparate), z.B. Laif 600®, bewährt.

Cave: hypotone Kreislaufregulationsstörungen durch ältere Antidepressiva!

- Gerade bei älteren Patienten sind daher die Antidepressiva der jüngeren Generation (z.B. Aurorix®, Cipramil®, Remergil®, Tagonis®, Trevilor® und Zoloft®) indiziert, die im Gegensatz zu den älteren trizyklischen Antidepressiva kaum oder keine anticholinerg bedingten Nebenwirkungen und keine negativen Wirkungen auf das Herz-Kreislauf-System haben.
- Bei ängstlich-agitierten Depressionen können bei Ausschluß der Kontraindikationen sedierend-anxiolytische Antidepressiva der älteren Generation verordnet werden. Sind trizyklische Antidepressiva kontraindiziert, kann mit den nicht sedierenden Antidepressiva (Tagonis®, Aurorix®) behandelt werden. Es können tagsüber dann zusätzlich und nur vorübergehend (!) Benzodiazepin-Tranquilizer (→D3.1) verordnet werden, zur Nacht evtl. Hypnotika.

- Bei zusätzlichen Schlafstörungen nach Ausschluß von Kontraindikationen zuerst grundsätzlich mit sedierenden Antidepressiva am Abend beginnen. Bei nicht ausreichendem Effekt kurzfristige Gabe von kurzwirkenden Benzodiazepin-Hypnotika (→D3.1, z.B. Halcion®, Noctamid®, Stilnox® oder Ximovan®). Sind neuere Antidepressiva (s.o.) verordnet, ist in gleicher Weise zu verfahren. Bei Hypnotika mit langer Halbwertszeit Kumulationsgefahr und unerwünschte Sedierung am folgenden Tag. Alternativ ist auch die Gabe eines sedierenden Neuroleptikums (→D3.2, z.B. Dipiperon®, Eunerpan®) möglich.
- Bei Wahnsymptomen oder paranoid-halluzinatorischer Begleitsymptomatik sollte zu Beginn der Behandlung ein Neuroleptikum (→D3.2, z.B. Haldol®) gegeben werden. Nach Rückgang der o.g. Symptome Wechsel auf ein Antidepressivum (→D3.3). Evtl. auch vorsichtige Kombination beider Psychopharmakatypen.

▶ Bei phasisch verlaufenden Depressionen ist auch bei älteren Menschen an eine **prophylaktische Langzeitbehandlung** zu denken. Da eine Behandlung mit Lithiumsalzen wegen häufig gegebener Kontraindikationen oft nicht möglich ist (→D3.4), empfiehlt sich in diesen Fällen auch eine prophylaktische Gabe des in der Erkrankungsphase wirksamen Antidepressivums, in i.d.R. bei trizyklischen Antidepressiva (nebenwirkungsabhängig) in niedrigerer, individuell angepaßter Dosierung, bei modernen, nichtsedierenden Antidepressiva in der antidepressiv wirksam gewesenen Dosis.

B

Literatur

Bergener, M. (Hrsg.): Depressive Syndrome im Alter. Theorie – Klinik – Praxis. Thieme, Stuttgart–New York 1989.

Blazer, D. G.: Depression in Late Life, 2nd ed. Mosby, St. Louis–Toronto–London 1993.

De Leo, D., R. F. W. Diekstra: Depression and Suizide in Late Life. Hogrefe & Huber, Toronto–Lewinston–Bern–Göttingen–Stuttgart 1990.

Jenike, M. A.: Handbook of Geriatric Psychopharmacology. PSG Publishing Co., Littleton 1985.

Rudolf, G. A. E.: Depression und höheres Lebensalter. Wissenschaftliche Buchgesellschaft, Darmstadt 1993.

Rudolf, G. A. E.: Zur Therapie depressiver Erkrankungen im höheren Lebensalter. Psycho 21 (1995) 108–121.

2 Wahn, schizophrene Erkrankungen

2.1 Der wahnkranke Patient
(ICD-10: F0x.x1, F06.2, F22, F24, F32.3, F33.3)

Allgemeines: Wahn ist ein Phänomen, das bei vielen psychischen Erkrankungen zu erkennen ist, am häufigsten bei schizophrenen Psychosen (→B2.2), aber auch bei akuten und chronischen organischen Psychosen (→B3.1, B3.2) sowie bei schweren depressiven Episoden (→B1.4). Zusätzlich gibt es reine Wahnerkrankungen, z.B. den sensitiven Beziehungswahn, die expansive Wahnentwicklung (Querulantenwahn), Wahnentwicklungen bei Schwerhörigen und den symbiontischen Wahn. Obwohl es keine allgemein akzeptierte Definition des Wahns gibt, läßt er sich folgendermaßen umschreiben: „Objektiv falsche, aus krankhafter Ursache entstehende Überzeugung, die ohne entsprechende Anregung von außen entsteht und trotz vernünftiger Gegengründe aufrechterhalten wird" (Peters).

Wahnthemen: Beziehungswahn, Beeinträchtigungswahn, Verfolgungswahn, Liebeswahn, Eifersuchtswahn, Größenwahn, Versündigungswahn, Verarmungswahn, Kleinheitswahn u. a.

Diagnostik: diagnostisches Gespräch mit Erhebung der (Fremd-)Anamnese (→C1) und des psychischen Befundes (→C4), allgemein-körperliche (→C2), neurologische (→C3) Untersuchung.

Differentialdiagnosen: alle psychotischen und hirnorganischen Erkrankungen sowie eigenständige Wahnerkrankungen (s. a. unter Allgemeines).

Therapie

▶ **Allgemeine Verhaltensregeln** für den Umgang mit Wahnkranken, gleichgültig, ob deren Wahn Symptom einer Psychose oder als eigenständiges Krankheitsbild anzusehen ist:
- Ruhiges, zugewandtes und aufgeschlossenes Zuhören.
- Dem Wahnkranken sollte ein Gefühl von Sicherheit, Geschütztsein und mitmenschlicher Akzeptanz vermittelt werden. Das ist durch die Entstehung einer längerfristigen, tragfähigen und vertrauensvollen Beziehung möglich.
- Bei möglicher anfänglicher Ablehnung kann sich ein Wahnkranker oft auf eine Behandlung einlassen, wenn ihm erklärt wird, daß alles, was er erfahren hat und erleidet, stark belastet, strapaziert und bedrückt und er Schutz und Hilfe braucht.
- Wichtig ist die Zuverlässigkeit des Therapeuten bezüglich Pünktlichkeit, Regelmäßigkeit, Einhaltung der Dauer der Termine usw.
- Keinesfalls schnelles Korrigieren oder Argumentieren über die Richtigkeit der vorgetragenen Gedanken, kein eiliges Abtun des Ge-

äußerten als Unsinn, keine Hinweise auf „Verrücktheit" der Vorstellungen usw.

- Andererseits auch kein „Einsteigen" in den Wahn oder aktives Mitdenken.
- In der Gesprächssituation sachliches Ansprechen der Probleme des Patienten, die durch das infolge des Wahns veränderte Verhalten entstanden sind oder entstehen können.
- Bei starker innerer Spannung, Angst und/oder Unruhe, ggf. auch Schlafstörungen, kann mit dem Patienten, gleichgültig, welche Art des Wahns vorliegt, eine symptomorientierte Behandlung mit einem Neuroleptikum (→D3.2) vereinbart werden.
- **Wichtig:** die Kontinuität der Arzt-Patient-Beziehung. Ein häufiger Therapeutenwechsel wirkt sich negativ aus!
- Erst wenn der Kranke selbst sich von seinen Wahninhalten zu distanzieren beginnt, sollte er vom Therapeuten sehr vorsichtig darin unterstützt werden. Niemals sollte er das Gefühl haben, daß die Korrektur seiner Vorstellung nicht durch ihn selbst erfolgt.
- Abwenden und Unterbinden von Handlungen (z.B. Rechtsgeschäften, persönlichen Entscheidungen in familiären und/oder beruflichen Belangen), die aus dem Wahn motiviert erscheinen.

▶ Einleitung einer **Behandlung der Grunderkrankung.**
- Die Behandlung kann in einem ambulanten Setting erfolgen.
- Es sollte aber auch überlegt werden, ob eine stationäre psychiatrische Behandlung (→D10) mit dem Ziel, den Kranken aus dem Lebensraum, in dem er sich selbst und seiner Umgebung Schaden zufügen kann, herauszunehmen, schneller zum Behandlungserfolg führt. Bei eigen- und/oder fremdgefährdendem Verhalten ggf. auch Einweisung gegen den Willen des Patienten mit Hilfe der behördlich-richterlichen Unterbringung (→E2).

▶ Bei **sensitivem Beziehungswahn** (der sich aus einer Trias von Charakterstruktur, belastendem Erlebnis und Umweltsituation entwickelt):
- Allgemeine Verhaltensregeln: s. S. 68
- Im psychotherapeutischen Gespräch (→D1) nicht den Wahn selbst, sondern die Wurzeln seiner Entwicklung ansprechen. (Dafür ist viel psychotherapeutische Erfahrung des Behandelnden notwendig!)
- Wenn keine psychotherapeutisch bedingte Auflösung des Wahns möglich, Versuch, im Gespräch durch Verringerung des Leidensdrucks einen Modus vivendi zu finden.
- Evtl. Gabe eines Neuroleptikums (→D3.2), das den Wahn zwar kaum beeinflußt, jedoch eine relative affektive Stabilisierung des Patienten ermöglicht.
- Evtl. soziotherapeutische Maßnahmen (→D8).

▶ Bei sog. **expansiver Wahnentwicklung** (Querulantenwahn):
- Allgemeine Verhaltensregeln: s. S. 68.
- Wegen der sthenischen und selbstbewußten Struktur des Patienten kommt kaum eine psychotherapeutische Beziehung zustande.
- Beachtung der Empfindlichkeit und Verletzbarkeit des Patienten.
- Keinesfalls formelles und verständnisloses Reagieren. „Unbürokratisches", freundlich-zugewandtes Verhalten kann vielleicht das Fortschreiten der Wahnentwicklung verhindern.
- Eine Psychopharmakotherapie (→D3) ist wenig erfolgversprechend.
- Zur Begutachtung: Häufig ist es sinnvoll, eine Betreuung (→E3) einzurichten. Es kann Geschäftsunfähigkeit (→E4) vorliegen. Bei gerichtlichen Auseinandersetzungen ist die Frage der Prozeßfähigkeit (→E5) zu klären. Einsichts- und Steuerungsfähigkeit können unter strafrechtlichen Aspekten erheblich vermindert oder auch aufgehoben sein (→E6).

▶ Bei Wahnentwicklungen von **Schwerhörigen:**
- Allgemeine Verhaltensregeln: s. S. 68.
- Gestaltung der Umgebung und des Verhaltens der Umwelt in der Weise, daß Mißdeutungen durch den Schwerhörigen nicht oder kaum möglich sind.

▶ Bei **symbiontischem** Wahn:
- Allgemeine Verhaltensregeln: s. S. 68.
- Möglichst schnelle Trennung von dem Wahnkranken, der den Wahn des Patienten induziert hat. Der induzierte Wahn klingt um so schneller ab, je früher die Trennung erfolgt.
- Bei Fortbestehen des Wahns ist zu überlegen, ob nicht eine eigenständige Wahnerkrankung vorliegt.
- Ggf. Behandlung und Hilfestellung für die Lebensgestaltung beider Kranker, wenn eine Trennung nicht möglich ist.

Literatur

Kretschmer, E.: Der sensitive Beziehungswahn, 4. Aufl. Springer, Berlin–Heidelberg–New York 1966.

Marneros, A.: Behandlung von Wahnsyndromen. In: Möller, H.-J. (Hrsg.): Therapie psychiatrischer Erkrankungen. Enke, Stuttgart 1993.

Retterstøl, N.: Nicht-schizophrene paranoide Entwicklungen und Paranoia. In: Kisker, K. P., H. Lauter, J.-E. Meyer, C. Müller, E. Strömgren (Hrsg.): Psychiatrie der Gegenwart 4. Schizophrenien, 3. Aufl. Springer, Berlin–Heidelberg–New York 1987.

Scharfetter, C.: Symbiontische Psychosen. Huber, Bern–Stuttgart–Wien 1970.

Schulte, W., R. Tölle (Hrsg.): Wahn. Thieme, Stuttgart 1972.

Spitzer, M.: Was ist Wahn? Untersuchungen zum Wahnproblem. Springer, Berlin–Heidelberg–New York 1989.

2.2 Der akut schizophrene Patient
(ICD-10: F20, F21, F23)

Allgemeines: Bei einer schizophrenen Erkrankung handelt es sich immer um die Erkrankung einer Person. Neben den schizophrenen Symptomen gibt es bei ihr immer auch Ungestörtes, die sog. gesunden Anteile. Die schizophrenen Erkrankungen sind charakterisiert durch Störungen der Persönlichkeit, Denkstörungen, Störungen der Realitätsauffassung, der Wahrnehmung, der Affektivität und der Psychomotorik.

B

Der akut psychotische Patient kann folgende Symptome in unterschiedlichen Kombinationen zeigen: Zerfahrenheit des Denkens, Abbrechen des Gedankenganges, Berichte über gemachte Gedanken, Gedankenentzug, sprachlichen Begriffszerfall, Kontaminationen, Neologismen, Mutismus oder Rededrang, Manieriertheit der Sprache, gehobene oder gedrückte Stimmungslage, Angst, inadäquate Affektivität (Parathymie), Erleben gegensätzlicher Gefühlsregungen oder -strebungen (Ambivalenz, Ambitendenz), Ich-Versunkenheit und Verlust der Realitätsbezüge (Autismus), Desintegration von sog. Ich-Funktionen (Entfremdungserleben), Störungen von Ich-Vitalität, Ich-Aktivität, Störungen der Abgrenzung des Eigenbereichs, der Ich-Identität, Wahn, fehlendes Krankheitsbewußtsein, akustische, selten optische, haptische oder taktile Halluzinationen, krankhafte Leibgefühle (Coenästhesien), katatone Symptome (Stupor, Katalepsie), psychomotorische Unruhe mit auto- und fremdaggressivem Verhalten, Erregungszustände, Bewegungsstereotypien, Sperrung der Bewegungsabläufe, Abulie, Negativismus, Befehlsautomatie.

Diagnostik: diagnostisches Gespräch mit Erhebung der (Fremd-)Anamnese (→C1) und des psychischen Befundes (→C4), allgemein-körperliche (→C2) und neurologische Untersuchung.

Differentialdiagnosen: affektive Psychosen, vor allem Manie (→B1.6), organische Psychosen (→B3.2), schwere neurotische Störungen (→B4), psychotische Syndrome bei Suchterkrankten (→B6) und Erregungszustände bei Persönlichkeitsstörungen (→B5).

> Die Schizophrenie ist immer eine Erkrankung, deren Diagnose per exclusionem gestellt werden darf. Organische Ursachen für schizophrenieähnliche Zustandsbilder (Tab. B.4) müssen ausgeschlossen werden.

Therapie

Psychosoziale Maßnahmen

▶ Der akut schizophrene Patient muß oft psychiatrisch stationär behandelt werden (→A4, D11), ggf. auch gegen dessen Willen mit Hilfe der

Tabelle B.4: Organische Ursachen für schizophrenieähnliche Zustandsbilder (mod. mach).

Neurologische Erkrankungen, z.B.

- entzündliche Hirnerkrankungen (u.a. Meningoenzephalitiden, Multiple Sklerose, Lues)
- Hirntumoren
- bestimmte neurodegenerative Erkrankungen (z.B. Chorea Huntington im Initialstadium)
- Normaldruckhydrozephalus
- Temporallappenepilepsie

Krankheitsbilder im Zusammenhang mit Substanzmißbrauch bzw. -abhängigkeit, z.B.

- Alkohlolhalluzinose
- wahnhafte Störung bei Alkoholabhängigkeit (v.a. Eifersuchtswahn)
- pathologischer Rausch
- Alkoholentzugs- und Alkohilintoxikationssyndrom
- Intoxikationen mit Psychostimulanzein (Kokain, Amphetamine)
- Einwirkung anderer psychotroper Substanzen (Sedativa/Hypnotika, Halluzinogene, Cannabis, Phencyclidin)
- Entzug von Sedativa/Hypnotika

Unerwünschte Wirkungen von Arzneimitteln, z.B.

- z.B. Kortikosteroide, Digitalis, Disulfiram, L-Dopa, Isoniazid, anticholinerg wirksame Pharmaka

Endokrine Störungen, z.B.

- M. Adison
- M. Cushing
- Hyper- oder Hypoparathyreoidismus
- Hyper- oder Hypothyreose
- Hypoglykämien

Verschiedenes, z.B.

- Intoxilationen (z.B. Organophosphate, Schwermetalle)
- Phäochromozytom
- akute intermittierende Porphyrie
- systemischer Lupus erythematodes
- M. Wilson
- Vitaminmangelzustände (z.B. Vitamin-B_{12}-Mangel)

(aus: Riecher-Rössler, A., W. Rössler: Schizophrenie und verwandte Erkrankungen. In: Hewer, W., W. Rössler (Hrsg.): Das Notfall Psychiatrie Buch. Urban & Schwarzenberg, München–Wien–Baltimore 1998)

behördlich-richterlichen Unterbringung (→E2). Die Erfahrung zeigt aber auch, daß selbst akut erkrankte Patienten ambulant behandelt werden können, wenn sofortige kompetente ärztliche Hilfe einsetzt und die Angehörigen im Umgang mit dem Patienten erfahren und zur

Übernahme von Pflege- und Überwachungsfunktionen in der Lage sind. Häufig reicht auch eine Überweisung in eine Tagesklinik (→D11).

- Immer sollten die Angehörigen in die therapeutischen Bemühungen einbezogen werden, z. B. mit aktuellen Informationen über einzelne Behandlungsschritte, Aufklärung über das Krankheitsbild und die Möglichkeiten ihrer Mithilfe.

▶ **Basistherapie** im Krankenhaus:

- Milieugestaltung mit wohnlicher Atmosphäre, maximal möglicher Freiheit und individuell dosierten Anregungen.
- Förderung von Kontakten zu Mitpatienten und langsamer, vorsichtiger Abbau der sozialen Isolierung.
- Physikalische Therapie (→D7).
- Ergo-(Beschäftigungs-), später Arbeitstherapie (→D9) und Freizeitgestaltung.
- Musik- und Kunsttherapie (→D10).
- Soziotherapeutische Maßnahmen (→D8).
- Beginn eines psychoedukativen Trainings (s. S. 81)

▶ **Psychotherapeutischer Umgang.**

> **Wichtig:** Herstellung einer positiven Arzt-Patienten-Beziehung, wobei psychoanalytische Grundregeln von Übertragung und Gegenübertragung beachtet werden müssen.

- Der Arzt muß in der ersten Phase der Behandlung aktiv sein, Kontaktaufnahmen erleichtern, darf sich dabei aber nicht dem Patienten aufdrängen. Er sollte nichtvorhandene Ich-Funktionen des Patienten für eine bestimmte Zeit übernehmen.
- Gegenstand von Gesprächen sollten die Alltäglichkeiten des Daseins sein.
- Folgendes ist zu beachten:
  - Informationen müssen einfach und übersichtlich sein.
  - Der Kommunikationsstil sollte klar und eindeutig und von Echtheit, Transparenz, „therapeutischer Selbstdeklaration" (Uchtenhagen) und Offenheit geprägt sein.
  - Das Therapieziel sollte dem Patienten Schritt für Schritt deutlich gemacht werden.
  - Dem Patienten muß die jeweilige Verantwortlichkeit innerhalb des therapeutischen Teams erkennbar sein.
  - Wichtig ist die zeitliche und persönliche Konstanz des Therapeuten.
  - Dem schizophrenen Patienten sollten einzelne Symptome vorsichtig als Bewältigungsversuche in schwieriger Lebenssituation interpretiert werden.
  - Die sog. gesunden Anteile des Ichs müssen gestützt werden.

- Gefordert sind vom Therapeuten: Erfahrung, Einfühlungsvermögen, Rücksichtnahme auf die Leistungsfähigkeit und Belastbarkeit des Patienten, vor allem Kompetenz und Mitmenschlichkeit bei gleichzeitiger Sensibilität für zwischenmenschliche Distanz und die Autonomiebedürfnisse des Patienten (cave: „Helfersyndrom").

Medikamentöse Therapie (allgemeine Verfahrensschritte)

▶ Behandlung mit **Neuroleptika** (→D3.2) unter Beachtung der notwendigen allgemeinen Behandlungsregeln.

▶ Individuelle Kontraindikationen beachten!

▶ Beginn in der Regel mit einem mittelstark bis stark wirkenden Neuroleptikum.

▶ Die Dosierung schrittweise innerhalb weniger Tage erhöhen, bis der therapeutische Effekt befriedigend ist.

▶ Bei akuten und schwersten psychotischen Zuständen sofort hoch dosieren, ggf. parenteral (Beachtung der Höchstdosierung nach den Angaben der Hersteller).

▶ Einige Tage nach Eintritt des therapeutischen Effektes langsame Reduzierung der Dosis im Laufe von Tagen.

▶ Ermittlung der niedrigsten notwendigen Dosis zur Erhaltung des therapeutischen Effektes, wobei das individuelle Reagieren des Patienten auf Neuroleptika beachtet und „Übersedierung" vermieden werden muß.

▶ Ständige Beachtung von Nebenwirkungen (→A12.5, →D3.2). Ggf. Dosisreduzierung oder bei akuten extrapyramidal-motorischen Störungen zusätzliche Gabe von Akineton® (→D3.2).

Niemals prophylaktische oder Dauergabe von Akineton®!

▶ Bei Unbeeinflußbarkeit der Nebenwirkungen trotz der o.g. Maßnahmen: Wechsel des Präparates auf ein Neuroleptikum mit anderer chemischer Struktur und evtl. anderen pharmakologischen Wirkungsmechanismen.

▶ Wenn möglich, keine Kombination mit anderen Psychopharmaka. Vertretbar sind Kombinationen von zwei Neuroleptika, einem stark wirksamen und einem schwach wirksamen mit starker sedierender Wirkkomponente. Auch Benzodiazepin-Tranquilizer (→D3.1) können für kurze Zeit zusätzlich verordnet werden.

▶ Im Laufe der Akutbehandlung bereits Abwägung, ob eine **neuroleptische Langzeitbehandlung** (→D3.2.3) sinnvoll ist.

▶ **Bei unzureichender neuroleptischer Wirkung:**
- Wechsel auf ein Neuroleptikum mit anderer chemischer Struktur oder
- abruptes Abbrechen der Medikation. Dadurch häufig sog. positiver Abbrucheffekt. Nach 2–3 Tagen jedoch Fortsetzung der Therapie mit einem anderen Neuraleptikum (s. o.). **Cave: Schweres Rezidiv nach nur relativer Besserung.** Oder
- diskontinuierliche Behandlung: z. B. an jedem 3. Tag hohe Dosierung, dazwischen niedrige oder keine Gabe eines Neuroleptikums.
- Bei vitaler Bedrohung und Chronifizierungstendenz schwerster psychotischer Zustände: einzelne Elektrokrampfbehandlungen (→D6) in Abständen von Tagen bei niedriger neuroleptischer Weiterbehandlung. Bei vorher hoher Dosierung eines Neuroleptikums muß eine Medikamentenpause von einigen Tagen eingelegt werden.

▶ Eine Elektrokrampftherapie (→D6) ist heute als primäre Behandlungsmaßnahme nicht mehr zu vertreten (Ausnahmen s. o. und s. u.).

Therapiemöglichkeiten bei einzelnen schizophrenen Syndromen

▶ Bei **akuten katatonen** (psychomotorisch erregten) Patienten:
- In Notfallsituationen →A4.
- Zur Basistherapie und zum psychotherapeutischen Umgang siehe Seite 73.
- Allgemeine Verfahrensschritte der Neuroleptikatherapie siehe Seite 74 und →D3.2.2.
- Zu empfehlen ist eine hohe Dosis eines stark antipsychotisch wirkenden Neurolcptikums (z. B. Haldol® 15–30 mg/Tag i. m. oder i. v.), bei Nichtansprechen evtl. Steigerung auf bis zu 60 mg/Tag.
- Bei Unruhezuständen mit starker ängstlicher Symptomatik zusätzlich 5–10 mg Valium p. o. oder langsam i. v. Wiederholung nach ca. 30 Min. möglich. Max. 40–60 mg/Tag.
- Ständige Beachtung und Kontrolle der Nebenwirkungen (→D3.2.1).
- Nach innerhalb von wenigen Stunden bis zu zwei Tagen zu erwartender Besserung Wechsel auf orale Gabe und Anpassung an niedrigst notwendige Dosis.

▶ Bei **Stupor oder akuter fieberhafter („perniziöser") Katatonie:**
- Intensivmedizinische Grundversorgung, z. B. Regulierung des Wasser- und Elektrolythaushaltes, parenterale Ernährung, Intensivpflege; nötigenfalls Antibiotika und/oder Kortikosteroide usw.
- Zur Basistherapie im Krankenhaus und zum psychotherapeutischen Umgang mit dem Patienten siehe Seite 73.
- Zusätzlich ist zu beachten: Der Patient zeigt keinerlei emotionale oder psychomotorische Regungen, nimmt mit Sicherheit aber alles wahr, was um ihn herum geschieht.

- Dennoch ständige vorsichtige Versuche einer Aktivierung durch persönliches Ansprechen, Einzelgymnastik (→D7) im Sinne passiver Bewegungsübungen usw.
- Allgemeine Verfahrensschritte der Neuroleptikatherapie beachten (s. S. 74 und →D3.2.2).
- **Achtung:** Differentialdiagnostische Abklärung, ob nicht ein sog. malignes neuroleptisches Syndrom vorliegt (→A11.5).
- Bei Stupor oder Mutismus Versuch der Behandlung mit zunächst einmaliger Dosis von 2 mg Tavor® p.o. oder i.v. Kombination mit einem Neuroleptikum möglich, dann 3×1–2 mg Tavor® pro Tag.
- Wenn zuvor keine Neuroleptika (→D3.2) oder diese nur niedrig dosiert gegeben worden sind, Versuch einer intensiven Therapie mit stark antipsychotisch wirkenden Neuroleptika (z.B. Haldol®).
- Nach offensichtlicher Wirkungslosigkeit (abzuschätzen nach ca. 2 Tagen intensiver, ausreichend hoch dosierter, systematischer Behandlung) oder bei Hinzukommen vital bedrohlicher Komplikationen Durchführung einer Elektrokrampfbehandlung (→D6).

▶ Bei **paranoid-halluzinatorischen** Psychosen:
- Zur Basistherapie im Krankenhaus und zum psychotherapeutischen Umgang mit dem Patienten siehe Seite 73.
- Allgemeine Verfahrensschritte der Neuroleptikatherapie beachten (s. S. 74 und →D3.2.2).
- Mittlere bis hohe Dosierung eines mittel bis stark antipsychotisch wirkenden Neuroleptikums (z.B. Haldol® 15–20 mg/Tag p.o., i.m. oder i.v., Risperdal® 3–6 mg/Tag p.o., Solian® 400–800 mg/Tag p.o., Taxilan® 300–600 mg/Tag p.o., Zyprexa® 10–20 mg/Tag p.o.).
- Ständige Beachtung und Kontrolle der Nebenwirkungen (→D3.2.1).
- Nach Rückbildung der akuten Symptomatik Anpassung der Medikation an niedrigst notwendige Dosis.

▶ Bei „**hebephrenen**" Syndromen:
- Zur Basistherapie im Krankenhaus und zum psychotherapeutischen Umgang mit dem Patienten siehe Seite 73.
- Allgemeine Verfahrensschritte der Neuroleptikatherapie siehe Seite 74 und →D3.2.2.
- Mittlere bis hohe Dosierung eines mittel- bis starkpotenten Neuroleptikums, z.B. Haldol® 15–30 mg/Tag p.o., Solian® 400–800 mg/Tag p.o., Taxilan® 300–600 mg/Tag p.o., Zyprexa 10–20 mg/Tag p.o.
- Ständige Beachtung und Kontrolle der Nebenwirkungen (→D3.2.1).
- Da sich die Symptomatik sehr wahrscheinlich nur langsam zurückbildet, ist eine ausreichend lange Behandlungszeit notwendig.
- Nach Rückbildung der akuten Symptomatik Anpassung der Medikation an die niedrigst notwendige Dosis.

▶ Bei **depressiven** Zuständen im Rahmen einer schizophrenen Erkrankung:
- Zur Basistherapie im Krankenhaus und zum psychotherapeutischen Umgang mit dem Patienten siehe Seite 73f. und →D1.
- Wird deutlich, daß der schizophren Erkrankte überwiegend unter reaktiv-depressiven Beschwerden leidet, sollte mit ihm in eingehenden Gesprächen primär psychotherapeutisch stützend und führend vorgegangen werden (→D2).
- Bei laufender neuroleptischer Behandlung zusätzliche Gabe eines niedrig dosierten Antidepressivums (→D3.3, z.B. Noveril® 120–240 mg/Tag p.o., Tagonis® 20 mg/Tag, Tofranil® 30–75 mg/Tag p.o.).

Vorsicht: Keinesfalls sollte die neuroleptische Behandlung abrupt beendet und allein mit einem Antidepressivum weiterbehandelt werden. Die schizophrene Symptomatik kann akut wieder in den Vordergrund treten.

- Bei einem schweren depressiven Syndrom ohne gleichzeitig vorhandene schizophrene Symptome Behandlung wie bei einer schweren depressiven Episode (→B1.4).

▶ Bei **jugendlichen Schizophrenen** mit anamnestischen Hinweisen auf minimale **zerebrale Dysfunktion** oder andere **organische Risikofaktoren:**
- Zur Basistherapie im Krankenhaus und zum psychotherapeutischen Umgang mit dem Patienten siehe Seite 73f..
- Allgemeine Verfahrensschritte der Neuroleptikatherapie siehe Seite 74 und →D3.2.2.
- Niedrige Dosierung eines mittelstarken Neuroleptikums, z.B. Taxilan® 300 mg/Tag p.o., Melleril® 300 mg/Tag p.o., Dipiperon® 120 mg/Tag p.o. oder Risperdal® 3–6 mg/Tag p.o.

Vorsicht: Unter Neuroleptikabehandlung bei diesem schizophrenen Syndrom gelegentlich auftretende paradoxe Wirkungen mit zunehmender Unruhe, Angst und anderen Symptomen.

- Ständige Beachtung und Kontrolle der Nebenwirkungen (→D3.2.1), die bei diesen Patienten besonders häufig auftreten.
- Ggf. können statt der Neuroleptika auch Benzodiazepine gegeben werden, auf die diese Patientengruppe in der Akutsituation häufig anspricht.
- Nach Rückbildung der akuten Symptome möglichst schnelle Anpassung der Medikation an die niedrigst notwendige Dosis.

Literatur (→B2.4, S. 84)

2.3 Der „stille" (nicht akut psychotische) schizophrene Patient

Allgemeines: Häufig kommen Patienten in die Sprechstunde, bei denen akute (paranoid-halluzinatorische, paranoide oder katatone) Symptome nie aufgetreten sind, die jedoch zweifelsfrei unter sog. schizophrenen Grundsymptomen leiden. Man sieht Einbußen der Vitalität und Dynamik, Mangel an Initiative, Schwunglosigkeit, Verkümmerung der zuvor unterhaltenen zwischenmenschlichen Beziehungen und des Realitätsbezuges, Autismus. Die genannten Symptome stellen nach heutigem Sprachgebrauch die „Negativ-" oder „Minussymptomatik" dar. Denkstörungen sind ebenso zu erkennen wie leichte katatone Symptome (z. B. Grimassieren). Bei dieser Symptomenkonstellation spricht man auch von einer Schizophrenia simplex. Meistens besteht die Krankheit schon längere Zeit. Sie ist, insbesondere für die Angehörigen, als Krankheit nur schwer und dann sehr spät zu erkennen. Man könnte auch annehmen, daß sie „primär chronisch" verläuft, da sie hinsichtlich ihres Erscheinungsbildes einer chronisch verlaufenden Schizophrenie mit sog. Residualsymptomatik (→B2.4) sehr ähnlich ist.

Diagnostik: diagnostisches Gespräch mit Erhebung der (Fremd-)Anamnese (→C1) und des psychischen Befundes (→C4), allgemein-körperliche (→C2) und neurologische (→C3) Untersuchung.

Differentialdiagnosen: chronisch progrediente hirnorganische Erkrankung (→B3.1), Residualzustände nach akuter schizophrener Erkrankung (→B2.4).

Therapie

Basistherapie

▶ Die therapeutische Beeinflußbarkeit ist in der Regel schwieriger als bei akuten schizophrenen Erkrankungen, Behandlungserfolge zeigen sich nur langsam.

▶ Primär muß entschieden werden, ob eine ambulante, teil- oder vollstationäre Behandlung durchgeführt werden soll (→D11).

▶ Grundsätzlich ist zu empfehlen, bei einer Ersterkrankung zur abklärenden Diagnostik und Einleitung der Therapie eine stationäre Behandlung (→D11) vorzuschlagen, da das diagnostische und therapeutische Repertoire einer psychiatrischen Klinik größer ist.

▶ Im Rahmen der stationären Behandlung neben allgemeinen psychosozialen Maßnahmen (s. S. 71ff., →B2.2) „aktive" Therapie mit Milieu-, Ergotherapie (Beschäftigungs- und Arbeitstherapie) (→D9), Freizeitgestaltung, physikalischer Therapie (→D7) usw.

▶ Psychotherapeutisch sind neben dem psychotherapeutisch orientierten Umgang mit dem Patienten vor allem verhaltenstherapeutische Maßnahmen (→D2.2.2) zu empfehlen.

Neuroleptische Pharmakotherapie (→D3.2)

▶ Ein Versuch mit einem einschleichend dosierten mittelstark bis stark wirksamen, nicht sedierenden Neuroleptikum (z. B. Risperdal® 3(–6) mg/Tag p.o., Solian 200–600 mg/Tag, Zyprexa 5–10 mg/Tag) ist als Behandlungsversuch angezeigt.

▶ Allgemeine Verfahrensschritte der neuroleptischen Therapie (→B2.2) sind zu beachten.

▶ Ständige Beachtung und Kontrolle der Nebenwirkungen (→D3.2.1).

▶ Nötigenfalls sollte die neuroleptische Therapie über Wochen oder Monate durchgeführt werden.

▶ Die neuroleptische Behandlung sollte, da der Verlauf der Erkrankung wegen der in der Regel sehr späten Diagnosestellung als eher chronisch anzusehen ist, nahtlos in eine **Rehabilitations- und Langzeitbehandlung** (→B2.4) überleiten.

Literatur (→B2.4, S. 84)

2.4 Der chronisch schizophrene Patient

Allgemeines: Schizophrene Erkrankungen nehmen einen unterschiedlichen Verlauf. Bei etwa einem Drittel der akut Erkrankten heilt die Psychose folgenlos aus. Andere Patienten haben Rezidive, so daß von einem wellenförmigen Verlauf gesprochen werden kann, der nach mehrfachen Krankheitsmanifestationen ausklingen, d. h. zu praktischer Gesundung führen, andererseits aber auch Residuen hinterlassen kann. Die Entstehung solcher Residualzustände ist nicht nur vom Krankheitsprozeß, sondern auch von psychosozialen Bedingungen, unter denen der Patient lebt, abhängig. Leichtere Residualzustände belassen dem Kranken Anpassungs- und Arbeitsfähigkeit. Bei einem weiteren Drittel der schizophren Erkrankten entwickeln sich schwere Residualzustände, wobei jedes Rezidiv eine immer stärkere Veränderung des Patienten hervorruft, so daß zum Schluß bei einer geringen Zahl der Erkrankten absolute Pflegebedürftigkeit besteht. Mit zunehmendem Alter des Patienten und der Dauer der Erkrankung „beruhigt" sich die Krankheitsdynamik. Die akuten Symptome treten zurück, und die Häufigkeit der Rezidive im Sinne zeitweiliger akut-psychotischer Dekompensationen wird seltener. Das Residualsyndrom jedoch bleibt erhalten. Das **Erscheinungsbild des Residual-syndroms:** Symptome wie Verschrobenheit, Initiativeverlust, Verarmung der Affekte, des Denkens und Autismus mit Verlust der Umweltkontakte herrschen vor. Das Krankheitsbild wird von Symptomen geprägt, die heute als „Negativ-" oder „Minussymptomatik" beschrieben werden. Allenfalls sind Wahnreste oder einzelne katatone Symptome zu erkennen.

Diagnostik: diagnostisches Gespräch mit Erhebung der (Fremd-)Anamnese (→C1) und des psychischen Befundes (→C4), allgemein-körperliche (→C2) und neurologische (→C3) Untersuchung.

Differentialdiagnosen: chronisch progrediente hirnorganische Erkrankung (→B3.1), Residualzustände nach anderen (affektiven oder neurotischen) Erkrankungen (→B1, B5), Persönlichkeitsstörungen (→B6).

Therapie

Die Entstehung von (chronischen) Residualzuständen ist nicht nur von einem wie auch immer gedachten somatischen Krankheitsprozeß abhängig, sondern vor allem auch von den psychosozialen Umständen, unter denen der Kranke lebt. Daraus ergibt sich die Notwendigkeit einer kombinierten psychopharmakologischen und die psychosozialen Faktoren berücksichtigenden Behandlung.

Allgemeine therapeutische Maßnahmen

▶ Die ungünstigen Krankheitsentwicklungen können durch frühzeitig einsetzende, aktive und intensive Behandlungsmaßnahmen positiv beeinflußt, einer weiteren Verschlechterung kann vorgebeugt werden (s. S. 71ff., →B2.2).

▶ Bei chronischen schizophrenen Erkrankungen mit Residualsymptomatik ist in der Regel eine **Langzeitbehandlung** indiziert, die zugleich Therapie, Rehabilitation und Prävention ist.

▶ Zu beachten ist, daß Patienten mit schizophrenen Residualsyndromen nicht überfordert, ebensowenig aber auch nicht unterfordert werden dürfen.

▶ Gleichermaßen wichtig ist ein individuell angepaßtes Maß von Schutzmaßnahmen.

▶ Möglichkeiten der Langzeitbehandlung und Rehabilitation sind gegeben im Rahmen von:
  ● ambulanter Behandlung, wobei der Patient in seiner Familie lebt,
  ● tagesklinischer Behandlung (→D11),
  ● therapeutisch geführten Übergangswohnheimen,
  ● beschützenden Wohngruppen,
  ● betreuten Wohnheimen für psychisch Kranke,

- psychiatrischen Krankenhäusern mit Bereichen für mittel- und langfristige Behandlung.

Psychotherapie (→D2)

▶ Es sind die gleichen Regeln wie beim psychotherapeutischen Umgang mit dem akut Schizophrenen zu beachten (s. S. 73, →B2.2).

▶ Besonderes Augenmerk ist auf die verbliebenen Fähigkeiten zur Lebensbewältigung zu legen. Diese müssen gefördert werden. Die gesunden Anteile der Person sind in den Vordergrund zu stellen.

▶ Mit Hilfe psychoanalytisch orientierter, verhaltenstherapeutischer und/oder kognitiver Behandlungsverfahren (→D2) sind Anpassungsfähigkeit, Motivation, Initiative, Sozialisierungsprozesse, Selbstwerterleben und positive Weltorientierung des Patienten zu fördern.

▶ Patienten (wie Angehörige) müssen im Sinne einer stützenden und führenden Psychotherapie (→D1) so gefördert werden, daß Eigenkompetenz und Möglichkeiten der Selbsthilfe wahrgenommen werden können.

▶ Komplexe verhaltenstherapeutische Behandlungsprogramme zur Rehabilitation und Rezidivprophylaxe (z. B. das „Integrierte psychologische Therapieprogramm für schizophrene Patienten" oder das „Psychoedukative Training für schizophrene Patienten") können kognitive Prozesse differenzieren und soziale Konstellationen durch hinzugelernte Bewältigungsstrategien positiv gestalten.

▶ Parallel zur auf den Patienten ausgerichteten Behandlung sind die Teilnahme von Angehörigen an Gruppensitzungen zur Bearbeitung eigener Probleme in bezug auf das erkrankte Familienmitglied oder die Mitarbeit in sog. Selbsthilfegruppen (→F3) für Angehörige psychotisch Erkrankter sehr gute Hilfen bei den Therapie- und Rehabilitationsbemühungen.

Ergotherapie (Beschäftigungs- und Arbeitstherapie)

▶ Arbeits- und Beschäftigungstherapie (→D9) sollten entsprechend der aktuellen Leistungsfähigkeit mit dem Ziel zunehmender Belastungsfähigkeit eingesetzt werden. Kreative Fähigkeiten sind im Rahmen der Kunst- und Musiktherapie (→D10) zu wecken.

Soziotherapie (→D8)

▶ Hauptziel der Soziotherapie ist die Bewältigung von Problemen im sozialen Umfeld des Patienten (z. B. Stützung der Bedürfnisse und Belange des Patienten innerhalb der Familie, Vermittlung von Freizeitkontakten und -beschäftigungen, Erledigung von Behördenangelegenheiten, Wohnungsfragen, Schwierigkeiten am Arbeitsplatz, evtl. Beschaffung eines leistungsangepaßten Arbeitsplatzes usw.).

▶ Der Patient muß dazu bewegt werden, seine Angelegenheiten nach Abschätzung der eigenen Kräfte mit Hilfe eines erfahrenen Sozialarbeiters selbst zu bewältigen.

▶ Auch hier muß ein praktischer Weg zwischen Unter- und Überforderung des Patienten gefunden werden.

Physiotherapie

▶ Physiotherapie (→D7) und aktive körperliche Tätigkeiten (z. B. Bewegungstherapie, Sport u. a.) leisten einen großen Teil der therapeutischen Arbeit, die den chronisch Kranken seine eigene, auch körperlich wahrgenommene Identität wiederfinden läßt.

Pharmakotherapie (→D3.2)

▶ Bei schwankendem, wellenförmigem Verlauf der psychopathologischen Symptomatik sind Neuroleptika (→D3.2) je nach Befinden des Patienten in gleicher Weise indiziert wie bei der Akutbehandlung der schizophrenen Erkrankungen (→B2.2).

▶ Zusätzlich kann durch eine langfristige Behandlung mit Neuroleptika (als Dauermedikation) das Neuauftreten akuter psychotischer Symptome wesentlich eingeschränkt werden (prophylaktische Langzeitbehandlung mit Neuroleptika, →D3.2.3).

▶ Ein Behandlungseffekt unter dem Gesichtspunkt der Prävention erneuter psychotischer Störungen wird zwangsläufig erst nach Monaten (und Jahren) konsequenter Behandlung deutlich erkennbar.

▶ Grundsätzlich sollte die Durchführung einer **Langzeitbehandlung mit Neuroleptika** (→D3.2.3), bei gleichzeitig durchgeführter psychosozialer Betreuung, bei jedem mehrfach erkrankten schizophrenen Patienten erwogen werden.

Nicht jeder Schizophrene braucht eine neuroleptische Langzeittherapie. Das gilt insbesondere für die Patienten ohne prämorbide Persönlichkeitsstörungen und ohne wesentliche Konflikte oder Probleme im zwischenmenschlichen Bereich.
Aber: Nach dem Absetzen einer neuroleptischen Langzeitmedikation kommt es im Laufe einiger Wochen oder Monate äußerst häufig zu Rezidiven der Erkrankung.
Durch eine Langzeitbehandlung mit Neuroleptika kann die Einjahresrezidivrate von etwa 75 auf 15% gesenkt werden!

- Leider gibt es heute keine verläßlichen Prädiktoren, die für oder gegen die Notwendigkeit einer Langzeitbehandlung mit Neuroleptika sprechen.
- Wie bei jeder Langzeitbehandlung ist vor Therapiebeginn eine differenzierte Nutzen-Risiko-Abwägung unter Berücksichtigung aller Belange des Patienten notwendig.
- Durch die Einnahme von Neuroleptika werden Psycho- und Soziotherapie, d. h. die Rehabilitation des Patienten, in vielen Fällen wesentlich erleichtert.
- Im Zweifelsfall sollte immer eine Entscheidung für eine neuroleptische Langzeitbehandlung getroffen werden.
- Ein Absetzversuch ist nach wenigen Jahren, wenn sich z. B. die psychosoziale Situation des Patienten evtl. stabilisiert hat, immer indiziert.
- Die Durchführung der neuroleptischen Langzeitbehandlung hat entsprechend den üblichen Regeln für die Therapie mit Neuroleptika zu erfolgen (→D3.2).
- Besonders ist zu beachten:
  - Es muß das für den Patienten bekömmlichste Neuroleptikum (→F2.2) ausgewählt werden, dessen Wirkungsprofil mit der zu behandelnden „Zielsymptomatik" übereinstimmt.
  - Am besten haben sich Depotpräparate (s. S. 210, Tab. D.15, →D3.2.3) wegen der besseren Compliance und der zwangsläufig regelmäßigen Arztkontakte bewährt.
  - Bei manchen Patienten ist aber auch die regelmäßige orale Einnahme der Medikamente möglich. Sie hat den Vorteil der besseren Steuerbarkeit der jeweils notwendigen Dosis des Neuroleptikums.
  - Häufig wird die Neuroleptika-Dosis zu hoch oder zu niedrig gewählt und zu schematisch gegeben.
  - Richtig ist, die notwendige Dosis immer wieder zu überprüfen und dem Befinden und Verhalten des Patienten anzupassen.

Vorsicht: Durch zu kurze Injektionsintervalle kann es je nach empfohlenem Neuroleptikum z. B. zu Kumulationsphänomenen kommen! Durch zu lange Injektionsintervalle erhöht sich die Rezidivgefahr!

  - Durch eine möglichst niedrige Dosierung müssen das Risiko des Auftretens und ggf. das Ausmaß möglicher Nebenwirkungen (z. B. extrapyramidal-motorische Störungen, depressive Verstimmungszustände, Spätdyskinesien, →D3.2.1) niedrig gehalten werden. Die neuen „atypischen" Neuroleptika (Risperdal®, Solian®, Zyprexa®) scheinen sich gerade hier wegen der relativ geringeren Nebenwirkungsrate zu bewähren.

- Die Sexualfunktionen sind häufig herabgesetzt; Gewichtszunahmen sind nicht selten.
- Gehen die in der Anfangsphase der Behandlung auftretenden Müdigkeitserscheinungen nach Erreichen der Steady-state-Konzentrationen nicht zurück, sollten entweder die Dosis reduziert oder (bei Depot-Neuroleptika) die Injektionsintervalle etwas verlängert werden.

● Vor allem ist unter dem Aspekt der **Compliance** immer wieder zu bedenken:
- Ohne die Kooperation des Patienten (und seiner Angehörigen) ist eine Langzeitbehandlung praktisch nicht möglich.
- Daher: sorgfältige Information des Patienten (und seiner Angehörigen) über Sinn und Zweck der Langzeitbehandlung. Psychredukatives Training fördert die Compliance!
- Förderung der Motivation des Patienten durch regelmäßige Gesprächskontakte ist unbedingt erforderlich.
- Aktives Ansprechen von möglichen Nebenwirkungen der Neuroleptika (→D3.2.1) und evtl. vorhandener latenter Widerstände gegen die Behandlung reduziert die Zahl der sog. Therapieabbrecher.

> Eine neuroleptische Langzeitbehandlung ist ohne führende und stützende psychotherapeutische Begleitung (→D1) durch den Arzt nicht möglich.

- Ideale therapeutische Bedingungen bestehen dann, wenn der Patient mit Hilfe seines Arztes zum „Manager" seiner eigenen Erkrankung gemacht worden ist.

Literatur (Literatur zur Neuroleptikatherapie: s.S. 213)

Benedetti, G.: Todeslandschaften der Seele. Psychopathologie, Psychodynamik und Psychotherapie der Schizophrenie. 4. Aufl. Vandenhoek und Ruprecht, Göttingen 1994.

Bleuler, M.: Klinik der schizophrenen Geistesstörungen. In: Kisker, K. P., J. E. Meyer, C. Müller, E. Strömgren (Hrsg.): Psychiatrie der Gegenwart, Bd. II.1. 2. Aufl. Springer, Berlin–Heidelberg–New York 1972.

Böker, W., H.D. Brenner (Hrsg.): Behandlung schizophrener Psychosen. Enke, Stuttgart 1997.

Buchkremer, G., N. Rath (Hrsg.): Therapeutische Arbeit mit Angehörigen schizophrener Patienten. Huber, Bern–Stuttgart 1988.

Buchkremer, G., K. Windgassen: Leitlinien des psychotherapeutischen Umgangs mit schizophrenen Patienten. Was ist den verschiedenen Schulen und Methoden gemeinsam? Psychother. Psychosom. Med. Psychol. 37 (1987) 407–412.

Hirsch, S.R., D.R. Weinberger (Eds.): Schizophrenia. Blackwell, Oxford–London–Edinburgh 1995.

Hornung, P.: Psychoedukation und Psychopharmakatherapie. Schattauer, Stuttgart–New York 1998.

Kieserg, A., W. P. Hornung: Psychoedukatives Training für schizophrene Patienten (PTS). Ein verhaltenstherapeutisches Programm zur Rezidivprophylaxe. 2. Aufl. dgvt-Verlag, Tübingen 1996.

Kisker, K. P., H. Lauter, J.-E. Meyer, C. Müller, E. Strömgren (Hrsg.): Psychiatrie der Gegenwart 4. Schizophrenien, 3. Aufl. Springer, Berlin–Heidelberg–New York–London–Paris–Tokyo 1987.

Roder, V., H. D. Brenner, N. Kienzle, B. Habel: IPT Integriertes psychologisches Therapieprogramm für schizophrene Patienten. 3. Aufl. Psychologie Verlags Union, München–Weinheim 1995.

Rudolf, G. A. E.: Der schizophrene Patient in der ärztlichen Sprechstunde, 4. Aufl. Deutscher Universitäts Verlag, Wiesbaden 2000.

Scharfetter, C.: Schizophrene Menschen, 4. Aufl. Psychologie Verlags Union, München–Weinheim 1995.

3 Hirnorganisch bedingte psychische Störungen

3.1 Der Patient mit einem sich langsam entwickelnden hirnorganischen Psychosyndrom (Demenz)

(ICD-10: F00–F04)

Allgemeines: Ein organisches Psychosyndrom (hirndiffuses Psychosyndrom, Demenz-Syndrom) ist der Folgezustand einer Hirnschädigung beim Erwachsenen, wobei das Gehirn meistens diffus in seiner Gesamtheit (und nur selten lokal akzentuiert) betroffen ist. Es handelt sich immer um einen Zustand nach Verlust von im früheren Leben erworbenen geistig-seelischen Fähigkeiten durch organische Hirnkrankheiten. Hirnorganische Psychosyndrome sind z. T. reversibel, oft aber irreversibel und bei Fortbestehen der schädigenden Faktoren progredient. Morphologisch ist eine diffuse Hirnatrophie zu erkennen. Ursachen sind z. B. Stoffwechselerkrankungen, Erkrankungen des Herz-/Kreislaufsystems, Intoxikationen, diffuse Hirntraumen u. a., bei denen das Gehirn durch Stoffwechselstörungen der Nervenzellen oder verminderte Sauerstoffversorgung direkt oder indirekt in Mitleidenschaft gerät. Unmittelbare („primär degenerative") Erkrankungen des Gehirns sind z. B. die Demenz vom Alzheimer-Typ, die Picksche Erkrankung u. a.

Symptomatik: schleichender, fast unmerklicher Beginn mit quälender Müdigkeit, diffusen, dumpfen oder spannenden Kopfschmerzen, unsystematischem Schwindel, Konzentrationsschwäche, Gedächtnisstörungen, Verstimmung, Gereiztheit („reizbare Schwäche"), allgemeiner körperlicher und seelischer Erschöpfung bzw. schneller Erschöpfbarkeit. Im Laufe der Zeit Persönlichkeitsveränderungen, oft im Sinne einer Akzentuierung der Persönlichkeitszüge. Bei Fortschreiten der Erkrankung: Stärkerwerden der Symptome bis zu völliger Desorientiertheit, Verwirrtheit, starker Apathie, motorischer Unruhe und Demenz.

Diagnostik: diagnostisches Gespräch mit Erhebung der (Fremd-)Anamnese (→C1) und des psychischen Befundes (→C4), allgemein-körperliche (→C2) und neurologische (→C3) Untersuchung. Zur weiteren diagnostischen Abklärung labortechnische und apparative Verfahren (EEG, CCT u.a.).

Differentialdiagnosen: akute hirnorganische Erkrankungen (→B3.2, B3.3), Residualzustände nach psychotischen Erkrankungen (→B1.4, B1.5, B2.4), sog. depressive Pseudodemenz, Persönlichkeitsstörungen (→B5).

Therapie

▶ Patient, Angehörige, Laien- und professionelle Helfer können auf die in den jeweiligen Regionen unterschiedlich gegebenen Versorgungs- und Hilfeeinrichtungen (Abb. B.1) zurückgreifen.

▶ **Allgemeine Regeln für den Umgang** mit dementen Patienten:
  ● Ruhiges Zuhören.
  ● Mit dem Patienten in einfachen, kurzen Sätzen sprechen.
  ● In einem klaren, bestimmten Ton auf der Erwachsenenebene sprechen. **Cave:** betuliches, infantilisierendes Verhalten!
  ● Wiederholung des Gesagten, wenn der Eindruck besteht, daß der Patient es nicht verstanden hat.
  ● Geduld zeigen.
  ● Dem Patienten Gelegenheit zu Rückfragen und kritischen Bemerkungen geben.
  ● Bevorzugung eines insgesamt fürsorglich-bestimmenden Umgangs mit dem Patienten.
  ● Verständnis für Sorgen und Probleme des Patienten zeigen.
  ● Auf das Krankheitsbild möglicherweise verschleiernde Kompensationsstrategien achten.
  ● Positive Behandlungseffekte wahrnehmen und diese verbal und averbal würdigen.
  ● Überforderung des Patienten vermeiden, jedoch die Leistungsfähigkeit nicht unterschätzen.
  ● Keine resignierende Haltung, auch wenn bewußt ist, daß die Krankheit chronisch fortschreitet.
  ● Bedenken, daß für einen älteren Menschen jeder Tag mit relativ guter Lebensqualität ein Gewinn ist.

Wichtig: möglichst exakte Abklärung der Ursache(n). Primär sollte die Grunderkrankung behandelt werden!

Struktur

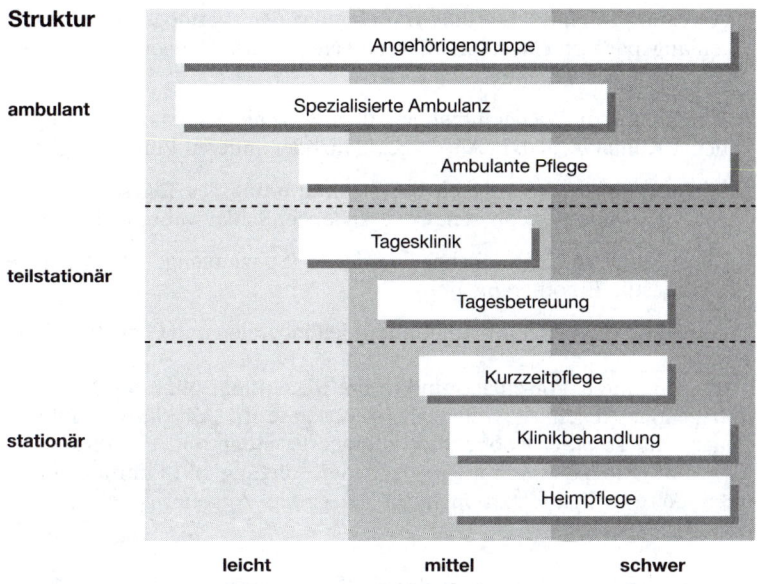

Abbildung B.1: Beziehung zwischen dem Grad der Pflegebedürftigkeit und den geeigneten Versorgungsstrukturen (nach A. Kurz/1997).

▶ Optimale Behandlung der Grunderkrankung(en), z.B. Hypertonie, Stoffwechselerkrankungen usw., d.h. Durchführung einer in der Regel internistischen Basistherapie. Es müssen alle medikamentösen Ansätze der Behandlung von körperlichen Störungen ausgenützt werden.

▶ Gleichzeitig psychotherapeutische Führung (→D1) im Sinne einer Mithilfe bei der Auseinandersetzung mit der Erkrankung und der Bewältigung von bewußt wahrgenommenen körperlichen und seelisch-geistigen Defiziten.

▶ Psychotherapeutische Bearbeitung (→D2) von evtl. auftretenden psychosozialen Problemen z.B. in der Familie und/oder am Arbeitsplatz.

▶ Aufklärung der Angehörigen über die Art der Erkrankung und die Tatsache, daß der Patient trotz besten Willens nicht mehr in gewohnter Weise leistungsfähig ist. Evtl. Vorbereitung der engeren Umgebung der Patienten auf die Progredienz der Erkrankung und die mögliche Akzentuierung der Beschwerden und Defizite.

▶ Anregung zu einem Leistungstraining, das dem Vermögen des Patienten angepaßt ist. **Cave:** fortwährende Negativerfahrungen durch Überforderung des Patienten!

▶ Ermutigung zur Wiederaufnahme früherer sozialer Kontakte und Aufbau neuer Kontakte, evtl. in Altentagesstätte oder anderen Einrichtungen.

▶ Hinweis auf die Wichtigkeit der Strukturierung des Tagesablaufs mit Aktivitäts- und Ruhephasen. **Cave:** zu langer Schlaf während des Tages!

▶ Verordnung von körperlicher Betätigung (Spaziergänge, altersgemäße Gymnastik, Ergotherapie u. a.).

▶ Anregung zu Wiederaufnahme alter Liebhabereien und Gewohnheiten.

Alle genannten Vorschläge sind in der Regel nicht ohne die Mithilfe pflegender Angehöriger zu realisieren. Diese müssen darüber informiert und zu einer Kooperation motiviert werden. Oft benötigen sie Rat und Hilfe i.S. psychotherapeutischer Stützung und Führung duch den Arzt. Selbsthilfegruppen für pflegende Angehörige sind von großem Nutzen.

▶ Bei akuter Verschlechterung der geistig-seelischen Verfassung (→B3.2) ist eine Einweisung in ein psychiatrisches Fachkrankenhaus nicht zu umgehen.

▶ Ist das Krankheitsbild so erheblich, daß die Angehörigen überfordert sind und häusliche Pflege nicht mehr ausreicht, ist die Betreuung des Patienten durch ambulante Dienste, in einer Tagespflegestätte oder in einem Altenpflegeheim zu organisieren.

▶ Behandlung mit Medikamenten, die evtl. die Hirnstoffwechselfunktionen verbessern (sog. Nootropika oder Antidementiva, s. Tab. B.5).
  ● Antidementiva haben die Rolle von Zusatztherapeutika. Sie können bei einer heute noch nicht exakt zu definierenden Patientengruppe positive Effekte hervorrufen. Der Nachweis ihrer Wirkung ist z. T. umstritten, immer aber außerordentlich schwierig. Die Acetylcholinesterasehemmer (Arizept®, Exelon®) haben eine nachgewiesene Wirkung bei Demenzen vom Alzheimer-Typ.
  ● Die Anwendung von Antidementiva enthebt nicht von der Pflicht zu systematischer diagnostischer Abklärung und allgemeiner psycho- und soziotherapeutischer Betreuung des Patienten und seiner Angehörigen (s. o.).
  ● Ist ein positiver therapeutischer Effekt nach einer Behandlungszeit von 4–12 Wochen evident, ist unter Berücksichtigung des in der Regel chronisch progredienten Verlaufs der Erkrankung eine Langzeitbehandlung mit dem Medikament zu rechtfertigen.

Tabelle B.5: Im Handel erhältliche Nootropika (Auswahl).

INN-Bezeichnung	Handelsnamen® (Auswahl)
Bencyclan	Fludilat
Co-Dergocrin-mesilat (Dihydroergotoxin)	Hydergin, Circanol, Dacoren, DCCK, Ergodesit, Ergoplus, Novofluën, Orphol
Donepezil	Arizept
Ginkgo biloba extr.	Tebonin, Rökan, Kaveri
Nicergolin	ergobel, Memoq, Sermion
Nimodipin	Nimotop
Piracetam	Nootrop, Normabraïn
Pyritinol	Encephabol
Rivastigmin	Exelon
Tacrin	Cognex

B

- Zeigt ein Präparat nach einer Behandlungszeit von längstens 3 Monaten keinen Effekt, sollte es abgesetzt werden.
- Ggf. Wechsel auf ein anderes Präparat, da das fehlende Reagieren auf ein Nootropikum die Wirkung eines anderen grundsätzlich nicht ausschließt.

Literatur

Bauer, J.: Die Alzheimer-Krankheit. Neurobiologie, Psychosomatik, Diagnostik und Therapie. Schattauer, Stuttgart–New York 1994.

Förstl, H. (Hrsg.): Lehrbuch der Gerontopsychiatrie. Enke, Stuttgart 1997.

Kanowski, S., K.-D. Kühl: Behandlung mit Nootropika. In: Möller, H.-J. (Hrsg.): Therapie psychiatrischer Erkrankungen. Enke, Stuttgart 1993.

Krieglstein, J.: Hirnleistungsstörungen. Pharmakologie und Ansätze für die Therapie. Wissenschaftliche Verlagsgesellschaft, Stuttgart 1990.

Kurz, A.: Gerontopsychiatrische Versorgungsstrukturen. In: Förstl, H. (Hrsg.): Lehrbuch der Gerontopsychiatrie, Enke, Stuttgart 1997.

Lauter, H.: Die organischen Psychosyndrome. In: Kisker, K. P., H. Lauter, J.-E. Meyer, C. Müller, E. Strömgren (Hrsg.): Psychiatrie der Gegenwart 6, Organische Psychosen, 3. Aufl. Springer, Berlin–Heidelberg–New York–London–Paris–Tokyo 1988.

Lauter, H., M. Haupt: Klinisches Bild der Demenz. Allgemeine Behandlungsprinzipien. In: Möller, H.-J. (Hrsg.): Therapie psychiatrischer Erkrankungen. Enke, Stuttgart 1993.

Reisberg, B.: Hirnleistungsstörungen. Alzheimersche Krankheit und Demenz. 2. Aufl. Hogrefe, Göttingen–Bern–Toronto 1987.

Wächtler, C.: Demenzen. Frühzeitig erkennen, aktiv behandeln, Betroffene und Angehörige effektiv unterstützen. Thieme, Stuttgart–New York 1997.

Zaudig, M.: Demenz und „leichte kognitive Beeinträchtigung" im Alter. Diagnostik, Früherkennung, Therapie. Huber, Bern–Göttingen–Toronto 1995.

3.2 Der Patient mit einer akuten hirnorganisch bedingten Psychose (Delir) u.a.

(ICD-10: F04, F05, Fo6)

Allgemeines: Eine akute, hirnorganisch bedingte Psychose (heute insgesamt als Delir bezeichnet, das damit nicht mehr nur im Sinne eines Alkoholdelirs zu verstehen ist und alle älteren Begriffe wie Durchgangssyndrom, Funktionspsychose, exogene oder symptomatische Psychose u.a. ersetzt; allein der Ausdruck organische Psychose wird noch als Oberbegriff verwendet) ist nach ihrem Erscheinungsbild nicht einer spezifischen Ursache zuzuordnen. Sie zeigt aber psychopathologische Charakteristika, die sie von den sog. endogenen Psychosen (Schizophrenien, manisch-depressiven Erkrankungen) abzugrenzen gestatten. Leitsymptom der organischen Psychosen ist die Bewußtseinsstörung. Mögliche Ursachen sind alle organischen Erkrankungen des Gehirns (z.B. Traumatisierungen, entzündliche Prozesse, Tumoren, atrophisierende Erkrankungen usw.) sowie alle körperlichen Erkrankungen, in deren Folge es mittelbar auch zu negativen Einflüssen auf die Hirnfunktion kommt (z.B. bei Infektionskrankheiten, Leber- und Niereninsuffizienz, Herz-Kreislauf-Erkrankungen, Intoxikationen, konsumierenden Erkrankungen, Anämien, Avitaminosen, Gestosen u.a.).

Symptomatik

- **Delir (amentiell-delirantes Syndrom):** Bewußtsein gestört, Denken verwirrt, inkohärent, dabei Neigung zum Haften an ausgesprochenen Gedanken, Einbußen kritischer Einschätzung, Orientierungsstörungen, Ratlosigkeit, Angst, Gereiztheit bis Aggressivität, wahnartiges Erleben, Mißmutig- bis Weinerlichkeit oder unkritische Euphorie, Erregungszustände mit Bewegungsdrang und motorischer Unruhe. Nach Abklingen der Beschwerden oft Amnesie für die Zeit der akuten Krankheitsphase.

- **Amnestisches Syndrom** (Korsakow-Syndrom): Die Gedächtnisstörung steht im Vordergrund. Es besteht eine retro- und anterograde Amnesie, die im Gespräch mit dem Patienten durch Konfabulationen überbrückt wird.

- **Dämmerzustände** (selten): Nach dem ersten Eindruck wirkt der Patient klar und besonnen, da er nicht schläfrig und benommen ist. Bald aber wird im Umgang mit dem Kranken deutlich, daß die volle Klarheit des Bewußtseins fehlt. Eher traumwandlerisches Verhalten ohne Übersicht über die Komplexität der realen Situation.

Diagnostik: diagnostisches Gespräch mit Erheben der (Fremd-)Anamnese (→C1) und des psychischen Befundes (→C4), allgemein-körperliche

(→C2) und neurologische (→C3) Untersuchung zur weiteren Abklärung der Ursachen; labortechnische und apparative Verfahren (EKG, EEG, CCT u. a.).

Differentialdiagnosen: chronisch progrediente hirnorganische Erkrankung (→B3.1), schizophrene (→B2) und affektive (→B1.4, B1.6) Psychosen, hysterische Ausnahmezustände.

Therapie

B

▶ Bei Verdacht auf eine organische Psychose ist eine stationäre psychiatrische Behandlung (→D11) unbedingt erforderlich, auch ggf. gegen den Willen des Patienten mit Hilfe der behördlich-richterlichen Unterbringung (→E2).

▶ Neben der psychiatrischen Therapie muß eine intensive Behandlung des Grundleidens erfolgen (Hinzuziehung eines Konsiliarius!).

Vorsicht: Die Toleranz für Psychopharmaka (→D3) ist beim Patienten mit einer organischen Psychose häufig herabgesetzt. Daher: einschleichende und stets vorsichtig-zurückhaltende Dosierung.

Wenn irgend möglich: keine Kombinationen von zentraldämpfenden Medikamenten!

Einzelne Behandlungsschritte je nach Syndromgestaltung siehe Kapitel:
– Der akut psychotische Patient (→A4)
– Der akut motorisch erregte Patient (→A6)
– Der verwirrte Patient (→A8)
– Der bewußtseinsgestörte Patient (→A9)

3.3 Psychische Störungen bei Anfallsleiden
(ICD-10: F06, F06.2)

Allgemeines: Anfallserkrankungen werden heute überwiegend durch den Neurologen behandelt. Immer wieder stehen bei Anfallskranken aber auch seelische Störungen im Vordergrund, z. B. akute organische Psychosen (→B3.2) oder weniger akute organische Psychosyndrome (→B3.1). Am häufigsten sind: episodische Verstimmungszustände, Verwirrtheitszustände (delirant-amentielle Syndrome, Delir), Dämmerzustände, paranoid-halluzinatorische Episoden, sog. epileptische Wesensänderungen und/oder Demenz.

Diagnostik: diagnostisches Gespräch mit Erhebung der (Fremd-)Anamnese (→C1) und des psychischen Befundes (→C4), allgemein-körperliche

($\rightarrow$C2) und neurologische ($\rightarrow$C3) Untersuchung. Zusätzlich labortechnische (z. B. Serumspiegel der Antikonvulsiva) und apparative Verfahren (z. B. EEG, CCT u. a.).

Differentialdiagnosen: organische Psychosyndrome ($\rightarrow$B3.1) oder organische Psychosen ($\rightarrow$B3.2) mit anderen Ursachen, schizophrene ($\rightarrow$B2) oder affektive Psychosen ($\rightarrow$B1.4, B1.6).

Therapie

▶ Die Behandlung muß immer gemeinsam mit einem in der Epilepsiebehandlung erfahrenen Arzt durchgeführt werden, es sei denn, der Therapeut verfügt selbst über ausreichende eigene Kenntnisse und Fertigkeiten auf diesem Krankheitsgebiet.

Die Behandlung einzelner **Notfallsyndrome** ($\rightarrow$A)

▶ **Episodische Verstimmungszustände**
  ● Psychotherapeutisch orientiertes Gespräch ($\rightarrow$D1) zur Aufdeckung evtl. vorhandener Probleme im psychosozialen Bereich.
  ● Bei akuter Suizidalität ($\rightarrow$A3) Einweisung in stationäre psychiatrische Behandlung ($\rightarrow$D10), ggf. auch gegen den Willen des Patienten mit Hilfe der behördlich-richterlichen Einweisung ($\rightarrow$E2).
  ● Kontrolle der antikonvulsiven Therapie (Compliance, Überdosierung, EEG, Serumspiegel) und evtl. notwendige Korrektur der Medikation.
  ● Bei Fortbestehen des Verstimmungszustandes: langsam einschleichende Gabe eines Antidepressivums ($\rightarrow$D3.3), z. B. Saroten® 75 mg/Tag p. o., Tofranil® 75 mg/Tag p. o., Noveril® 120(–240) mg/Tag p. o., Vivalan® 100(–200) mg/Tag p. o.

Krampfschwellensenkung durch Antidepressiva möglich! Daher: regelmäßige EEG-Kontrollen in Abständen von wenigen Tagen. Kontrollierte Dosissteigerung ist möglich.

  ● Vivalan® hat sehr wahrscheinlich keinen Einfluß auf die Krampfschwelle.
  ● Nach Rückgang der Verstimmung langsam ausschleichende Reduzierung der antidepressiven Medikation.

Vorsicht mit abrupten Dosisänderungen!

▶ **Verwirrtheitszustände (delirant-amentielle Syndrome)**
  ● Immer Einweisung in stationäre psychiatrische Behandlung ($\rightarrow$D11), ggf. auch gegen den Willen des Patienten mit Hilfe der behördlich-richterlichen Unterbringung ($\rightarrow$E2).

- Einzelne Behandlungsschritte im Notfall siehe „Der verwirrte Patient" (→A8).
- Bei bekannter Grunderkrankung: Kontrolle der antikonvulsiven Therapie (Serumspiegel, EEG), evtl. Wechsel auf ein anderes Antikonvulsivum.

Vorsicht mit krampfschwellensenkenden Neuroleptika!

- Bei psychomotorischer Unruhe und Erregung Gabe von Benzodiazepinen (→D3.1), z.B. Valium® 15(–30) mg/Tag p.o. oder i.m.

Vorsicht mit abrupten Dosisänderungen!

▶ **Dämmerzustände** (gelegentlich kombiniert mit paranoid-halluzinatorischem Erleben)
- Immer Einweisung in stationäre psychiatrische Behandlung (→D11), ggf. auch gegen den Willen des Patienten mit Hilfe der behördlich-richterlichen Unterbringung (→E2).
- Bei bekannter Grunderkrankung: Kontrolle der antikonvulsiven Therapie (Serumspiegel, EEG) und evtl. notwendige Korrektur der Medikation.
- Gabe von 10–20 mg Valium® langsam i.v., die nach einigen Stunden wiederholt werden kann.
- Vorsicht mit Neuroleptika (→D3.2). Krampfschwellensenkung!

▶ **Paranoid-halluzinatorische Episoden**
- Immer Einweisung in stationäre psychiatrische Behandlung (→D11), ggf. auch gegen den Willen des Patienten mit Hilfe der behördlich-richterlichen Unterbringung (→E2).
- Bei bekannter Grunderkrankung: Kontrolle der antikonvulsiven Therapie (Serumspiegel, EEG) und evtl. notwendige Korrektur der Medikation.
- Bei Fortbestehen der paranoid-halluzinatorischen Symptomatik: langsam einschleichende Gabe eines Neuroleptikums (→D3.2), z.B. Taxilan® 150–300 mg/Tag p.o., Melleril® 150–300 mg/Tag p.o., Haldol® 10(–15) mg/Tag p.o. oder i.m.

Krampfschwellensenkung durch Neuroleptika! Daher: regelmäßige EEG-Kontrollen in Abständen von wenigen Tagen. Kontrollierte Dosissteigerung ist möglich.

- Nach Rückgang der akuten Symptome langsam ausschleichende Reduzierung der neuroleptischen Medikation.

Vorsicht bei abrupten Dosisänderungen!

▶ **Die sog. epileptische Wesensänderung** (zähflüssiger Gedankengang, Haften an bestimmtem Gedankenkreis, Umständlichkeit, Weitschweifigkeit, Betonung von Nebensächlichem, fehlender Blick für das Ganze u. a. Bei Epilepsie verschiedener Anfallsformen zu beobachten. Letztlich ein heute überalterter Begriff, weil unter Experten umstritten und nicht erwiesen ist, daß es sich um ein epilepsiespezifisches Syndrom handelt.)

● Stationäre psychiatrische Behandlung in der Regel nicht erforderlich.

● Im psychotherapeutisch orientierten Gespräch (→D1) ist zu überprüfen, ob schon länger dauernde reaktive Faktoren eine ätiologische Rolle spielen. Ggf. psycho- oder soziotherapeutische Maßnahmen (→D2, D8).

● Auf längere Sicht: neben exakter Kontrolle der antikonvulsiven Behandlung (Serumspiegel, EEG) stützende und führende Psychotherapie mit aktiver Hilfe bei der Bewältigung von Alltagsproblemen. Kooperation der Familienangehörigen fördern und sichern.

▶ **Epileptische Demenz** (manchmal gemeinsam mit angeborener oder früherworbener geistiger Behinderung)

● Bei stark ausgeprägten Krankheitsbildern Unterbringung in psychiatrisch betreuten Wohnheimen oder psychiatrischen Krankenhäusern für Langzeitbehandlung.

● Kontrolle der antikonvulsiven Therapie (Serumspiegel, EEG) und evtl. notwendige Korrektur der Medikation.

● Bei ambulanter Behandlung: Kooperation der Familienangehörigen fördern und sichern.

● Weitere Behandlungsschritte wie bei Demenzen anderer Ursachen (→B3.1). In Akutsituationen syndromgerichtete Therapie (→A8, A9, B3.2).

Literatur

Fröscher, W.: Psychische Störungen bei Epilepsien. In: Faust, V. (Hrsg.): Psychiatrie. Ein Lehrbuch für Klinik, Praxis und Beratung. Fischer, Stuttgart–Jena–New York 1995.

Fröscher, W., F. Vasella (Hrsg.): Die Epilepsien. De Gruyter, Berlin–New York 1993.

Janz, D.: Die Epilepsien. Spezielle Pathologie und Therapie. 2. Aufl. Thieme, Stuttgart–New York 1997.

Peters, U. H.: Psychiatrie der Epilepsie. In: Freedman, A. M., H. J. Kaplan, B. J. Saddock, U. H. Peters (Hrsg.): Psychiatrie in Klinik und Praxis. Bd. 7. Thieme, Stuttgart–New York 1994.

Trimble, M. R.: Psychiatrische und psychologische Aspekte der Epilepsie. In: Kisker, K. P., H. Lauter, J.-E. Meyer, C. Müller, E. Strömgren (Hrsg.): Psychiatrie der Gegenwart 6. Organische Psychosen, 3. Aufl. Springer, Berlin–Heidelberg–New York–London–Paris–Tokyo 1988.

4 Die psychisch kranke Wöchnerin

(ICD-10: F53)

Allgemeines: Bei den häufig als Wochenbettpsychosen bezeichneten seelischen Störungen handelt es sich um höchst heterogene Krankheitsbilder
mit häufig atypischer Symptomatik, die reaktiv oder organisch verursacht
sein können oder die durch die Geburtsvorgänge ausgelöst wurden, z. B.
neurotische Störungen (→B5), Affektpsychosen (→B1) und schizophrene Erkrankungen (→B2). Der sogenannte Heultag um den dritten Tag
post partum (mit dem Gefühl von Kraftlosigkeit, reduzierter Konzentrationsfähigkeit, Überempfindlichkeit, Verstimmtheit und Weinerlichkeit) ist
bei ca. $1/4$ der Wöchnerinnen ein vorübergehendes Phänomen.

Symptomatik

Symptome bei kurzfristigen reaktiven Störungen:
Am häufigsten depressive Verstimmung, aber auch Angst, Unruhe,
Unsicherheit, Gereiztheit, Apathie, Interesselosigkeit. Doch auch Wut-
ausbrüche, Schreianfälle, Verwirrtheit, Dämmerzustände.
Symptome bei organisch bedingten Störungen:
Bewußtseinstrübung, Verwirrtheit, Desorientiertheit, Fehleinschätzung
der aktuellen Situation, inkohärentes, oft in sich widersprüchliches
Denken. Die Stimmung kann apathisch oder ratlos-depressiv, aber auch
ängstlich-erregt sein. Schlafstörungen, psychomotorische Unruhe, Hallu-
zinationen und Wahnerleben sind nicht selten. Es besteht das Bild einer
akuten organischen Psychose, eines Delirs (→B3.2), häufig vom Typ eines
delirant amentiellen Syndroms.
Die Symptomatik der im Wochenbett ausgelösten Psychosen entspricht
der der bekannten Krankheitsbilder (→B1, B2).
Die Prognose der seelischen Störungen im Wochenbett ist relativ günstig.
Nur etwa $1/3$ der Patientinnen erkrankt später noch einmal in gleicher
Weise. Insgesamt haben Frauen, die einmal eine Störung im Wochenbett
hatten, ein erhöhtes Risiko, in gleicher Situation ähnlich zu erkranken.
Differentialdiagnosen: alle affektiven Störungen (→B1), schizophrene
Erkrankungen (→B2) und neurotischen Störungen (→B5).

Therapie

▶ **Wichtig** erscheint eine gute psychologische Vorbereitung von Mutter
und Vater auf die Geburt, wobei im Gespräch jedoch darauf zu achten
ist, daß positive Aspekte von Schwangerschaft und Geburt sowie
Schwierigkeiten und Probleme, z. B. der Stellenwert von möglichen
Komplikationen, in einem realistischen und ausgewogenen Verhältnis
zueinander stehen.

Psychoprophylaktische Geburtsvorbereitung ist nicht allein Vorbereitung auf mögliche Komplikationen, sondern Vorbereitung auf ein grundsätzlich positives biologisches Geschehen mit gleichzeitiger Veränderung der psychosozialen Situation von Mutter und Vater des Kindes.

▶ **Bei reaktiven Störungen:**
- Ärztliches (psychotherapeutisches) Gespräch (→D1), in dem Aufklärung, Beratung im Vordergrund stehen sollten.
- Bei Unruhe, Angst und/oder Schlafstörungen für kurze Zeit Verordnung eines Benzodiazepin-Tranquilizers (→B3.1).

▶ **Bei organisch bedingten Störungen:**
- Behandlung wie bei einer akuten organisch bedingten Psychose (Delir, →B3.2, S. 91).

▶ **Bei ausgelösten Psychosen** (Affektpsychosen und schizophrenen Erkrankungen) →B1,4, →B2.2.

Merke: Bei deutlich erkennbaren seelischen Störungen sollte immer der kollegiale Rat eines Psychiaters eingeholt werden.

Vorsicht, daß bei hochakuten psychischen Störungen nicht somatische Komplikationen im Wochenbett (Anämie, Mastitis, Thrombophlebitis u.a.) übersehen werden.

Literatur

Gödtel, R: Psychische Störungen im Wochenbett. In: Faust, V. (Hrsg.): Psychiatrie. Ein Lehrbuch für Klinik, Praxis und Beratung. Fischer, Stuttgart–Jena–New York 1995.
Riecher-Rössler, A.: Psychische Störungen und Erkrankungen nach der Entbindung. Fortschr. Neurol. Psychiat. 65 (1997) 97–107.
Schöpf, J.: Postpartum-Psychosen. Springer, Berlin–Heidelberg–New York 1994.

5 Psychoreaktiv entstandene (neurotische) Erkrankungen

5.1 Der psychovegetativ gestörte Patient mit funktionellen Beschwerden

(ICD-10: F48.0)

Allgemeines: Synonyma sind Erschöpfungszustand, psychasthenisches Versagen, neurasthenisches Syndrom, vegetative Neurose, psychovegetatives Syndrom, allgemeines psychosomatisches Syndrom, im Sprachgebrauch der neueren Klassifikationen als Neurasthenie bezeichnet. Als Ursachen sind unphysiologische körperliche und seelische Belastungen anzusehen, wobei das Ausmaß der Belastungen immer in Relation zum vorhandenen Leistungsvermögen des Patienten gesehen werden muß. Daher können psychovegetative Störungen auch bei körperlichen und seelischen Erkrankungen auftreten. Oft sind im Hintergrund neurotische Fehlentwicklungen zu erkennen.

In jüngerer Zeit wird in Deutschland der Begriff chronisches Erschöpfungssyndrom öfter auch i.S. des „Chronic Fatigue Syndrome (CFS)" genannt, das in den USA beschrieben und begrifflich gefaßt wurde. Hierbei soll es sich um eine Störung handeln, die sich offenbar an nicht völlig überstandene Infekte anschließen kann. Dieses organisch bedingte Krankheitsbild ist nicht identisch mit den hier gemeinten Störungen. Dagegen kann das populär-medizinisch als „Burn-out-Syndrom" bezeichnete Beschwerdebild, also ein „Zustand des Ausgebranntseins", als ein sich chronisch entwickelndes Erschöpfungssyndrom angesehen werden.

Symptomatik: diffuse Müdigkeit und körperliche Abgeschlagenheit, Schwindelgefühl, Herz-Kreislauf-Beschwerden, Kopfschmerzen, Schlafstörungen, Appetitlosigkeit, Gewichtsverlust, Sexualstörungen (reduzierte Libido), Menstruationsstörungen, Gefühl innerer Anspannung und Angst, Hektik, Konzentrationsschwäche, Interesselosigkeit, Antriebsschwäche, Apathie, Lustlosigkeit, Verdrießlichkeit, Reizbarkeit, depressive Verstimmtheit.

Diagnostik: diagnostisches Gespräch mit Erhebung der Anamnese (→C1) und des psychischen Befundes (→C4), allgemein-körperliche (→C2) und neurologische (→C3) Untersuchung. Ausschluß körperlicher Erkrankungen durch möglichst wenige, gezielte labortechnische und apparative Untersuchungen.

Differentialdiagnosen: depressive (→B1), schizophrene (→B2), hirnorganische (→B3) oder allgemein-körperliche Erkrankungen.

Therapie

Grundlegende Maßnahmen

▶ Grundsätzlich: Orientierung der therapeutischen Maßnahmen an den Ursachen, d.h. Behandlung der Grundstörungen, die hier überwiegend psychoreaktiver Natur sind.

▶ Regelung der Lebensweise i.S. einer Anpassung an die aktuelle Leistungsfähigkeit.

▶ Psychotherapeutisch orientiertes Gespräch (→D1) über aktuelle Belastungen und Konflikte. Bei schweren neurotischen Störungen auch längerdauernde systematische Psychotherapie (→D2).

▶ Langsam aufbauende physikalische Therapie (→D7), z. B. körperliche
   Betätigung in frischer Luft, Gymnastik, Sport, Wassertreten, Kneippsche Anwendungen, Bäder usw.

▶ Entspannungsübungen, z. B. autogenes Training oder ähnliche Verfahren.

▶ Bei nicht ausreichendem Erfolg der genannten Maßnahmen, insbesondere bei ängstlich-angespannter Stimmung oder hartnäckigen Schlafstörungen: kurzfristige Gabe von Tranquilizern (→D3.1) in niedriger
   Dosis, wobei zu beachten ist:

   • Tranquilizer (Benzodiazepine, →D3.1) dürfen nur über kurze Zeit
     nach genauer Abwägung der Indikation verordnet werden; maxima-
     le Behandlungsdauer 4–6 Wochen.

   • Der Patient sollte vorher über die zeitlichen Begrenzung der Tran-
     quilizerbehandlung unterrichtet werden.

   • Bei bestehenden Kontraindikationen und Risiken (Suchtgefähr-
     dung!) kann auch ein sedierendes Antidepressivum (→D3.3), z. B.
     Aponal® 30 mg/Tag p.o., Stangyl® 25–50 mg/Tag p.o., Saroten®
     30–50 mg/Tag p.o., oder ein Neuroleptikum, z. B. Melleril® ret.
     60–100 mg/Tag p.o., Taxilan® 50–100 mg/Tag p.o., gegeben werden.
     Auch die wöchentliche Depot-Injektion von Imap® 1,5 mg für maxi-
     mal 4–6 Wochen kann erwogen werden.

Längerfristige Maßnahmen

▶ Führende und stützende Psychotherapie (→D1) mit Beratung und evtl.
   notwendigen Akutinterventionen (s. o.) in Belastungssituationen.

▶ Erlernen, mit Belastungen und Konflikten in adäquater Weise umgehen
   zu können.

▶ Bewußte Strukturierung des Tagesablaufes.

▶ Rhythmisierung der Lebensweise (z. B. durch Regulierung von Lei-
   stungs- und Entspannungsphasen, regelmäßige Urlaube usw.).

▶ Sorge für ausreichende körperliche Betätigung (Belastung).

▶ Erlernen von Entspannungsübungen (autogenes Training o. ä.).

Literatur

Buddeberg, C.: Behandlung funktioneller Störungen aus psychotherapeutischer Sicht.
   Internist 32 (1991) 50–55.
Burisch, M.: Das Burnout-Syndrom. Theorie der inneren Erschöpfung. 2. Aufl. Springer,
   Berlin–Heidelberg–New York 1994.
Fock, R. R. E., G. R. F. Krueger: Chronic Fatigue Syndrome – CFS – chronisches Er-
   schöpfungssyndrom. Eine Standortbestimmung. Dt. Ärztebl. 91 (1994) A: 2946–2952.

Rudolf, G. A. E.: Erschöpfungssyndrome. In: Tölle, R. (Hrsg.): Seelische Krankheiten und psychosomatische Störungen. Urban & Schwarzenberg, München–Wien–Baltimore 1982.

Tobiasch, V.: Die psychophysische Erschöpfung – eine neue Diagnose. Wissenschaftliche Verlagsgesellschaft, Stuttgart 1977.

5.2 Der Patient mit Konversionssymptomen (dissoziativen Störungen)

(ICD-10: F48.0)

B

Allgemeines: Dissoziative Störungen (Synonyma: Konversionsreaktion, hysterische Reaktion, Konversionsneurose, -hysterie) sind neurotische Verhaltensweisen, die durch frühe Konflikte mit ödipalen Beziehungsproblemen entstehen können, später auch durch Lerneffekte (sekundärer Krankheitsgewinn!) verstärkt werden können.

Symptomatik: äußerst vielgestaltig, variabel und komplex mit „demonstrativen", zweckgerichteten Zügen und Ausdrucksgehalt, z. B. Lähmungen einer oder mehrerer Extremitäten, komplette motorische Reglosigkeit („Totstellreflex", Eindruck von Bewußtlosigkeit), psychomotorische Erregung, funktionelle Anfälle, funktioneller Tremor, Sensibilitätsstörungen, Störungen der Sinnesfunktionen (Sehen, Hören usw.), Erbrechen, psychogene Dämmerzustände, Erinnerungsverlust, Pseudodemenz, Klagen über diffuse Schmerzzustände und andere körperliche Beschwerden.

Diagnostik: diagnostisches Gespräch mit Erheben der Anamnese (→C1) und des psychischen Befundes (→C4), allgemein-körperliche (→C2) und neurologische (→C3) Untersuchung. Ausschluß körperlicher Erkrankungen durch möglichst wenige, gezielte labortechnische und apparative Untersuchungen.

Differentialdiagnosen: alle körperlichen oder seelischen Erkrankungen, die ähnliche Symptome hervorrufen können.

Therapie

▶ Sofortige Behandlung der Beschwerden wegen der Gefahr von sekundären Schädigungen (z. B. motorische Behinderungen, fortschreitende Fixierung des krankhaften Verhaltens) dringend notwendig.

▶ Zuerst ist zu entscheiden, ob symptom- oder konfliktgerichtete Behandlung sinnvoll ist.

▶ Wegen der Intensität der Beschwerden ist häufig eine stationäre psychiatrische (psychotherapeutische) Behandlung (→D11) indiziert.

Vorsicht: Zu warnen ist vor einer nur symptomgerichteten Therapie in einer nicht psychotherapeutisch arbeitenden Klinik!

▶ Die Behandlungsstrategie ist abhängig von den individuellen Gegebenheiten, der Art der Symptomatik, Persönlichkeitsstruktur, Introspektionsfähigkeit des Patienten, den Erfahrungen des Patienten in evtl. schon durchgeführten Behandlungen, der Dauer der Erkrankung und anderen Faktoren.

▶ Grundsätzlich sollte der Therapeut sachlich-wohlwollend, nicht psychotherapeutisch-deutend oder -interpretierend auf die von dem Patienten gezeigten oder geschilderten Symptome reagieren.

▶ Erklärungen über die Psychogenese der Störungen helfen nicht weiter.

▶ Da es sich um unbewußte, d. h. nicht bewußt-willentlich herbeigeführte pathologische Verhaltensweisen des Patienten handelt, ist er kein Simulant!

▶ Dem Patienten muß eine „Brücke für den Rückzug" aus dem krankhaften Verhalten gebaut werden, ohne ihn zu beschämen und ohne daß er sein Gesicht verliert.

▶ Bei akut aufgetretenen, noch nicht durch die lange Dauer stark fixierten Symptomen ist eine eher symptomgerichtete Therapie sinnvoll. Daher eignen sich sehr gut:
  • Suggestivmaßnahmen
  • verhaltenstherapeutische Verfahren (→D2.2.2) oder
  • die nur noch selten praktizierte Hypnose.

▶ Parallel dazu: Übungsbehandlungen als Zusatztherapie im Sinne einer physikalischen Therapie (→D7), z. B. Gymnastik, Massagen, Hydrotherapie usw.

▶ **Gleichzeitig** mit allen bisher genannten Maßnahmen ist der Versuch zu unternehmen, psychotherapeutische (konfliktzentrierte) Gespräche (→D1) zu führen, um der Symptomatik die dynamische Grundlage zu entziehen.

▶ Ob über die Bearbeitung aktueller Konflikte und soziotherapeutische Hilfen (→D8) hinausgehend eine analytische Psychotherapie (→D2.2.1) durchgeführt werden soll und kann, muß von den individuellen Gegebenheiten bei dem Patienten abhängig gemacht werden. Sie ist nur selten indiziert.

▶ Grundsätzlich erschwerend für die Behandlung ist der sekundäre Krankheitsgewinn des Patienten. Dieser kann nur neutralisiert werden, wenn der Patient neue Ziele sowie eine Verbesserung seiner gesundheitlichen und psychosozialen Situation erkennt und anstrebt.

▶ Nützlich ist in dieser Situation ein „splitting" der Behandlung: Ein Arzt führt die Psychotherapie durch, ein anderer Arzt kümmert sich um die Behandlung der körperlichen Beschwerden. .

Therapie bei chronifizierten Konversionssymptomen

▶ Zusätzlich zur o.g. Vorgehensweise intensive Behandlung der sekundären organischen Schäden (z.B. motorische Behinderung, fehlende körperliche Belastbarkeit durch langdauerndes Schonverhalten usw.).

▶ Grundlegend für einen therapeutischen Erfolg ist die Einstellung des Therapeuten und des klinischen Behandlungsteams auf einen langwierigen und schwierigen Therapieverlauf. Es ist zu erwarten, daß sich der Patient nach oft jahrelangem Bestehen der Krankheitssymptome nur schwer und mit großem (unbewußtem) Widerstand aus seinem bisherigen Lebensarrangement lösen wird.

Literatur

Bräutigam, W.: Reaktionen, Neurosen, Abnorme Persönlichkeiten, 6. Aufl. Thieme, Stuttgart–New York 1994.

Hoffmann, S. O.: Psychoneurosen und Charakterneurosen. In: Kisker, K. P., H. Lauter, J.-E. Meyer, C. Müller, E. Strömgren (Hrsg.): Psychiatrie der Gegenwart 1. Neurosen, Psychosomatische Erkrankungen, Psychotherapie, 3. Aufl. Springer, Berlin–Heidelberg–New York–Tokyo 1986.

Hoffmann, S. O., G. Hochapfel: Einführung in die Neurosenlehre und Psychosomatische Medizin. 6. Aufl. Schattauer, Stuttgart–New York 1999.

Kuiper, P. C.: Die seelischen Krankheiten des Menschen. 8. Aufl. Huber, Klett-Cotta, Bern–Stuttgart 1997.

Mentzos, S.: Hysterie. Fischer Taschenbuch-Verlag, Frankfurt 1991.

Mester, H.: Konversionsreaktionen. In: Tölle, R. (Hrsg.): Seelische Krankheiten und psychosomatische Störungen. Urban & Schwarzenberg, München–Wien–Baltimore 1982.

5.3 Der hypochondrische Patient
(ICD-10: F45.2)

Allgemeines: „Hypochondrie ist die sachlich nicht begründete, beharrlich festgehaltene Sorge um Gesundheit und Leben" (Peters). Der Patient ist in extremer Weise durch ängstliche Selbstbeobachtung und Krankheitsfurcht auf seinen Leib fixiert, z.B. auf die Herz-, Magen-, Darm-, Nieren-, Sexual- und Nervenfunktionen. Unterdessen können vegetative

Funktionsstörungen durch besondere Zuwendung der Aufmerksamkeit beobachtet werden. Tatsächlich gegebene unbedenkliche Funktionsstörungen werden überbewertet. Angst kann zu einer „Fehlfunktionsphobie" werden. Hypochondrisches Denken wird zum Zwang. Ursächlich spielen (sensitive) Persönlichkeitsstörungen und negativ-verarbeitete Erfahrungen von Erkrankungen bei nahestehenden Personen eine Rolle. Psychodynamisch ist die Hypochondrie als diffuse Angstabwehr von gestauten aggressiven oder sexuellen Erlebnisinhalten zu verstehen.

Diagnostik: diagnostisches Gespräch mit Erhebung der Anamnese (→C1) und des psychischen Befundes (→C4), allgemein-körperliche (→C2) und neurologische (→C3) Untersuchung, Ausschluß körperlicher Erkrankungen durch möglichst wenige, gezielte labortechnische und apparative Untersuchungen.

Differentialdiagnosen: Hypochondrische Syndrome treten auch im Rahmen hirnorganischer Erkrankungen (→B3.1), schwerer depressiver Episoden (→B1.4) und Schizophrenien (→B2) auf. Grundsätzlich muß an das tatsächliche Vorliegen organischer Erkrankungen gedacht werden.

Therapie

▶ Wichtige und unabdingbare Grundlage für eine erfolgreiche Behandlung ist das Vertrauen des Patienten in die Kompetenz seines Arztes.

▶ Eine in der Regel nicht wirksame medikamentöse Behandlung mit verschiedensten, häufig wechselnden Psychopharmaka (→D3) ist kontraindiziert.

▶ Ein psychotherapeutisches, einsichtsorientiertes Gespräch (→D2) ist schwierig, da der „ausgebildete" Patient stets das Gespräch über seine Befürchtungen und vermeintlich bedrohlichen Beschwerden sucht.

▶ Ziel der ärztlichen Therapie: der Versuch, im Umgang mit dem Patienten den Stellenwert der hypochondrischen Befürchtungen zu verringern, und zwar durch
  ● beruhigende, kompetent vorgetragene Versicherungen,
  ● regelmäßige Ansprechbarkeit ohne Zeichen von Ungeduld, Verärgerung und fehlendem Ernstnehmen der Beschwerden und Sorgen des Patienten und
  ● Versuche, die ggf. schwierigen psychosozialen Bedingungen in der Lebenssituation des Patienten durch stützende und führende Psychotherapie (→D1) und soziotherapeutische Maßnahmen (→D8) zu verbessern.

▶ Im Verlauf des therapeutischen Umgangs mit dem Patienten ergibt sich später häufig die Gelegenheit, auch psychodynamisch und einsichtsorientiert über diejenigen Faktoren mit dem Patienten zu sprechen, die als unbewußte neurotische Mechanismen das Krankheitsbild unterhalten.

▶ Eine niedrig dosierte medikamentöse Therapie mit Neuroleptika (→D3.2), z.B. Melleril® retard 50–100 mg/Tag p.o., Taxilan® 50–100 mg/Tag p.o., oder wöchentliche Depot-Injektionen von Imap® 1,5 mg i.m. über wenige Wochen können einerseits die akuten Befürchtungen und Ängste etwas reduzieren, andererseits gleichzeitig vielleicht eine Chance für die Einleitung einer einsichtsorientierten (psychodynamisch orientierten) Psychotherapie (→D2.2.1) bieten.

▶ Bei Fortbestehen der hypochondrischen Fehlhaltung über einen längeren Zeitraum:
  • stützende (supportive) Psychotherapie (→D1) mit regelmäßigen, jedoch nicht zu engen Terminen (z.B. alle 8–12 Wochen),
  • Verhinderung fortgesetzter inadäquater diagnostischer und/oder therapeutischer Maßnahmen durch weitere Ärzte.

▶ Wichtig bleibt immer, daß der behandelnde Arzt vorsichtig, aber konsequent den Gesundheitszustand des hypochondrischen Patienten kontrolliert. Hat der Arzt einmal eine auch noch so leichte Gesundheitsstörung übersehen, wird ihm das Vertrauen vom Patienten unverzüglich entzogen; das hypochondrische Syndrom wird dann in wahrscheinlich noch stärkerer Weise in Erscheinung treten.

Literatur

Bräutigam, W.: Reaktionen, Neurosen, Abnorme Persönlichkeiten, 6. Aufl. Thieme, Stuttgart–New York 1994.

Feldmann, H.: Hypochondrie. Springer, Berlin–Heidelberg–New York 1972.

Mester, H.: Der hypochondrische Patient. In: Tölle, R. (Hrsg.): Seelische Krankheiten und psychosomatische Störungen. Urban & Schwarzenberg, München–Wien–Baltimore 1982.

Rief, W.: Multiple Somatoforme Symptome und Hypochondrie. Huber, Bern–Göttingen–Toronto 1995.

5.4 Der Patient mit organisch nicht begründeten körperlichen Beschwerden

(ICD-10: F45.0, F45.1, F45.3, F45.4, F45.8)

Allgemeines: Somatisierungsstörung, somatoforme Schmerzstörung. Im Gegensatz zu dem hypochondrischen Patienten (→B5.3) mit seiner Furcht, an einer oder mehreren schweren und fortschreitenden körperlichen Erkrankungen zu leiden, ohne daß es einen objektiven Anhaltspunkt dafür gibt, berichtet der Patient mit einer Somatisierungsstörung über multiple, wiederholt auftretende und häufig wechselnde körperliche Symptome. Bei den Somatisierungsstörungen liegt der Hauptakzent auf den Symptomen selbst und ihren individuellen Auswirkungen. Zahlreiche vorangegangene Untersuchungen ergaben keine organischen Befunde, die als Ursache für die Beschwerden angesehen werden konnten. Alle Behandlungsversuche waren erfolglos. Bei dem Erkrankten besteht eine Diskrepanz zwischen dem (subjektiven) Befinden und dem (objektiven) Befund. Sind körperliche Befunde vorhanden, so erklären sie nicht die Art und das Ausmaß der Symptome oder des Leidens und die innere Beteiligung des Patienten. Es können Depressions- und Angstsymptome hinzukommen.

Diagnostik: diagnostisches Gespräch mit Erhebung der Anamnese (→C1) und des psychischen Befundes (→C4), allgemein-körperliche (→C2) und neurologische (→C3) Untersuchung.

Differentialdiagnosen: Alle körperlichen Erkrankungen, dissoziative Störungen (→B5.2), hypochondrische Störung (→B5.3), affektive (→B1) und Angststörungen (→B5.5).

Therapie

▶ Wichtig und nahezu unabdingbar: Vertrauen des Kranken in die Kompetenz des Arztes.

▶ Wichtig: Auf die Transparenz und die Verstehbarkeit der ärztlichen Überlegungen zu Diagnostik und Therapie sollte besonderen Wert gelegt werden.

▶ Aufbau und Aufrechterhaltung einer längerfristigen therapeutischen Beziehung und damit:
  ● Verhinderung weiterer „Odysseen" durch die Arztpraxen und Kliniken.
  ● Gleichzeitig müssen die Beschwerden und die Klagen des Patienten ernstgenommen werden.

▶ Ziele der ärztlichen Therapie:
  ● Relativierung unrealistischer Ziele (z.B. Heilung).
  ● Erarbeitung eines Krankheitsverständnisses, bei dem körperliche und seelische Faktoren hinsichtlich der Beschwerden miteinander interagieren.
  ● Reduzierung von gegebenenfalls medikamentösen und/oder anderen somatischen Behandlungsverfahren auf das unbedingt Notwendige.
  ● Abbau von Schon-/Vermeidungsverhalten und Aufbau körperlicher oder sportlicher und sozialer Aktivitäten.

▶ Psychotherapeutische Behandlungsmethoden:
  ● Supportive Psychotherapie (→D1)
  ● Kognitive Verhaltenstherapie (→D2.2.2, D2.2.3).

▶ Medikamentöse Therapie:
- Ob eine Behandlung mit Psychopharmaka eine Besserung bewirkt, ist fraglich. Ein Versuch mit niedrig dosierten Antidepressiva (→D3.3) oder Neuroleptika (→D3.2) kann gemacht werden.
- In der Regel hat der Patient jedoch schon zahlreiche frustrierende medikamentöse Behandlungsversuche hinter sich.

Achtung: Keine Verordnung von Tranquilizern (→D3.1) und/oder Analgetika wegen des Abhängigkeitsrisikos!

B

Literatur

Rief, W: Multiple somatoforme Symptome und Hypochondrie. Huber, Bern–Göttingen–Toronto 1995.

Hiller, W., W. Rief: Somatoforme Störungen. In: Berger M. (Hrsg.): Psychiatrie und Psychotherapie. Urban & Schwarzenberg, München–Wien–Baltimore 1999.

Rudolf, G., P. Henningsen (Hrsg.): Somatoforme Störungen. Theoretisches Verständnis und therapeutische Praxis. Schattauer, Stuttgart–New York 1998.

5.5 Der Patient mit Zwangssymptomen

(ICD-10: F42)

Allgemeines: „Zwang liegt vor, wenn sich Denkinhalte oder Handlungsimpulse immer wieder aufdrängen und nicht unterdrückt oder verdrängt werden können, obwohl erkannt wird, daß sie unsinnig und grundlos sind" (Tölle). Wird den Impulsen nicht nachgegangen, entwickelt sich Angst und manchmal auch Panik. Pathologische Zwänge äußern sich im Denken (Zwangsdenken, -vorstellungen), im Bereich von Gefühlen, Trieben und Strebungen (Zwangsantriebe, -impulse) und im Verhalten (Zwangsverhalten, -handlungen, Kompulsionen). Ätiologisch beteiligt sind Anlagefaktoren, anankastische Persönlichkeitsstruktur und hirnorganische Faktoren (häufiger als bei anderen Neuroseformen!). Psychodynamisch gesehen sind bei Zwangskranken Triebsphäre und Gewissen zugleich stark ausgeprägt. In der frühen Entwicklung strenge Erziehung zu Ordentlichkeit und Sauberkeit. Die Libido in der ödipalen Phase wird durch Verdrängung in der analen Phase fixiert. Regression als Rückkehr zum magischen Denken. Zwangshandlungen sollen Bedrohung und Gefahr abwehren.

Diagnostik: diagnostisches Gespräch mit Erhebung der Anamnese (→C1) und des psychischen Befundes (→C4), allgemein-körperliche (→C2) und neurologische (→C3) Untersuchung.

Differentialdiagnosen: Abgrenzung zum Normalen, zur anankastischen Persönlichkeit, zum ausgeprägt Ordentlichen, pedantisch Sauberen usw.

ist oft sehr schwierig. Anankastische Depression (→B1.4), Schizophrenien (→B2), Zwangssyndrome bei hirnorganischen Erkrankungen (→B3), Wahnerkrankungen (→B2.1; Unterscheidungskriterium: Wahnkranke empfinden die „Zwänge" nicht als unsinnig), süchtige Fehlhaltung (→B7) („Zwang" zum Trinken usw.).

Therapie

▶ Die Behandlung Zwangskranker ist schwierig, langwierig und prognostisch nicht selten ungünstig.

▶ Primär entlastend wirkt schon das Gespräch mit dem Arzt (→D1) über die belastenden Zwänge.

▶ Grundsätzlich möglich sind eine psychodynamisch orientierte Psychotherapie (→D2.2.1), kognitive Therapie (→D2.2.3) oder eine Verhaltenstherapie, die heute als Methode der 1. Wahl gilt (→D2.2.2).

▶ Gelegentlich hilft die Technik der „paradoxen Intervention".

▶ Auch autosuggestive Verfahren und das autogene Training können hilfreich eingesetzt werden.

▶ Bei schwerer Zwangssymptomatik und psychotherapeutischer Unzugänglichkeit sind, aber auch gleichzeitig mit Psychotherapie, Psychopharmaka (→D3) indiziert mit dem Therapieziel der affektiven Entlastung. Neuroleptika (→D3.2) und Tranquilizer (→D3.1, Vorsicht wegen Abhängigkeitsentwicklung!) zeigen jedoch nur begrenzte Effekte und sind nicht zu empfehlen. In jüngerer Zeit wurde immer wieder über den erfolgreichen Einsatz von Antidepressiva (→D3.3) berichtet, und zwar derjenigen, die überwiegend oder selektiv in den Serotoninstoffwechsel eingreifen (sog. Serotonin-Reuptake-Inhibitoren [SSRI], z.B. Fevarin®, Fluctin®, Tagonis®/Seroxat®) oder Anafranil®. Die Präparate sind in mittlerer bis hoher Dosis und über längere Zeit (Monate!) zu verordnen. Stets sind die Kontraindikationen und die Risiken der Psychopharmakotherapie zu beachten!

▶ Bei Fortbestehen der Zwangssymptomatik auf längere Sicht:
  ● Stützende und führende Psychotherapie (→D1) mit Gelegenheit zu Aussprachen über die krankheitsbedingten Probleme.
  ● Stets sollte geprüft werden, ob die o.g. Psychopharmaka, evtl. in kritischen Phasen intermittierend eingesetzt, hilfreich sein können.

Literatur

Ambühl, H.: Psychotherapie der Zwangsstörungen. Thieme, Stuttgart – New York 1998.
Benedetti, G.: Psychodynamik der Zwangsneurose. 2. Aufl. Wissenschaftliche Buchgesellschaft, Darmstadt 1989.

Bräutigam, W.: Reaktionen, Neurosen, Abnorme Persönlichkeiten, 6. Aufl. Thieme, Stuttgart–New York 1994.

Hand, I.: Verhaltenstherapie für Zwangskranke und deren Angehörige. In: Möller, H.-J. (Hrsg.): Therapie psychiatrischer Erkrankungen. Enke, Stuttgart 1993.

Hand, I.: Ambulante Verhaltenstherapie bei Zwangsstörungen. Fortschr. Neurol. Psychiat. 63 (1995) Sonderheft 1, 12–18.

Hoffmann, S. O., G. Hochapfel: Einführung in die Neurosenlehre und Psychosomatische Medizin, 6. Aufl. Schattauer, Stuttgart–New York 1999.

Hohagen, F.: Zwangsstörungen. In: Berger, M. (Hrsg.): Psychiatrie und Psychotherapie. Urban & Schwarzenberg, München–Wien–Baltimore 1998.

Lakatos, A., H. Reinecker: Kognitive Therapie bei Zwangsstörungen. Ein Therapiemanual. Hogrefe, Göttingen–Bern–Toronto 1998.

Lang, H.: Zwang. Psychoanalytische Therapie. In: Senf, W., M. Broda (Hrsg.): Praxis der Psychotherapie. Ein integratives Lehrbuch für Psychoanalyse und Verhaltenstherapie. Thieme, Stuttgart–New York 1996.

Osterheider, M.: Trends in der medikamentösen Therapie bei Zwangsstörungen. Fortschr. Neurol. Psychiat. 63 (1995) Sonderheft 1, 23–27.

Quint, H.: Die Zwangsneurose aus psychoanalytischer Sicht. Springer, Berlin–Heidelberg–New York 1988.

Winkelmann, G., F. Hohagen: Zwangsstörungen – stationäre Verhaltenstherapie. Fortschr. Neurol. Psychiat. 63 (1995) Sonderheft 1, 23–27.

Zaudig, M., W. Hauke, U. Hegerl: Die Zwangsstörung. Diagnostik und Therapie. Schattauer, Stuttgart–New York 1998.

5.6 Der ängstliche Patient

(ICD-10: F41)

Allgemeines: Wird das Krankheitsbild wesentlich von Angst geprägt, spricht man von einer Angstneurose oder Angststörung. Im übrigen ist Angst ein bei neurotischen Erkrankungen weitverbreitetes Phänomen. Zur Phänomenologie der Angst (s. S. 16 →A5). Ursächlich spielt die sensitive, übergewissenhafte Persönlichkeitsstruktur eine Rolle; psychodynamisch erscheinen Aggressionshemmungen wichtig; in der Kindheit der Angstneurotiker finden sich Erlebnisse von Verunsicherung. Ein Anlagefaktor kann nicht ausgeschlossen werden. Lerntheoretisch interpretiert ist Angst ein klassischer Konditionierungseffekt durch äußere Stimuli.

Nach der kognitiven Therapie entwickelt sich Angst infolge eines Mangels von Kontrollmöglichkeiten zur Bewältigung von Anforderungen. Es entsteht eine angsterzeugende Hilflosigkeit im Sinne irrationaler Überzeugungen (Ellis). Tritt die Angst anfallsartig auf, spricht man heute von einer Panikstörung. Differentialdiagnostische Schritte zur Erkennung und Zuordnung von Angstzuständen sind der Abbildung B.2 zu entnehmen.

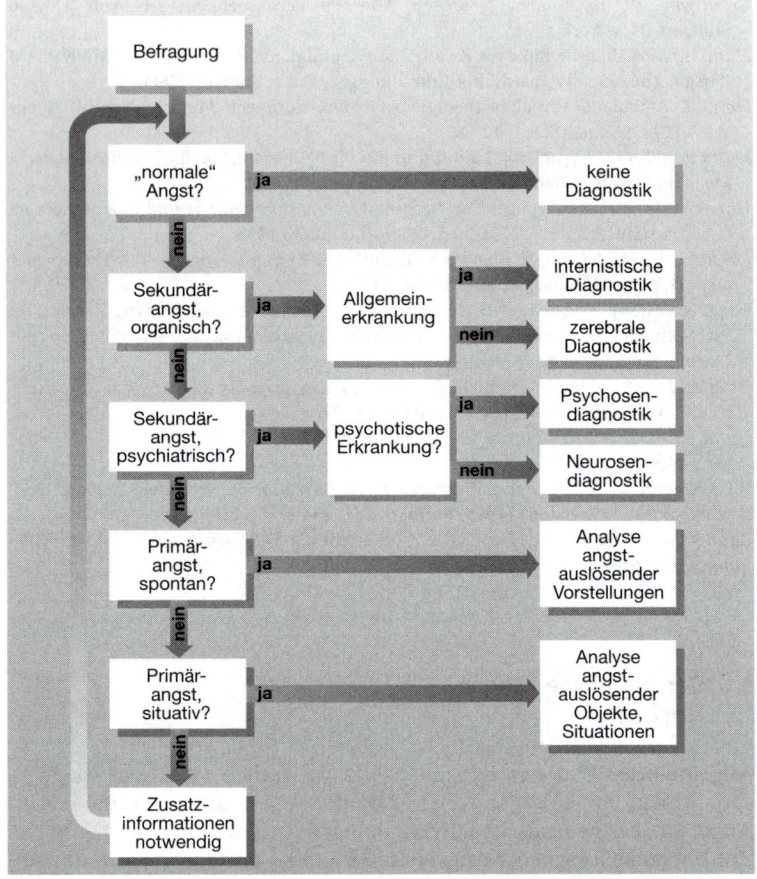

Abbildung B.2: Differentialdiagnostische Schritte zur Erkennung und Zuordnung von Angstzuständen.
(nach: Strian, F.: Differentialdiagnose klinischer Angstsyndrome.
In: Helmchen, H., H. Hippius: Psychiatrie für die Praxis. Medizin Verlag München, München 1985)

Diagnostik: diagnostisches Gespräch mit Erhebung der Anamnese (→C1) und des psychischen Befundes (→C4), allgemein-körperliche (→C2) und neurologische (→C3) Untersuchung.
Differentialdiagnosen: Angst als normale Erlebnisqualität, bei Psychosen (→B1, B2), bei allgemein-körperlichen und hirnorganischen Erkrankungen (→B3) und Neurosen (→B4).

Therapie

Psychotherapeutische Maßnahmen

▶ Behandlung akuter Angstzustände in der Notfallsituation →A5.

▶ Initial Entscheidung, ob Angst als Symptom behandelt oder primär den zugrundeliegenden (unbewußten) seelischen Konflikten nachgegangen werden soll.

▶ Entsprechend ist die Auswahl der Psychotherapieverfahren (→D2):
  • Symptomorientierte Verfahren
    – autogenes Training und andere Entspannungsverfahren
    – Verhaltenstherapie (in Form von z. B. Desensibilisierung, Reizüberflutung, Selbstsicherheitstraining u. a., →D2.2.2)
  • Auf die Ursachen zielende Verfahren
    – psychoanalytische Therapie (→D2.2.1)
    – kognitive Therapie (→D2.2.3)

Medikamentöse Therapie

▶ Bei schweren Angstzuständen, die zudem in der akuten Phase kaum systematisch durch Psychotherapie im engeren Sinn beeinflußt werden können, ist eine medikamentöse Behandlung mit Tranquilizern (→D3.1), sedierenden Neuroleptika (→D3.2) oder Antidepressiva (→D3.3) indiziert. Bei nicht hochakuten, jedoch medikamentös behandlungsbedürftigen Angstzuständen ist das „selektive" Anxiolytikum Bespar® indiziert, insbesondere dann, wenn zuvor keine Behandlung mit einem Benzodiazepin-Präparat durchgeführt worden ist. Ein Behandlungsversuch mit einem Beta-Rezeptorenblocker (z. B. Dociton®) in niedriger Dosis erscheint ebenfalls indiziert.

▶ Kontraindikationen und Risiken der Psychopharmakotherapie müssen abgewogen und beachtet werden.

▶ Die anxiolytische Pharmakotherapie ist eine Zusatztherapie, die die symptom- oder auch ursachenorientierte psychotherapeutische Behandlung anfangs vielleicht erst möglich macht, dann erleichtert. In einer späteren Phase kann sie aber auch für eine Psychotherapie blockierend wirken, da durch eine schnelle pharmakologische Anxiolyse (die oft nur so lange wirkt, wie das Medikament gegeben wird) sehr schnell die Motivation für ein fraglos belastendes, langwieriges Psychotherapieverfahren verlorengeht. **Cave:** Gewöhnungseffekte oder Suchtentwicklung!

Die medikamentöse Behandlung der Angst sollte, auch wegen der medikamentenbedingten zeitlichen Begrenzungen der Behandlungsdauer (→D3.1), nur so lange beibehalten werden, bis der Patient für eine Psychotherapie zugänglich geworden ist.

Literatur

Bassler, M., S. O. Hoffmann: Psychoanalytische Therapie bei Patienten mit Angsterkrankungen (Angstneurosen). In: Möller, H.-J. (Hrsg.): Therapie psychiatrischer Erkrankungen. Enke, Stuttgart 1993.

Boerner, R., B. Gülsdorff, J. Margraf: Die Panikstörung. Diagnose und Behandlung. Schattauer, Stuttgart–New York 1997.

Faust, V. (Hrsg.): Angst – Furcht – Panik. Hippokrates, Stuttgart 1986.

Götze, P. (Hrsg.): Leitsymptom Angst. Springer, Berlin–Heidelberg–New York–Tokyo 1984.

Hand, I.: Verhaltenstherapie bei Patienten mit Angsterkrankungen. In: Möller, H.-J. (Hrsg.): Therapie psychiatrischer Erkrankungen. Enke, Stuttgart 1993.

Hippius, H., H. E. Klein, F. Strian: Angstsyndrome. Diagnostik und Therapie. Springer, Berlin–Heidelberg–New York 1998.

Kasper, S., H.-J. Möller (Hrsg.): Angst- und Panikerkrankungen. Fischer, Jena–Stuttgart 1995.

Kielholz, P., C. Adams (Hrsg.): Die Vielfalt von Angstzuständen. Deutscher Ärzte-Verlag, Köln 1989.

Margraf, J., S. Schneider: Panik. Angstanfälle und ihre Behandlung, 2. Aufl. Springer, Berlin–Heidelberg–New York 1990.

Mavissakalian, M. R., R. F. Prien (Eds.): Long-Term Treatments of Anxiety Disorders. American Psychiatric Press, Washington–London 1996.

Mentzos, S. (Hrsg.): Angstneurose. Psychodynamische und psychotherapeutische Aspekte. Fischer Taschenbuch-Verlag, Frankfurt 1993.

Morschilzky, M.: Angststörungen. Springer, Berlin–Heidelberg–New York 1998.

Nissen, G. (Hrsg.): Angsterkrankungen. Prävention und Therapie. Huber, Bern–Göttingen–Toronto 1995.

Strian, F. (Hrsg.): Angst. Grundlagen und Klinik. Springer, Berlin–Heidelberg–New York–Tokyo 1983.

5.7 Der phobische Patient

(ICD-10: F40)

Allgemeines: Phobie ist eine anhaltende, übermäßige und irrationale Furcht vor einem bestimmten Objekt, einer Tätigkeit oder einer Situation, die zu dem dringenden Wunsch führt, die Konfrontation mit dem gefürchteten Objekt, der Tätigkeit oder der Situation (den phobischen Stimulus) zu vermeiden. Es besteht Einsicht in die Unbegründetheit der Phobie. Über das Vermeidungsverhalten kommt es oft zu „Zwangshandlungen". Oft gehen den Phobien anfallsartige Angstzustände (Panik) voraus oder treten unmittelbar während der Konfrontation mit dem phobieauslösenden Stimulus auf. Psychodynamisch interpretiert sind Phobien auf ungelöste Konflikte zurückzuführen. Ein Anlagefaktor ist zu vermuten. Die Persönlichkeitsstruktur des Phobikers ist häufig sensitiv, übergewissenhaft und ängstlich. Nach biologischen Entstehungsmodellen bestehen eine psychophysiologische Spontanaktivität und verzögerte Habituation bei Wiederholungsreizen.

Diagnostik: diagnostisches Gespräch mit Erhebung der Anamnese (→C1) und des psychischen Befundes (→C4), allgemein-körperliche (→C2) und neurologische (→C3) Untersuchung.

Differentialdiagnosen: Eine Differenzierung nach den Erscheinungsformen ist notwendig. Am häufigsten gibt es die Agoraphobie, abzugrenzen gegen Angstzustände (frei flottierende, nicht zielgerichtete Angst, →B5.5), Zwangserkrankungen (→5.4), Herzneurosen (→B5.7), endogene Depressionen (→B1.4). Alkohol- und Tranquilizerabusus (→B8.1, B8.2) kann (agora)phobische Erkrankungen verdecken.

B

Therapie

▶ Phobien können zu akuten Angst- und Erregungszuständen führen (zur Therapie in Notfallsituationen →A5 und A6).

▶ Bei nicht durch akute Notsituationen komplizierter Phobie:
  - Grundsätzlich: Es wird nie die Phobie allein, sondern stets der Mensch mit seiner Phobie behandelt. Daher ist eine individuell angepaßte Gestaltung des Therapieansatzes notwendig. Zuerst sollte ein psychotherapeutischer Zugang zum Patienten gesucht werden; Pharmakotherapie kann als zweiter Schritt indiziert sein. Kombinationen beider Behandlungsformen sind möglich.
  - Die mittel- bis langfristige Behandlung von Phobien gehört immer in die Hand eines sowohl psycho- wie pharmakotherapeutisch erfahrenen Arztes.
  - Eine Indikation für Psychotherapie ist immer gegeben:
    – Am besten bewährt hat sich die Verhaltenstherapie (→D2.2.2).
    – Alternativ: psychoanalytisch orientierte Psychotherapie (→ D2.2.1).
  - Der Versuch einer Beeinflussung der Symptomatik durch eine Psychopharmakotherapie (→D3) ist bei schweren Phobien gerechtfertigt, wobei stets eine Kombination mit psychotherapeutischen Verfahren angestrebt werden muß.
    – Eine Nutzen-Risiko-Abwägung muß jeder Pharmakotherapie vorangestellt werden.
    – Nach bisherigen Erfahrungen ist ein Versuch mit Antidepressiva (→D3.3), z.B. Anafranil® 75–150 mg/Tag p.o. oder Tagonis® 20–

40 mg/Tag p.o., oder mit einem Monoaminooxidasehemmer, z. B.
Aurorix® 300–600 mg/Tag p.o., zu empfehlen.
– Tranquilizer haben Nachteile aufgrund ihrer hypno-sedativen
  Wirkung und des Risikos der Abhängigkeitsentwicklung und sind
  allenfalls in akuten, ängstlich-phobischen Situationen indiziert.

Literatur (→B5.6, S. 110)

5.8 Der herzphobische Patient
(ICD-10: F45.30)

Allgemeines: Bei herzphobischen (herzneurotischen) Patienten treten
ohne krankhaften körperlichen Befund elementare Angstzustände auf, in
denen der Patient das sofortige Aussetzen seiner Herztätigkeit und den
Tod befürchtet. Die Symptomatik kann z. b. mit Übelkeit, Schwindel, innerer Unruhe und einem leichten Beklemmungsgefühl über dem Herzen
beginnen. Später wird starkes Herzklopfen wahrgenommen, es kommt zu
einem Blutdruckanstieg, zu Atemnot, Schweißausbruch, Ohnmachtsge-
fühl, Zittern und elementarer Angst (Vernichtungs- und Todesangst).
Nach dem ersten Anfall Beginn einer phobischen Entwicklung mit ständiger Angst vor einem weiteren Anfall, ängstlicher Beobachtung der Herz-
funktionen, Vermeidungsverhalten mit dem Ziel, das Herz zu schonen.
Herzphobien neigen zur Chronifizierung. Neigung zu Selbstmedikation
des Patienten mit Alkohol (!). Betroffen sind überwiegend Menschen im
3. und 4. Lebensjahrzehnt, Männer häufiger als Frauen (etwa 3:2). Im
Vorfeld der Erkrankung sind häufig Konflikte, Überforderungen, Streß,
Enttäuschungen, Situationen von Alleinsein und Verlassenwerden, Herz-
tod-Erfahrungen aus der näheren Umgebung zu erkennen. Starker
Kaffee- und Nikotingenuß können Auslöser sein. Psychodynamisch ge-
sehen kommt es nach längerer neurotischer Entwicklung durch die o.g.
Auslöser zur Symptombildung. In der Zeit vor Symptomausbruch kon-
kurrierten Abhängigkeitsgefühle, Liebeserwartung und aggressive Todes-
wünsche miteinander, und Trennungsängste bestimmten unbewußt das
Leben.
Diagnostik: diagnostisches Gespräch mit Erhebung der Anamnese
(→C1) und des psychischen Befundes (→C4), allgemein-körperliche
(→C2) und neurologische (→C3) Untersuchung.
Differentialdiagnosen: alle organischen und funktionellen Herzerkran-
kungen, Angstzustände im Rahmen agitierter Depressionen (→B1.4),
Angstneurosen (→B4.5), Phobien (→B4.6) und hypochondrische Neuro-
sen (→B4.3).

Therapie

Bei hochakuter Symptomatik

▶ In Notfallsituationen →A5 und A6.

▶ Beruhigende, sachliche Zuwendung im Gespräch.

▶ Wenn dadurch keine ausreichende Sedierung zu erreichen ist:
  - Gabe eines Tranquilizers (→D3.1), z. B. Valium® 5(–10) mg p.o., i. m. oder i.v. als Einzeldosis. (Beachte: Gefahr der Abhängigkeitsentwicklung!)
  - Evtl. Verordnung eines Betarezeptoren-Blockers, z.B. Dociton® 40–80 mg p.o. (**Beachte:** kardiologische Kontraindikationen!)

Mittelfristige Maßnahmen

▶ Pharmakotherapie mit Tranquilizern (→D3.1) oder anderen sedierenden Psychopharmaka bringt eine nur kurzfristig wirksame Hilfe!

▶ Dringend erforderlich ist Psychotherapie, die, je früher sie beginnt, um so effektiver und weniger aufwendig und zeitraubend ist, zumal sie einer chronischen Entwicklung entgegenwirken kann.
  - Primär indiziert ist eine psychoanalytisch orientierte, konfliktaufdeckende Psychotherapie (→D2.2.1).
  - Alternativ kann auch Verhaltenstherapie (→D2.2.2) durchgeführt werden.
  - Die psychoanalytisch orientierte Therapie kann auch mit Techniken der Verhaltenstherapie kombiniert werden. Es empfiehlt sich dann ein „Therapeuten-Splitting".

▶ Zusätzlich physikalische Therapie (→D7), z.B. Sport, Gymnastik, Kneippsche Anwendungen, Bäder usw.

Vorsicht: Zu warnen ist vor zu langen (oft in internistischen Abteilungen fehlplazierten) Krankenhausaufenthalten, vor körperlicher Schonung und ständiger medikamentöser Sedierung. Beachte: Gefahr der Abhängigkeitsentwicklung bei langdauernder Benzodiazepinbehandlung! (→D3.1)

Literatur

Hoffmann, S. O., G. Hochapfel: Einführung in die Neurosenlehre und Psychosomatische Medizin, 6. Aufl. Schattauer, Stuttgart–New York 1999.

Schonecke, O.: Herzangst. Ursachen der Herzangst und ihre Behandlung. Hogrefe, Göttingen–Bern–Toronto 1998.

Richter, H. E., D. Beckmann: Herzneurose, 3. Aufl. Thieme, Stuttgart 1986.

5.9 Der Patient mit Entfremdungserleben (Depersonalisation/Derealisation)

(ICD-10: F48.1)

Allgemeines: Bei der **Depersonalisation,** einer Störung des Ich-Erlebens, werden psychische Vorgänge wie Wahrnehmen, Körperempfinden, Fühlen, Denken und Handeln als nicht mehr der eigenen Person zugehörig erlebt. Bei der **Derealisation** ist die Außenwelt als Umwelt der eigenen Person, als ihre Daseinswelt, in das Entfremdungserleben einbezogen. Beide gehören zu den unspezifischen menschlichen Reaktionsweisen. Sie treten allein oder im Rahmen anderer psychischer Erkrankungen auf, gehören aber auch in bestimmten Lebenssituationen (z. B. Schrecksituationen, Katastrophenerleben, akute Trauer) zum normalen Erleben. Die Übergänge zum Pathologischen sind fließend. Häufiger bei Jugendlichen und asthenischen(-anankastischen) Persönlichkeitsprägungen auftretend. Psychodynamisch als Abwehrmechanismen des Ichs gegen nicht zu bewältigende Erlebnisinhalte (z. B. schuldhaft empfundene aggressive Regungen) zu interpretieren.

Diagnostik: diagnostisches Gespräch mit Erhebung der Anamnese (→C1) und des psychischen Befundes (→C4), allgemein-körperliche (→C2) und neurologische (→C3) Untersuchung.

Differentialdiagnosen: schwere depressive Episode, z. B. „Gefühle der Gefühllosigkeit" (→B1.4), Schizophrenien (→B2), phobische Störungen (→B5.7), Zwangsstörungen (→B5.5).

Therapie

▶ Bei neurotisch bedingtem Entfremdungserleben ist psychoanalytisch orientierte Psychotherapie (→D2.2.1) indiziert.

▶ Symptomgerichtetes Vorgehen ist wenig erfolgversprechend.

▶ Psychopharmaka, insbesondere Tranquilizer (→D3.1), Neuroleptika (→D3.2) und Antidepressiva (→D3.3), zeigen keine positiven Effekte, bringen gelegentlich zwar eine kurzfristige Erleichterung des Krankheitserlebens, in der Regel aber auf längere Sicht eine Verstärkung der Symptomatik.

▶ Depersonalisations- und Derealisationssyndrome im Rahmen depressiver oder schizophrener Erkrankungen werden entsprechend den Regeln für die Therapie dieser Erkrankungen (→B1, B2) behandelt.

Literatur

Meyer, J.-E.: Die Entfremdungserlebnisse. Über Herkunft und Entstehungsweisen der Depersonalisation. Thieme, Stuttgart 1959.

Meyer, J.-E. (Hrsg.): Depersonalisation. Wege der Forschung, Bd. 72. Wissenschaftliche Buchgesellschaft, Darmstadt 1968.

5.10 Der eßgestörte Patient (Anorexia nervosa, Bulimie)
(ICD-10: F50)

Allgemeines: Die **Anorexia nervosa** (Synonyma: Pubertätsmagersucht, psychogene Magersucht) entsteht zumeist in der Pubertät oder Adoleszenz, in den meisten Fällen bei Mädchen, und ist gekennzeichnet durch gestörte Nahrungsaufnahme, Abmagerung und andere körperliche, insbesondere aber psychische Störungen. **Bulimie** (Hyperorexie, Heißhunger) kann episodisch im Rahmen der Magersucht, aber auch unabhängig von ihr auftreten. Das Auftreten dieser letzteren Form der Eßstörung scheint seit Jahren bei jüngeren Frauen an Häufigkeit zuzunehmen. Anorektische Patienten kommen oft sehr spät in ärztliche Behandlung. Häufig besteht ein kachektischer Zustand mit Bradykardie, erniedrigtem Grundumsatz, z.T. auch mit Ödemen. Wegen einer angeblichen Obstipation werden oft Abführmittel eingenommen, die zu Elektrolytstörungen führen können. Oft besteht eine süchtige Abhängigkeit von Appetitzüglern. Weiterhin ist eine Amenorrhö fast die Regel. Psychisch besteht ein starker Widerstand gegen die Einsicht in das Krankhafte des aktuellen Zustandes. Die Patienten sind weiterhin sehr aktiv, oft in hohem Maße leistungsorientiert. Im Hintergrund können Depressivität und Verzweiflung mit Suizidalität bestehen. Die Genese der Eßstörungen ist in der Regel neurotischer Natur, wobei unter psychodynamischem Aspekt eine psychosexuelle Entwicklungsretardierung angenommen wird. Regelmäßig ist die Beziehung zur Mutter gestört, das Konflikterleben ist vielschichtig.

Diagnostik: diagnostisches Gespräch mit Erhebung der Anamnese (→C1) und des psychischen Befundes (→C4), allgemein-körperliche (→C2) und neurologische (→C3) Untersuchung.

Differentialdiagnosen: anorektische Reaktionen in der Vorpubertät und Pubertät, die schnell wieder verschwinden; konsumierende körperliche Erkrankungen, hypophysäre Kachexie, Hypophysenvorderlappen-Insuffizienz und andere somatische Störungen.

Therapie

▶ Die Behandlung ist wegen des in der Regel vorhandenen Widerstandes gegen eine Gewichtszunahme schwierig und oft langwierig.

▶ Bei schwerer Anorexie ist immer eine stationäre psychiatrische Behandlung (→D11) notwendig. **Cave:** Falscheinweisung in eine nur internistisch arbeitende Abteilung.

▶ Leichtere und früh erkannte Anorexieerkrankungen können auch ambulant und im wesentlichen psychotherapeutisch behandelt werden (s. u.).

▶ Bei schwerer, vital bedrohlicher Abmagerung ist primär eine somatische Behandlung indiziert, zumal die Patienten wegen des schlechten körperlichen und seelischen Allgemeinzustandes einer psychotherapeutischen Bearbeitung ihrer Probleme nicht gewachsen sind.

▶ Die Patienten sind wie körperlich Schwerkranke zu behandeln: mit hochkalorischer Kost (notwendigerweise häufig durch Nasen-Magen-Verweilsonde und vorübergehende Bettruhe) und exakter Überwachung der körperlichen Funktionen. Vor allem: Kontrolle der Vitalfunktionen.

▶ Unfruchtbare Auseinandersetzungen über die Gewichtsprobleme sollten vermieden werden.

▶ Zur affektiven Dämpfung (und wegen ihrer appetit- und gewichtssteigernden Wirkung) können Neuroleptika (→D3.2) in mittlerer Dosierung, z.B. Orap® 2–4 mg p.o., Taxilan® 100–200 mg p.o. oder Melleril® 100–200 mg p.o., gegeben werden.

▶ Nach einigen Wochen und nach Erreichen eines nicht mehr vital bedrohlichen Gewichtes können psychotherapeutische Verfahren (→D2) in den Vordergrund der Behandlung gestellt werden.

▶ Auch in dieser Behandlungsphase muß mit Widerständen, mit Nahrungsverweigerung und Gewichtsverlust gerechnet werden.

▶ Schwerpunkt der Behandlung muß eine psychoanalytisch orientierte Psychotherapie sein (→D2).

▶ Nützlich kann in dieser Situation ein „splitting" der Behandlung sein: Ein Arzt führt die Psychotherapie durch, ein anderer kümmert sich um die somatischen Aspekte der Erkrankung.

▶ Gleichzeitig werden die Schwierigkeiten der Nahrungsaufnahme verhaltenstherapeutisch (→D2.2.2) angegangen. Bewährt hat sich z.B. die Methode des operanten Konditionierens.

▶ Je jünger der Patient ist, desto notwendiger ist die Einbeziehung der Familie in die Psychotherapie.

Literatur

Fichter, M.M.: Anorektische und bulimische Eßstörungen. In: Berger, M.: Psychiatrie und Psychotherapie. Urban & Schwarzenberger, München–Wien–Baltimore 1999.

Jacobi, C., A. Thiel, T. Paul: Kognitive Verhaltenstherapie bei Anorexia und Bulimia nervosa. Psychologie Verlags Union, Weinheim 1996.

Janssen, P. L. (Hrsg.): Klinik der Eßstörungen – Magersucht und Bulimie. Fischer, Stuttgart 1997.

Meermann, R., W. Vandereycken: Therapie der Magersucht und Bulimia nervosa. Ein klinischer Leitfaden für den Praktiker. de Gruyter, Berlin–New York 1987.

Mester, H.: Die Anorexia nervosa. Springer, Berlin–Heidelberg–New York 1981.

Reich, G., M. Cierpka: Psychotherapie der Eßstörungen, Thieme, Stuttgart–New York 1997.

Selvini Pallazoni, M.: Magersucht. Von der Behandlung einzelner zur Familientherapie. 6. Aufl. Klett-Cotta, Stuttgart 1995.

Willenberg, H.: Psychoanalytische Therapie bei Anorexia nervosa und Bulimia nervosa. In: Möller, H.-J. (Hrsg.): Therapie psychiatrischer Erkrankungen. Enke, Stuttgart 1993.

B

6 Persönlichkeitsstörungen

(ICD-10: F60, F61)

Allgemeines: „Von Persönlichkeitsstörungen spricht man, wenn eine Persönlichkeitsstruktur durch starke Ausprägung bestimmter Merkmale so akzentuiert ist, daß sich hieraus ernsthafte Leidenszustände oder/und Konflikte ergeben. Die Abweichung vom gesunden Seelenleben besteht weniger in dem Merkmal an sich als in dessen Prägnanz und Dominanz" (Tölle 1986). Synonym werden die Begriffe Psychopathie, psychopathische, abnorme oder akzentuierte Persönlichkeit benutzt. Prävalenz bei ca. 5 % der Bevölkerung. Bei der Entstehung wirken hereditäre Faktoren, Reaktionen auf Umwelteinflüsse und soziale Bedingungen in der Entwicklungsphase, Hirnschädigungen (z. B. perinatal erworbene minimale zerebrale Dysfunktion mit Teilleistungsschwächen) mit. Verlauf: Situativ bedingt, in der Intensität der Symptome schwankend, Krisen im frühen Erwachsenenalter häufiger, mit fortschreitendem Lebensalter langsame Beruhigung des Erscheinungsbildes, vielgestaltig und für einzelne Typen von Persönlichkeitsstörungen unspezifisch. Nur bei einem Drittel der Patienten ungünstige Krankheitsentwicklung. Konventionell werden folgende Typen von Persönlichkeitsstörungen beschrieben: anankastische, depressive, histrionische (hysterische), ängstliche (vermeidende), asthenische (abhängige), sensitive (selbstunsichere), hyperthyme, paranoide (querulatorische), schizoide, erregbare (emotional instabile), dissoziale (antisoziale), gemütsarme und haltschwache Persönlichkeiten.

Differentialdiagnosen: Keine scharfe Abgrenzung von den neurotischen Störungen (→B5) möglich. Fließende Übergänge zu den Psychosen (→B1, B2) unwahrscheinlich. „Persönlichkeitsstörung" allein ist keine sinnvolle Diagnose. Sie macht erst Sinn in Verbindung mit einer weiteren Krankheits- und Syndrombeschreibung, z. B. „Suizidalität bei depressiver Persönlichkeit" oder „Melancholie bei anankastischer Persönlichkeit" usw. Diagnostische Doppelklassifizierung (→F1) ist zu empfehlen. Nicht selten bestehen gleichzeitig Alkohol-(→B8.1) oder Drogenprobleme (→B8.2).

Auch leichtere hirnorganische Störungen können zu Persönlichkeitsstörungen führen.

Diagnostik: diagnostisches Gespräch mit Erhebung der Anamnese
(→C1) und des psychischen Befundes (→C4), allgemein-körperliche
(→C2) und neurologische (→C3) Untersuchung.

Therapie

Persönlichkeitsgestörte Menschen kommen in der Regel nicht wegen ihrer Persönlichkeitsstörung in die Sprechstunde. Häufig sind behandlungsbedürftige krisenhafte Zuspitzungen der Lebenssituation, psychopathologische und/oder somatische Störungen der Grund, z.B. Suizidalität
(→A3), Angstzustände (→A5), Erregungszustände (→A6) usw.

Psychotherapeutische Maßnahmen

▶ Ärztliches (psychotherapeutisch orientiertes) Gespräch (→D1).

▶ Evtl. konfliktzentrierte, analytisch orientierte Psychotherapie (→D2.2.1)
  mit gleichzeitig vorzuschlagenden verhaltenstherapeutischen (→D2.2.2)
  Maßnahmen, z.B.:
  ● Selbstsicherheitstraining,
  ● Verbesserung der Kontaktfindung,
  ● soziotherapeutische Maßnahmen (→D8).

▶ Auf längere Sicht stützende und führende Psychotherapie (→D2.1).

▶ Angebote von Hilfen für die Familie oder Angehörige.

▶ Krankenhausbehandlung sollte möglichst vermieden werden, es sei
  denn, es sind eindeutige Indikationen (→D11) gegeben. Es sollte sich
  dann immer nur um eine Krisenintervention handeln.

Medikamentöse Therapie

▶ Eine Behandlung der Persönlichkeitsstörungen mit Psychopharmaka
  (→D3) ist umstritten. Ggf. sollten akute Symptome behandelt werden.
  Keine Langzeitbehandlung!

▶ Steht Depressivität im Vordergrund, kann ein sedierend wirkendes Antidepressivum (→D3.3) indiziert sein, z.B. Saroten® 75(–150) mg/Tag
  p.o., Aponal® 75(–150) mg/Tag p.o. oder Stangyl® 75(–150) mg/Tag p.o.

▶ Stehen Angst, unkontrollierbare Impulsivität, Erregung und psychomotorische Unruhe im Vordergrund, kann mit einem Tranquilizer
  (→D3.1) behandelt werden, z.B. Valium® bis zu 15 mg/Tag p.o. oder
  andere Benzodiazepine. Kontraindikationen und Risiken sind zu beachten! Alternativ kann auch ein niedrig dosiertes Neuroleptikum
  (→D3.2) verordnet werden, z.B. Dipiperon® 80(–120) mg/Tag, Melle-

ril® retard 50(–150) mg/Tag p.o. oder Taxilan® 75(–150) mg/Tag p.o. Bei schlechter Compliance: Imap® 1,5 mg als wöchentliche intramuskuläre Depot-Injektion.

Behandlungskonzepte bei den jeweiligen Persönlichkeitsstörungen

▶ Bei **depressiven** Persönlichkeiten
  • Versuch einer kognitiven Verhaltenstherapie (→D2).
  • Stützende und adaptive Psychotherapie auf längere Sicht (→D1).

B

▶ Bei **hysterischen** Persönlichkeiten
  • Die psychotherapeutischen Regeln, z. B. Erhaltung der Ausgewogenheit von persönlicher Zuwendung und Distanz, müssen eingehalten werden, da der Patient gern den ärztlichen Kontakt in ein persönliches Verhältnis umzuwandeln versucht.

▶ Bei **asthenischen** Persönlichkeiten
  • Sorge für regelmäßige Erholung (Urlaube, Kur, physikalische Therapie, Gymnastik, Entspannungsverfahren usw.).
  • Soziotherapeutische Maßnahmen (→D8) auf längere Sicht.

▶ Bei **sensitiven** Persönlichkeiten
  • Behandlung von Selbstwertkrisen, hypochondrischen Fehlhaltungen usw. durch psychotherapeutische Bearbeitung von aktuellen Konflikten (→D1).
  • Erarbeitung von Verständnis des Patienten für seine eigene Struktur, für sein Abwehrverhalten.
  • Evtl. Selbstsicherheitstraining oder andere verhaltenstherapeutische Maßnahmen.

▶ Bei **paranoiden** und **querulatorischen** Persönlichkeiten
  • Versuch einer einsichtsorientierten Psychotherapie zur Aufdeckung unbewußter Motive für das aktuelle Verhalten (→D2.2.1).
  • Auf längere Sicht: stützende und führende Psychotherapie (→D1, D2.1).
  • Evtl. soziotherapeutische Maßnahmen (→D8).
  • Nötigenfalls Hilfen über die Einrichtung einer Betreuung (→E3).

▶ Bei **schizoiden** Persönlichkeiten
  • Psychotherapeutische Bearbeitung aktueller Konflikte (→D1).
  • Verbesserung der Kontaktfindung.
  • Evtl. Selbstsicherheitstraining oder andere verhaltenstherapeutische Maßnahmen (→D2.2.2).

▶ Bei **erregbaren, emotional instabile**n Persönlichkeiten
  • Verbesserung der Verarbeitungsfähigkeit von seelischen Spannungen in schwierigen Situationen durch beratende Gespräche (→D1)

oder vorsichtige psychotherapeutische, im wesentlichen verhaltenstherapeutisch orientierte Interventionen (→D2).

▶ Bei **antisozialen, gemütsarmen** und/oder **haltschwachen** Persönlichkeiten
  ● Oft ist eine Behandlung erst im Rahmen der forensischen Psychiatrie möglich.
  ● Im einzelnen: unterstützende oder konfliktzentrierte Psychotherapie einzeln oder in Gruppen oder Verhaltenstherapie (→D2).
  ● Soziotherapeutische Betreuung (→D5) auf längere Sicht.

Literatur

Beck, A. T., A. Freeman: Kognitive Therapie der Persönlichkeitsstörungen. 3. Aufl. Psychologie Verlags Union, Weinheim

Fiedler, P.: Persönlichkeitsstörungen. 2. Aufl. Psychologie Verlags Union, Weinheim 1995.

Kernberg, O. F.: Schwere Persönlichkeitsstörungen. Theorie, Diagnose, Behandlungsstrategien. 5. Aufl. Klett-Cotta, Stuttgart 1996.

Kernberg, O.F. (Hrsg.): Narzistische Persönlichkeitsstörungen. Schattauer, Stuttgart–New York 1996.

Sachse, R.: Persönlichkeitsstörungen. Psychotherapie dysfunktionaler Interaktionsstile. Hogrefe, Göttingen 1997.

Tölle, R.: Persönlichkeitsstörungen. In: Kisker, K. P., H. Lauter, J.-E. Meyer, C. Müller, E. Strömgren (Hrsg.): Psychiatrie der Gegenwart, Bd. 1, 3. Aufl. Springer, Berlin–Heidelberg–New York–Tokyo 1986.

Tölle, R.: Psychiatrie. Kapitel: Persönlichkeitsstörungen, 12. Aufl., Springer, Heidelberg–Berlin–New York–Tokyo 1999.

7 Der sich selbstbeschädigende Patient

(ICD-10: F68.1)

Allgemeines: Offene oder heimliche Selbstbeschädigungen, sogenannte artifizielle Störungen (d. h. das absichtliche Erzeugen oder Vortäuschen von körperlichen oder psychischen Symptomen oder Behinderungen durch den Patienten), sind ein gar nicht seltenes Phänomen (0,6–0,75 % in der Allgemeinbevölkerung). In den zurückliegenden Jahren ist hinsichtlich Diagnostik und Therapie das wissenschaftliche Interesse an dieser schwierigen Patientengruppe größer geworden.

Selbstbeschädigungen werden in der Regel erstmals vor dem 30. Lebensjahr ausgeführt. Der Kranke fügt sich (aus einer Affektspannung heraus) impulshaft an seiner Haut oberflächliche Verletzungen zu. Das sind Schnitte, Verätzungen, Verbrühungen, Verbrennungen, Abschürfungen usw., die er auch offen eingesteht („offene" Selbstbeschädigung). Werden körperliche Störungen durch unterschiedlichste Manipulationen heimlich erzeugt (z. B. das Setzen von Läsionen, Injektionen von Insulin oder infektiösem Material, gezieltes Mischen von Urin mit Blut, Fäzes, Speichel, Medikamenten; Schlucken von Blut, Fremdkörpern u. a.), spricht man von „heimlicher" Selbstbeschädigung.

Hinter dem selbstbeschädigenden Verhalten steht in der Regel keine Suizidabsicht. Diese Patienten kommen mit diffusen Beschwerden oder hochspezifischen Symptomen in die Sprechstunde oder Klinik. Die Folge ist eine oft lange „Patientenkarriere". Die Kranken werden immer wieder (meist klinisch) untersucht und behandelt, bis die Störung als solche erkannt wird und der Patient dann oft erst sehr spät auch dem Psychiater konsiliarisch vorgestellt wird.

B

Zur Frage der Entstehung selbstbeschädigenden Verhaltens gibt es biologische, lerntheoretische und psychodynamische Modellvorstellungen.

Diagnostische Zuordnung: Einmal kann das selbstbeschädigende Verhalten als Persönlichkeits- und Verhaltensstörung diagnostisch klassifiziert werden, dann aber tritt es auch im Rahmen einer größeren Zahl anderer psychischer Störungen auf, z. B. bei schizophrenen Erkrankungen (→B2), affektiven Störungen (→B1), Konversionsstörungen (→B5.2), Eßstörungen (→B5.9) oder Persönlichkeitsstörungen (→B6).

Diagnostik: Körperliche und neurologische Untersuchungen sind in der Regel schon ausgiebig durchgeführt worden. Auf Vorbefunde kann zurückgegriffen werden. Diagnostisches Gespräch mit Erhebung der Anamnese (→C1) und des psychischen Befundes (→C4).

Differentialdiagnosen: jede körperliche oder seelische Erkrankung, die die vorgetragenen Beschwerden und erkennbaren Symptome verursachen kann.

Therapie

▶ Häufig versuchen die Patienten auch in der Untersuchungssituation bei einem Psychiater die wahre Ursache ihrer Beschwerden zu verschleiern. Der Patient sollte daher von dem vorbehandelnden Arzt über seinen Verdacht eines selbstbeschädigenden Verhaltens und die Gründe für die Hinzuziehung des Psychiaters aufgeklärt werden.

▶ Mit Hilfe des ärztlich-psychotherapeutischen Gesprächs (→D1) sollte eine therapeutische Beziehung aufgebaut werden. Das geschieht nur sehr langsam und ist oft sehr schwierig und frustrierend.

Vorsicht: Keinesfalls sollte dem Patienten die in der Regel schon bekannte Diagnose konfrontativ mitgeteilt werden.

▶ Vermeidung weiterer extensiver (z. B. invasiver) Diagnostik.

▶ Vorsichtige psychotherapeutisch geführte Annäherung des Patienten an die Diagnosen, ohne daß dieser das Gefühl hat, sein Gesicht zu verlieren.

▶ Versuche, die Tatsache der (heimlichen) Selbstbeschädigungen in ein offen-vertrauliches Gespräch einzubringen.

▶ Den Patienten dazu zu gewinnen versuchen, gemeinsam mit seinem Therapeuten weitere Selbstbeschädigungen zu verhindern.

Die Verantwortung für die weitere Behandlung sollte im Einverständnis mit dem Patienten unbedingt von **einem** Arzt (**einer** Klinik) getragen werden.

▶ In schwierigen Situationen kann zur Reduzierung der Affektspannungen ein Psychopharmakon, z.B. ein sedierendes Neuroleptikum in niedriger Dosierung (→D3.2.2) oder Benzodiazepin (**cave:** Mißbrauch und Abhängigkeitsentwicklung! →D3.1), verordnet werden.

▶ Bei kritischer Entwicklung der Symptomatik kann vorübergehend stationäre Behandlung in einer psychiatrischen Klinik angezeigt sein.

▶ Der Patient sollte dazu gewonnen werden, sich einer langfristigen, möglichst psychoanalytisch-psychodynamischen stationären Therapie (→D2.2.1) zu unterziehen. Verhaltenstherapeutische Ansätze („Verträge") können gleichzeitig förderlich sein (→D2.2.2).

Die Behandlung (Psychotherapie) selbstbeschädigenden Verhaltens fordert vom Therapeuten hohe fachliche Kompetenz und Erfahrung.

▶ Als besonders günstig haben sich stationäre Langzeitbehandlungen oder eine sogenannte Intervalltherapie mit Unterbrechungen der stationären Behandlung erwiesen.

Literatur

Freyberger, H. J., R.-D. Stieglitz: Artifizielle Störungen. In: Berger, M. (Hrsg.): Psyachiatrie und Psychotherapie. Urban & Schwarzenberg, München–Wien–Baltimore 1999.

Herpertz, S., H. Sass: Offene Selbstbeschädigung. Nervenarzt 65 (1994) 296–306.

Paar, G. H.: Offene und heimliche Selbstbeschädigung. Extracta Psychiatrica 9 (1995) 21–27.

Paar, G. H., A. Eckhardt: Chronisch vorgetäuschte Störungen mit körperlichen Symptomen – eine Literaturübersicht. Psychother. med. Psychol. 37 (1987) 197–204.

Sachsse, U.: Selbstverletzendes Verhalten. 4. Aufl. Vandenhoek & Ruprecht, Göttingen–Zürich 1997.

Willenberg, H.: Schmerz bei heimlicher Selbstschädigung. In: Egle, U. T., S. O. Hoffmann (Hrsg.): Der Schmerzkranke. Grundlagen, Pathogenese, Klinik und Therapie chronischer Schmerzsyndrome aus bio-psycho-sozialer Sicht. Schattauer, Stuttgart–New York 1993.

8 Süchtige Fehlhaltungen
(ICD-10: F10–F19)

Allgemeines: Sucht ist eine körperliche und psychische Abhängigkeit von Drogen (Suchtstoffen), wobei sowohl die körperliche als auch die psychische Abhängigkeit stark überwiegen kann. Nach der Definition der WHO ist Rauschgiftsucht ein Zustand periodischer oder chronischer Intoxikation, der für das Individuum und/oder für die Gemeinschaft schädlich ist und durch den wiederholten Gebrauch von Drogen erzeugt wird. Typische Merkmale sind: übermächtiger Wunsch, das Suchtmittel zu beschaffen, Tendenz zur Dosissteigerung, Abhängigkeit, die sich im Auftreten eines Entziehungssyndroms bei Entziehung äußern kann. Zwischen Sucht und Gewöhnung ist eine Unterscheidung nicht mit Sicherheit möglich. Folgende Entwicklungsreihe wird immer wieder gesehen: Gebrauch → Mißbrauch → Gewöhnung → Abhängigkeit.

Die Suchtstoffabhängigkeit hat eine multifaktorielle Genese. Sie ist in Abbildung B.3 in groben Umrissen dargestellt.

Die Suchtstoffabhängigkeit wird nach der Art der Suchtstoffe beschrieben. In unserem Kulturkreis steht die Alkoholabhängigkeit (→B8.1) an erster Stelle. Unter dem Stichwort Medikamenten- und Drogenabhängigkeit (→B8.2) wird auf die Suchtbehandlung bei Abhängigkeit von Medikamenten und Suchtstoffen eingegangen. In jüngster Zeit wird häufiger auch von nichtstoffgebundenen Suchtformen, z.B. dem exzessiven Spielen („Spielsucht"), gesprochen. Ob es sich dabei um eine Suchtkrankheit im engeren Sinn oder um eine neurotische Störung handelt, ist bis heute offen (→B8.3).

Literatur

Gastpar, M., K. Mann, H. Rommelsbacher: Lehrbuch der Suchterkrankungen. Thieme, Stuttgart–New York 1998.

Kisker, K. P., H. Lauter, J.-E. Meyer, C. Müller, E. Strömgren (Hrsg.): Psychiatrie der Gegenwart 3. Abhängigkeit und Sucht, 3. Aufl. Springer, Berlin–Heidelberg–New York–London–Paris–Tokyo 1987.

Kröber, H.-L.: Pathologisches Glücksspielen: Definitionen, Erklärungsmodelle und forensische Aspekte, Nervenarzt 56 (1985) 593–602.

8.1 Der alkoholabhängige Patient
(ICD-10: F10)

Allgemeines: Die einfachste und das Problem gut umschreibende Definition des Alkoholismus stammt von Jellinek: „Unter Alkoholismus versteht man jeglichen Gebrauch von alkoholischen Getränken, der einem Individuum oder der Gesellschaft oder beidem Schaden zufügt." Die Definition der WHO: „Alkoholiker sind exzessive Trinker, deren Abhängig-

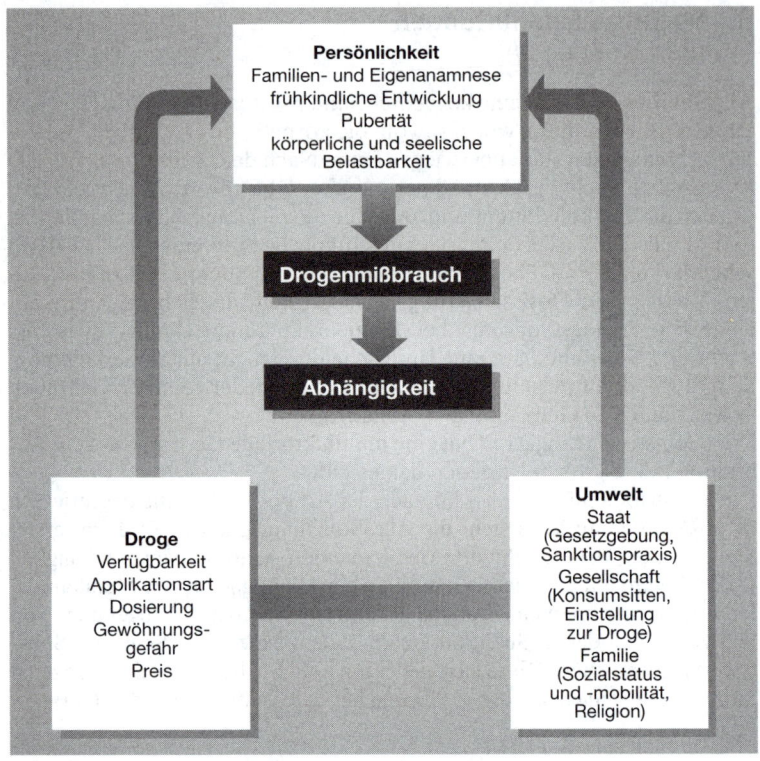

Abbildung 3 Entstehungsursachen der Drogenabhängigkeit
(nach: Kehrberg, H., Dtsch. Ärzteblatt 80 [1983] 30).

keit vom Alkohol einen solchen Grad erreicht hat, daß sie deutliche geistige Störungen oder Konflikte in ihrer körperlichen und geistigen Gesundheit, ihren mitmenschlichen Beziehungen, ihren sozialen und wirt-
schaftlichen Funktionen aufweisen, oder sie zeigen Prodrome einer solchen Entwicklung, daher brauchen sie Behandlung."
Die Zahl der Alkoholabhängigen wird in Deutschland auf 2,5–4 Mio. ge-
schätzt. Männer sind um ein Mehrfaches häufiger alkoholsüchtig als
Frauen. Die Dunkelziffer ist groß. In der Praxis hat sich eine Einteilung
nach Trinkertypen (Tab. B.6) bewährt. Die Alkoholkrankheit verläuft
phasenhaft mit jeweils charakteristischen Symptomen. Als wichtige Ori-
entierungshilfe für die Praxis hat sich der Einteilungsversuch Jellineks
(Tab. B.7) erwiesen. Die ersten erheblichen Befindensstörungen, deretwegen der Alkoholkranke den Arzt aufsucht, sind meistens uncharakteri-
stisch: reduzierter Allgemeinzustand, Magen-Darm-Störungen, Schlaf-

Tabelle B.6 Trinkertypen (nach Jellinek).

Typen	Beschreibung
Alpha-Trinker	Konflikt- und Erleichterungstrinker kein Kontrollverlust Entwicklung psychischer Abhängigkeit möglich
Beta-Trinker	Gelegenheitstrinker Abhängigkeit tritt erst relativ spät auf
Gamma-Trinker	süchtiger Trinker mit psychischer und körperlicher Abhängigkeit sowie Kontrollverlust
Delta-Trinker	Gewohnheitstrinker ausgeprägte psychische und physische Abhängigkeit mit Unfähigkeit zur Abstinenz Spiegeltrinker genannt, da er zur Aufrechterhaltung seines Wohlbefindens einen bestimmten Alkoholspiegel braucht
Epsilon-Trinker	episodischer Trinker mit Kontrollverlust („Quartalssäufer")

störungen, Konzentrationsmangel und Vergeßlichkeit, Leistungseinbuße (subjektiv und/oder objektiv), Inappetenz, vegetative Labilität, Störungen der sexuellen Potenz, morgendlicher Tremor.

Im Vorfeld des Alkoholismus trifft man vor allem auf ein allein auf die Wirkung abzielendes – utilitaristisches – Trinken (z. B. zur Stimmungsregulierung und Konfliktabwehr) und/oder auf einen Konsum zu unpassender Gelegenheit (z. B. vor der Teilnahme am Straßenverkehr, bei der Arbeit usw.). Der exzessive Trinker ist gekennzeichnet durch das Unvermögen, auch für kürzere Zeit sich völlig des Alkohols (oder anderer ähnlich wirkender Drogen wie Tranquilizer oder Schlafmittel) zu enthalten. Zudem ist er unfähig, seinen Alkoholkonsum zu steuern.

Der chronische Mißbrauch von Alkohol führt zu Folgekrankheiten (Stoffwechselstörungen, Organschäden und psychischen Veränderungen).

Diagnostik: diagnostisches Gespräch mit Erhebung der (Fremd-)Anamnese (→C1) und des psychischen Befundes (→C4), allgemein-körperliche (→C2) und neurologische (→C3) Untersuchung, labortechnische Untersuchungen.

Therapie

Eine Übersicht über die sog. Behandlungskette des Alkoholismus ist in Abbildung B.4 dargestellt. Hierbei handelt es sich um eine schematische Darstellung der einzelnen Behandlungsschritte und -phasen. Die Trennung von Entgiftungs- und Entwöhnungsphasen ist eher von Verwaltungsvorschriften der Kostenträger als von der klinischen Realität der Behandlung Alkoholabhängiger geprägt.

Tabelle B.7 Phasen der Alkoholkrankheit (nach Jellinek).

präalkoholische Phase

– gehäuftes Erleichterungstrinken

Prodromalphase

– Der Betroffene trinkt heimlich, weil er fürchtet, als übermäßiger Trinker erkannt zu werden.
– Er denkt dauernd an Alkohol.
– Er sammelt Alkoholvorräte.
– Er trinkt – die ersten Gläser – gierig.
– Er hat Schuldgefühle.
– Er vermeidet, über Alkohol zu reden, reagiert heftig auf das Reizwort „Alkohol" und hat zunehmend Schwierigkeiten, sein Verhalten zu rechtfertigen.
– Er hat Erinnerungslücken (Filmriß).

kritische Phase

– Der Alkoholkranke verliert die Kontrolle (Nicht-mehr-aufhören-Können).
– Er weicht gegenüber Einflußnahmen von seiten seiner Umgebung aus.
– Er gibt sich großspurig und überangepaßt. Er macht sich Selbstvorwürfe und leidet unter häufigen Stimmungsschwankungen.
– Er macht vergebliche Versuche, enthaltsam zu leben.
– Es kommt zur Interesseneinengung, zur Einbuße zwischenmenschlicher Beziehungen, zu Konflikten am Arbeitsplatz, schließlich zum Arbeitsplatzwechsel und zum sozialen Abstieg.
– Es treten erste alkoholbedingte körperliche Symptome auf, auch sexuelle Störungen, u. U. begleitet von Eifersuchtsvorstellungen.

chronische Phase

– Sie ist durch deutliche Schädigungsfolgen und schließlich durch eine nachlassende Alkoholtoleranz gekennzeichnet.
– Es treten tagelange Räusche auf.
– Der Betroffene trinkt mit Personen weit unter seinem Niveau, z. B. anderen depravierten Alkoholkranken, und nimmt evtl. sogar technische Alkoholika zu sich.

Vorgehen in der Kontakt- und Motivationsphase

▶ Behutsames und konsequentes Ansprechen der Alkoholprobleme durch den Arzt. (**Cave:** Verleugnungs- und Bagatellisierungstendenzen des Patienten!)

▶ Versuch, eine Behandlungsmotivation des Patienten zu erreichen und diese zu verstärken.

▶ Jegliches Moralisieren sollte vermieden werden.

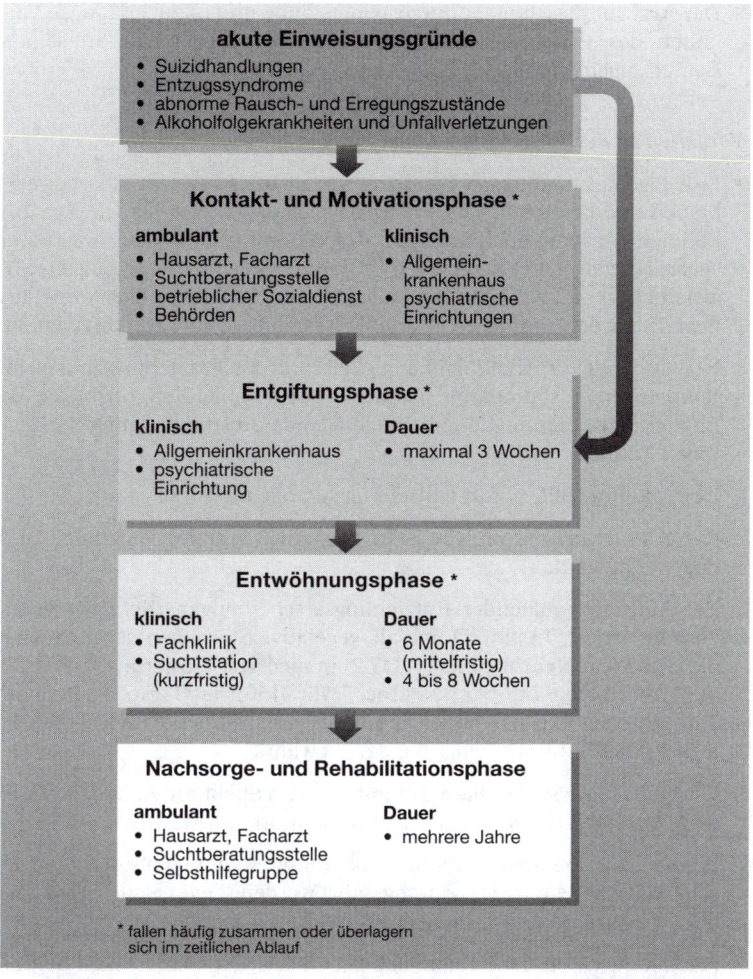

B

akute Einweisungsgründe
- Suizidhandlungen
- Entzugssyndrome
- abnorme Rausch- und Erregungszustände
- Alkoholfolgekrankheiten und Unfallverletzungen

Kontakt- und Motivationsphase *

ambulant
- Hausarzt, Facharzt
- Suchtberatungsstelle
- betrieblicher Sozialdienst
- Behörden

klinisch
- Allgemein-krankenhaus
- psychiatrische Einrichtungen

Entgiftungsphase *

klinisch
- Allgemeinkrankenhaus
- psychiatrische Einrichtung

Dauer
- maximal 3 Wochen

Entwöhnungsphase *

klinisch
- Fachklinik
- Suchtstation (kurzfristig)

Dauer
- 6 Monate (mittelfristig)
- 4 bis 8 Wochen

Nachsorge- und Rehabilitationsphase

ambulant
- Hausarzt, Facharzt
- Suchtberatungsstelle
- Selbsthilfegruppe

Dauer
- mehrere Jahre

* fallen häufig zusammen oder überlagern sich im zeitlichen Ablauf

Abbildung B.4 Die sogenannte Behandlungskette für Alkoholkranke. (nach: Gruner, W.: Die Therapie der Alkoholkrankheit aus der Sicht des Klinikers. Essentialia 2 [1983] 196–202)

▶ Das verbliebene Selbstwertgefühl des Patienten sollte gestärkt werden (in bezug auf den Alkoholkonsum z.B.: „Du kannst, aber du mußt nicht trinken!").

▶ Ggf. können erste Kontakte zu Suchtberatungsstellen und/oder Selbsthilfegruppen (→F3) hergestellt werden.

▶ Der Arzt sollte sich nicht durch Widerstände und unzuverlässiges Verhalten des Patienten, der wahrscheinlich weiter trinkt, in seinen Bemühungen entmutigen lassen.

Vorgehen in der Entgiftungsphase

▶ Eine eigene Entgiftungsbehandlung ist nur bei schwerem Alkoholmißbrauch und beträchtlichen Entzugserscheinungen erforderlich. Der Alkoholentzug kann auch in engem Kontakt mit dem behandelnden und spezialisierten Suchttherapeuten in Beratungsstellen (Psychologen, Sozialarbeiter) und mit Hilfe von Laienhelfern („Ex-Alkoholiker", z. B. aus der Gruppe der Anonymen Alkoholiker) ambulant durchgeführt werden.

▶ Bei ausgeprägter Alkoholabhängigkeit muß die Entziehung immer im Rahmen einer stationären psychiatrischen Behandlung erfolgen, da Entziehungskomplikationen und quälende Abstinenzsymptome auftreten können.

▶ Der Alkohol sollte sofort vollständig entzogen werden.

▶ Der Alkoholkranke muß wie ein körperlich Kranker behandelt und überwacht werden.

▶ Bei Auftreten quälender Entziehungserscheinungen (Schlaflosigkeit, Unruhe, Angst, Tremor, Durchfall, vegetative Störungen usw.) hat sich die Gabe von Neuroleptika (→D3.2) in niedriger Dosierung, z. B. Haldol® 5(–10) mg/Tag p.o., Neurocil® 75(–150) mg/Tag p.o., Taxilan® 75(–200) mg/Tag p.o., oder alternativ von Antidepressiva (→D3.3), z. B. Aponal® 75(–150) mg/Tag p.o., bewährt.

▶ Die Gabe von Psychopharmaka mit eigenem Suchtpotential, z. B. Tranquilizer (→D3.1), Distraneurin® u.a. ist kontraindiziert.

▶ Parallel zur medikamentösen Behandlung sollten physiotherapeutische Maßnahmen (→D7) durchgeführt werden (Gymnastik, Sport, Bäder, Kneippsche Anwendungen usw.).

▶ Nach kurzer Zeit der Behandlung auf einer evtl. geschlossenen Station sollte die weitere Therapie ohne äußeren Zwang erfolgen, d. h., der Patient sollte schon sehr früh lernen, aus eigener Motivation abstinent zu bleiben.

▶ Bereits jetzt sollte schon ein Behandlungsplatz zur Entwöhnungsbehandlung (s. u.) gesucht werden.

▶ Bei Auftreten von Angst (→A5), Erregungs- (→A6) oder deliranten Zuständen (→A7) sind spezielle Behandlungsschritte zu unternehmen.

▶ Gleichzeitig auftretende körperliche Erkrankungen müssen unter Hinzuziehung eines Konsiliarius behandelt werden.

Vorgehen in der Entwöhnungsphase

▶ Die erste Zeit der sog. Entwöhnungsphase kann noch deutlich von Entzugsproblemen geprägt sein. Daher ist eine scharfe Trennung beider Behandlungsphasen klinisch-therapeutisch nur schwer möglich.

▶ Bei einer großen Zahl Alkoholabhängiger kommt es in dem Zeitraum zwischen dem Ende einer stationären Engiftungs- und dem Beginn einer Entwöhnungsbehandlung zu Rückfällen.

▶ Ohne eine sich möglichst unmittelbar anschließende Entwöhnungsbehandlung (minimale Zeit 4–8 Wochen, mittelfristig ca. 6 Monate) ist ein langfristiger Behandlungserfolg sehr unwahrscheinlich.

▶ Eine Entwöhnungsbehandlung erfolgt in der Regel in darauf spezialisierten Fachkrankenhäusern für Alkoholabhängige oder auf spezialisierten sog. Suchtstationen psychiatrischer Kliniken oder Fachkrankenhäuser.

▶ Da häufig längere Wartezeiten bis zur Aufnahme in ein Fachkrankenhaus bestehen, sollte möglichst schon in der Entgiftungsphase (s. o.) ein Behandlungsplatz gefunden werden, um eine nahtlose Fortsetzung der Behandlung zu sichern.

▶ Eine bisher notwendig gewesene Behandlung körperlicher (Folge-)Erkrankungen muß fortgesetzt werden.

▶ Psychotherapeutische Verfahren (→D2) können breit eingesetzt werden. Zum Beispiel:
  ● Psychodynamisch orientierte stützende und führende Psychotherapie (→D1, D2.1).
  ● Entspannungsverfahren, z. B. autogenes Training.
  ● Selbstsicherheitstraining und andere verhaltenstherapeutische Verfahren (→D2.2.2).
  ● Die Behandlung kann einzeln oder in Gruppen erfolgen.

▶ Gleichzeitig sollten Beschäftigungs- und Arbeitstherapie (→D9) durchgeführt werden.

▶ Unter soziotherapeutischen Aspekten (→D8) sollten die Angehörigen unbedingt in die Therapie einbezogen werden.

▶ Mit Hilfe von Sozialarbeitern muß der Patient bei gleichzeitig maximaler Eigeninitiative seine in der Regel zerrütteten sozialen Verhältnisse wieder ordnen.

▶ Häufig erfolgt schon in dieser Behandlungsphase eine Gewöhnung und Anbindung an Selbsthilfegruppen (z. B. die Anonymen Alkoholiker, Kreuzbund, Guttempler, →F3).

Nachsorge- und Rehabilitationsphase

▶ Auch nach bis hierher erfolgreicher Entwöhnungsbehandlung (s. o.) bleibt der alkoholkranke Patient rückfallgefährdet.

▶ Die Nachsorgetherapie erfolgt grundsätzlich ambulant.

▶ Hilfreich sind weiterhin Suchtberatungsstellen, vor allem aber die Selbsthilfegruppen (Anonyme Alkoholiker, Kreuzbund, Blaues Kreuz, Guttempler, →F3).

▶ Das Leben muß an eine neue Situation ohne Suchtmittel (Alkohol u. a.) angepaßt werden. Therapieziel ist eigenverantwortliches Verhalten.

▶ In der Regel kann der „trockene" Alkoholiker seine Probleme zwar selten allein, oft aber mit Hilfe der o. g. Institutionen bewältigen. Ärztliche Mithilfe ist meistens nicht mehr notwendig.

▶ Soziotherapeutische Maßnahmen (→D8) erstrecken sich jetzt auf die Bereiche beruflicher Rehabilitation, Regulierung von behördlichen und rechtlichen Angelegenheiten. Wichtig ist eine sinnvolle und befriedigende Freizeitgestaltung.

Präventiv-medikamentöse Behandlung

Eine medikamentöse Behandlung der Alkoholkrankheit, z. B. mit Antabus®, ist nur in den seltensten Fällen erfolgreich.

● Wenn psycho- oder soziotherapeutische Maßnahmen nicht gewirkt haben, ist eine Antabusbehandlung auch nicht wirksam.

● Bei zu absoluter Abstinenz motivierten Alkoholkranken kann Antabus® allenfalls als unterstützendes und die übrige Therapie ergänzendes Medikament eingesetzt werden.

In jüngster Zeit werden zur medikamentösen Therapie der Alkoholabhängigkeit sog. „Anticraving"-Substanzen empfohlen, z. B. Campral®. Diese sollen bei Alkoholkranken den starken Wunsch oder „Zwang", Alkohol zu konsumieren, mindern oder gar nicht mehr aufkommen lassen.

Therapie der sog. Alkoholpsychosen

▶ Der **akute Alkoholrausch**
  ● Beruhigendes Zusprechen und Abschirmung von Außenreizen.
  ● Bei starker Erregung →A6.
  ● Bei tiefer Bewußtlosigkeit →A9.
  ● Evtl. Behandlung des Alkoholismus (s. o.).

▶ Der **pathologische Rausch** (durch Alkohol ausgelöster Erregungs- und Dämmerzustand mit Verkennung der Situation, starker Angst und Aggressivität):

- Es handelt sich immer um Notfallsituationen →A5, A6, A9.
- Evtl. Behandlung des Alkoholismus (s. o.).

▶ Das **Alkoholdelir** →A7.
- Anschließend: Behandlung des Alkoholismus (s. o.).

▶ Die **Alkoholhalluzinose**
- Sofortiger Alkoholentzug.
- Einweisung in stationäre psychiatrische Behandlung (→D11), ggf. auch gegen den Willen des Patienten mit Hilfe der behördlich-richterlichen Unterbringung (→E2).
- Bei stark quälender Angst und Halluzinationen kann ein Neuroleptikum (→D3.2), z. B. Haldol® 5–15 mg/Tag p.o., Taxilan® 150–400 mg/Tag p.o., gegeben werden.
- Anschließend: Behandlung des Alkoholismus (s. o.).

▶ Der **Eifersuchtswahn** der Trinker
- Sofortiger Alkoholentzug.
- Bei stark ausgeprägtem Wahn stationäre psychiatrische Behandlung (→D11).
- Einzelne Behandlungsschritte →B2.1.
- Während der stationären Behandlung und anschließend: Behandlung des Alkoholismus (s. o.).

▶ **Wernicke-Enzephalopathie, Korsakow-Syndrom**
- Behandlung wie bei schwerer, organisch bedingter Psychose (→B3.2).
- Evtl. zusätzlich Substitutionsbehandlung mit hochdosiertem Vitamin B_1 (ca. 100 mg/Tag i. v.).

Prävention des Alkoholismus

▶ Primäre Prävention: pädagogische Maßnahmen zur Verhütung der süchtigen Fehlhaltung überhaupt, Erforschung der Risikofaktoren für das Abhängigwerden, Erschwerung der Verfügbarkeit durch administrative Maßnahmen.

▶ Sekundäre Prävention: Erlernen und Erfassen der frühesten Stadien des Alkoholismus, noch bevor Abhängigkeit entstanden ist.

▶ Tertiäre Prävention: bei bereits Abhängigen allgemeinmedizinische, psychiatrische und soziotherapeutische Maßnahmen zur Verhütung weiterer gesundheitlicher Schädigungen und sozialer Beeinträchtigungen.

Literatur

Feuerlein, W., H. Küfner, M. Soyka: Alkoholismus – Mißbrauch und Abhängigkeit. Entstehung – Folgen – Therapie. 5. Aufl. Thieme, Stuttgart–New York 1998.

Kisker, K. P., H. Lauter, J.-E. Meyer, C. Müller, E. Strömgren (Hrsg.): Psychiatrie der Gegenwart 3. Abhängigkeit und Sucht, 3. Aufl. Springer, Berlin–Heidelberg–New York–London–Paris–Tokyo 1987.

Mann, K., A. Günthner: Suchterkrankungen. In: Berger, M.: Psychiatrie und Psychotherapie. Urban & Schwarzenberg, München–Wien–Baltimore 1999.

Schmidt, L.: Alkoholkrankheit und Alkoholmißbrauch. Definition, Ursachen, Folgen, Behandlung, Prävention. 4. Aufl. Kohlhammer, Stuttgart 1997.

Singer, M. V., S. Teyssen (Hrsg.): Alkohol und Alkoholfolgekrankheiten. Springer, Berlin–Heidelberg–New York 1999.

Soyka, M.: Alkoholismus. Eine Krankheit und ihre Therapie. Wiss. Verlagsgesellschaft, Stuttgart 1997.

8.2 Der medikamenten- und drogenabhängige Patient
(ICD-10: F11–F16, F18, F19)

Allgemeines: Etwa eine Hälfte der Substanzen, die zu Abhängigkeit führen können, sind Medikamente. Unter ihnen befinden sich zahlreiche vielverordnete Arzneimittel (Tab. B.8). Daneben gibt es die (illegalen) Rauschdrogen (Tab. B.9). Der Gebrauch beider Suchtstoffgruppen nimmt zu. Besonders gefährlich ist die offensichtliche Zunahme der sog. Polytoxikomanie, d. h. der Austausch des einen Suchtstoffes durch einen anderen oder die gleichzeitige Einnahme mehrerer, vor allem in Kombination mit Alkohol. Weitverbreitet sind der Mißbrauch und die Abhängigkeit von Analgetika, Sedativa, Hypnotika und Stimulanzien, die von Ärzten (oft in unkontrollierter Menge) rezeptiert werden. Durch intensive Kontrolle konnte der klassische „Morphinismus" weitgehend eingedämmt werden. Durch die Verbreitung des Heroins und anderer illegaler Suchtstoffe (z. B. Haschisch und Marihuana, LSD, Kokain u. a.) hat sich heute aber eine bisher nicht kontrollierbare „Drogenszene" etabliert, die

Tabelle B.8: Medikamente, die zu Mißbrauch (M) und Abhängigkeit (A) führen können.

Benzodiazepine (M, A)
Barbiturate (M, A)
Barbiturat-ähnliche Substanzen (M, A)
klassische Opiate (M, A)
gemischt agonistisch-antagonistische Opioide (M, A)
Amphetamine (M)
Anticholinergika (M)
Antihistaminika (M)
Mischanalgetika ohne Barbiturate und Opioide (M)
Laxanzien (M)
Diuretika (M)

Tabelle B.9 Rauschdrogen.

Cannabis	Opiate	Koka/Kokain
Halluzinogene	– Opium	Khat
– LSD	– Morphin	Organische Lösungsmittel
– Meskalin	– synthetische	(„Schnüffelstoffe")
– Psilocybin	Opiate/Opioide	
– Phencyclidin (PCP)	– Heroin	

B

höchste Anforderungen an die therapeutischen Fähigkeiten des Arztes stellt.

Symptome bei Analgetikamißbrauch: Kopfschmerzen, Tremor, Schlafstörungen, Kollapsneigung, Durchfälle, ängstliche Unruhe, Spannungsund Verstimmungszustände, gelegentlich auch Krampfanfälle, Delirien und Dämmerzustände.

Symptome bei Sedativa- und Schlafmittelmißbrauch: Müdigkeit, Langsamkeit, Schwerbesinnlichkeit, allgemeine Leistungsinsuffizienz, Koordinationsstörungen, Dysarthrie, Nystagmus, Interesseneinengung und Apathie (→D3.1).

Symptome bei Stimulanzienmißbrauch: „Überstimulierung", Euphorie, Kollaps, schwere Versagenszustände, nicht selten Psychosen mit amentiell-deliranter oder paranoid-halluzinatorischer Symptomatik.

Symptome bei Kokainmißbrauch: körperlicher Verfall, Kachexie, psychische Depravation, psychotische Symptomatik mit taktilen, optischen und akustischen Halluzinationen, auch Verfolgungs- und Größenwahn.

Bei **Opiatmißbrauch** zeigen sich Euphorie, Inappetenz, Libidoverlust, sozialer Verfall, Motivationsverlust, Sedierung, Wahrnehmungseinschränkung und Ataxie.

Symptome des **Rauschdrogenmißbrauchs,** der in der Regel bei chronischem Konsum und Überdosierung erkennbar wird, sind auch der Tabelle A.11 (→A12.7, S. 46) zu entnehmen.

Hinweise auf das Vorliegen einer Drogenabhängigkeit sind in Tabelle B.10 aufgeführt. Die Schweregrade der Entzugssymptome sind in Tabelle B.11 dargestellt.

Therapie

▶ Grundsätzlich muß eine Entgiftungsbehandlung in stationärer psychiatrischer Behandlung (→D11) erfolgen. Eine Unterbringung unter geschlossenen Bedingungen ist in der Regel in der Anfangsphase nicht zu umgehen.

▶ Die allgemeinen Hinweise für den Umgang mit dem Alkoholkranken gelten in gleicher Weise für den medikamenten- und drogenabhängigen Patienten (s. o.).

Tabelle B.10 Hinweise zur Diagnose einer Drogenabhängigkeit.

auf seelischer Ebene
- nervös, fahrig, gespannt, innerlich unruhig, vorlaut, reizbar oder gar aggressiv
- pessimistisch, resigniert
- plötzlich heiter, freundlich, gelöst, kontaktfreudig, grundlos optimistisch
- gleichgültig, lustlos, passiv
- empfindlich, leicht verstimmbar, rasch zu kränken, jäher Umschwang von gelassener Ruhe zu reizbarer oder gar wütender Reaktion

auf körperlicher Ebene
- Einstichstellen
- sehr enge Pupillen
- eingefallenes Gesicht
- ständig laufende Nase
- Appetitlosigkeit mit Gewichtsabnahme
- Geschlechtskrankheiten
- ungepflegtes, schadhaftes Gebiß

auf psychosozialer Ebene
- Erlöschen früherer Interessen
- Kontaktverlust
- unkritischer, meist schlecht geplanter Freiheitsdrang
- Abnahme der sozialen Anpassung
- pauschale Ablehnung von Elternhaus, Schule und herrschender Gesellschaftsform
- Abgleiten in die Kriminalität

(nach: Faust et al., Med. Mo. Pharm. 6 [1983] 297)

Tabelle B.11 Schweregrade der Entzugssymptome.

Schweregrad	Symptome
Grad 0	Verlangen nach Drogen, Ängstlichkeit, Nervosität, Ratlosigkeit
Grad 1	Gähnen, Schwitzen, Tränenfluß, Rhinorrhö, Persönlichkeitsveränderung
Grad 2	Verstärkung der bisher genannten Symptome, Mydriasis, Gänsehaut, Muskelkrämpfe, Schüttelfrost und Hitzewallungen, Knochen- und Muskelschmerzen, Appetitlosigkeit
Grad 3	Verstärkung wie oben angegeben, Schlaflosigkeit, Blutdruck- und Temperaturanstieg, beschleunigte und tiefe Atmung, Pulsfrequenzanstieg, Übelkeit
Grad 4	Verstärkung wie oben angegeben, gerötetes Gesicht, Erbrechen, Durchfall, Gewichtsverlust

(nach: Platz, W., H. Bartsch: Heroin – Abhängigkeit – Entgiftung und Entwöhnung. Tempo Medical 1 [1983] 19)

► Die Behandlungsschritte (Kontakt- und Motivationsphase, Engiftungsphase, Entwöhnungsphase, Nachsorge- und Rehabilitationsphase) sind in analoger Weise wie bei der Alkoholabhängigkeit durchzuführen (s. o.).

► Auch zur Prävention gelten die gleichen Überlegungen wie zur Prävention des Alkoholismus (s. o.).

► Zur Behandlung der Intoxikation mit Opiaten und anderen Drogen →A12.7.

► Die Substitutionsbehandlung von Drogensüchtigen mit Methadon ist mit Ausnahme äußerst seltener Fälle (lebensbedrohliche Zustände im Opiatentzug, Opiatentzug bei schweren konsumierenden Erkrankungen, Opiatentzug bei einer Schwangeren nach dem 5. Schwangerschaftsmonat) nicht erlaubt. Unter bestimmten, sehr strengen Voraussetzungen können Drogenabhängige im Rahmen sog. Methadonprogramme, die es nicht in allen Bundesländern gibt, kontrolliert werden. Eine Ausweitung der Programme und eine Lockerung der Aufnahmekriterien ist z. Z. noch umstritten.

B

Literatur

Beck, A.T., F. D. Wright, C. F. Newman et al.: Kognitive Therapie der Sucht. Beltz, Psychologie Verlags Union, Weinheim 1997.
Bühringer, G. u. a.: Methadon-Standards. Standards für die Methadon-Substitution im Rahmen der Behandlung von Drogenabhängigen. Enke, Stuttgart 1995.
Gastpar, M., W. Heinz, Th. Poehlke, P. Raschke (Hrsg.): Glossar: Substitutionstherapie bei Drogenabhängigkeit. Springer, Berlin–Heidelberg–New York 1999.
Geschwinde, T.: Rauschdrogen, Marktformen und Wirkungsweisen, 4. Aufl. Springer, Berlin–Heidelberg–New York–London–Paris–Tokyo–Hong Kong–Barcelona 1998.
Mann, K., A. Günthner: Suchterkrankungen. In: Berger, M. Hrsg.): Psychiatrie und Psychotherapie. Urban & Schwarzenberg, München–Wien–Baltimore 1999.
Soyka, M.: Drogen- und Medikamentenabhängigkeit. Wiss. Verlagsgesellschaft, Stuttgrt 1998.
Täschner, K.-L.: Rauschdrogen. In: Faust, V. (Hrsg.): Psychiatrie. Ein Lehrbuch für Klinik, Praxis und Beratung. Fischer, Stuttgart–Jena–New York 1995.
Uchtenhagen, A., W. Zieglgänsberger (Hrsg.): Drogenmedizin. Urban & Fischer, München–Jena 1999.
Wanke, K., K.-L. Täschner: Rauschmittel. Drogen – Medikamente –Alkohol. 2. Aufl. Enke, Stuttgart 1998.

8.3 Der glücksspielabhängige Patient
(ICD-10: F63.0)

Süchtiges Spielen gab es schon immer, jedoch scheint seine Häufigkeit, bedingt durch die Zunahme der Spielmöglichkeiten (Spielautomaten,

Spielcasinos), anzusteigen. Junge, einkommensschwache Menschen sind häufiger betroffen, viele haben Schulden, Partnerschaftsprobleme, sind arbeitslos, gelangweilt, vereinsamt, es fehlt soziale und zwischenmenschliche Anerkennung. Glücksspielabhängige kommen meistens „sekundärmotiviert" zum Arzt oder zu Beratungsstellen. Sie werden von Angehörigen oder Justizbehörden gedrängt, befinden sich in einer ausweglosen Situation und haben Schulden, soziale und berufliche Probleme. Nicht selten sind sie depressiv verstimmt, manchmal auch suizidal. Bei den meisten Glücksspielabhängigen ist eine neurotische Störung nachzuweisen.

Diagnostik: offenes, nicht symptombezogenes Gespräch zur Erhebung der Anamnese (→C1) und des psychischen Befundes (→C4).

Die **diagnostischen Kriterien** sind Kontrollverlust nach dem Spielgewinn mit der Folge, daß alles Geld, auch Vorgewinne, restlos verspielt werden. Unfähigkeit zur Abstinenz von Glücksspielen mit einem Wiederholungszwang. Zunehmende Interesseneinengung auf das Spiel mit einer progredienten dissozialen Entwicklung, sozialer Isolation und Entdifferenzierung der Persönlichkeit. Progredienz einer Teilnahme an Glücksspielen in zeitlicher, persönlicher und finanzieller Hinsicht. Schuldgefühle mit Verleugnungstendenzen des Spielverhaltens und Bagatellisierung von Verlusten. Neurotischer Symptomcharakter des zwanghaften Verhaltens mit einer fehlenden Persönlichkeitseingebundenheit. Auftreten von psychischen, vereinzelt auch physischen (vegetativen) Entzugserscheinungen.

Therapie

▶ Der Behandlungserfolg ist von der Motivation des Betroffenen abhängig. Diese kann ggf. im Rahmen ärztlicher, bereits schon psychotherapeutisch orientierter Gesprächsführung (→D1) erarbeitet werden.

▶ Eine intensive Psychotherapie (→D2) kann ambulant oder stationär durchgeführt werden. In manchen psychiatrischen Kliniken und Fachkrankenhäusern zur Suchtbehandlung gibt es spezielle Behandlungsmöglichkeiten für Glücksspielabhängige.

▶ Die stationäre Behandlung umfaßt in einem komplexen Setting Einzelpsychotherapie und Gruppentherapie, die psychodynamisch und/oder verhaltenstherapeutisch (→D2.2.1, →D2.2.2) orientiert ist, Physiotherapie (→D7), Ergotherapie (→D9) bei gleichzeitiger soziotherapeutischer Betreuung (→D8).

▶ **Wichtig** ist immer, und für die Zukunft in der Zeit nach der intensiven Behandlung von besonderer Bedeutung, die Anbindung an eine Selbsthilfegruppe (z.B. Anonyme Spieler, Kontaktadresse s. →F3).

▶ In kritischer Zuspitzung der persönlichen Situation mit Depressivität kann zur seelischen Entlastung ein sedierendes Antidepressivum, z. B. Saroten®, 3×25 mg/Tag, Aponal®, 3×25 mg/Tag, oder ein sedierendes Neuroleptikum, z. B. Melleril® ret. 3×30 mg/Tag oder Taxilan®, 3×25 mg/Tag, verordnet werden.

▶ Bei akuter Suizidalität →A3.

B

Literatur

Ebert, D.: Nicht-stoffgebundene Süchte, Impulskontroll-störungen. In: Berger, M. (Hrsg.): Psychiatrie und Psychotherapie. Urban & Schwarzenberg, München–Wien–Baltimor 1999.

Kröger, H.-L.: Pathologisches Glücksspielen: Definitionen, Erklärungsmodelle und forensische Aspekte. Nervenarzt 56 (1985) 593–602.

Meyer, G., M. Bachmann: Spielsucht, Ursachen und Therapie. Springer, Berlin–Heidelberg–New York 1999.

Schulte, R.-M.: Pathologisches Glücksspielverhalten. In: Faust, V. (Hrsg.): Psychiatrie. Ein Lehrbuch für Klinik, Praxis und Beratung. Fischer, Stuttgart–Jena–New York 1995.

9 Der schlafgestörte Patient

(ICD-10: F51)

Im Vordergrund der Schlafstörungen stehen hinsichtlich ihrer Häufigkeit die sog. Hypo- oder Insomnien. Es besteht ein Mangel an Schlafqualität und/oder Schlafquantität. 10–15% der Bevölkerung haben schwere, behandlungsbedürftige Schlafstörungen, die von den Betroffenen selbst (zu einem erheblichen Teil mit Alkohol und rezeptfreien Sedativa und Hypnotika) oder vom Arzt mit stärker wirkenden Hypnotika behandelt werden. Im Verhältnis zu den Hypo- oder Insomnien gibt es relativ selten Hypersomnien (Störungen, bei denen es außerhalb der Hauptschlafphase zu einer unwiderstehlichen Schlafneigung kommt), Störungen des Schlaf-Wach-Rhythmus und sog. Parasomnien. Bezüglich ihrer Behandlung muß auf die Spezialliteratur (s. u.) verwiesen werden.

Für den praktischen Gebrauch gelangte man zu folgenden ätiologisch orientierten Gruppen von Schlafstörungen (Hyposomnien):

– funktionelle Schlafstörungen
– organisch bedingte Schlafstörungen
– Schlafstörungen bei Psychosen

Die häufigsten Schlafstörungen sind funktioneller Natur, dennoch müssen organische Ursachen durch eine sorgfältige körperliche Untersuchung ausgeschlossen werden.

Diagnostik: neben dem diagnostischen Gespräch zur Erhebung der Anamnese (→C1) und des psychischen Befundes (→C4) allgemein-körperliche (→C2) und neurologische (→C3) Untersuchung. Es sind weiterhin die in Tabelle B.12 aufgeführten Fragen zu klären.

Therapie

▶ Für Schlafstörungen gilt grundsätzlich, daß sie unter Berücksichtigung ihrer Ursachen gezielt behandelt werden müssen. Das gilt ganz besonders auch für die Schlafstörungen älterer Menschen.

Die Behandlung einer Schlafstörung sofort und allein mit Hypnotika ist eine inadäquate Maßnahme.

Behandlung akuter funktioneller Schlafstörungen

▶ Im Vordergrund hat das ärztliche, psychotherapeutisch orientierte Gespräch (→D1) über die aktuelle Schlafstörung zu stehen, wobei Aufklärung über die Art und das Wesen der Schlafstörung sowie die Beratung erfolgen sollten.

● Als erstes muß der Arzt durch sachkundig akzeptierendes Verhalten seine Kompetenz zeigen und damit das Vertrauen des Patienten gewinnen.

● Der Patient sollte über grundlegende Erkenntnisse der Schlafphysiologie aufgeklärt werden (z. B. über Kurzschläfer, Langschläfer, notwendige Schlafdauer in Abhängigkeit vom Lebensalter, Unbedenklichkeit nur kurzfristiger Schlafdefizite usw.).

● Unrealistische Erwartungen an einen „normalen" Schlaf müssen abgebaut werden.

● Im weiteren Verlauf des Gesprächs Versuche, Streß, unphysiologische (oft unvernünftige) Lebensweisen abzubauen. Auch verhaltenstherapeutische Methoden (→D2.2.2, z. B. Stimuluskontrolle, Schlafrestriktion u. a.), ggf. auch parallel zu den konfliktzentrierten, supportiven Gesprächen (→D1, D2.1), können hilfreich sein.

● Es hat sich als hilfreich erwiesen, den Patienten aktiv bei der Entwicklung der Behandlungsstrategie für seine Schlafstörung mitwirken zu lassen („Co-Therapeutenrolle").

▶ Nötigenfalls systematische psychotherapeutische Bearbeitung (→D2) innerseelischer Konflikte und Versuche einer sinnvollen Lösung von anstehenden Problemen.

▶ Es ist zu versuchen, evtl. vorhandene exogene Störfaktoren (z. B. Lärm, häufige Störungen in der Einschlafphase, schlechte Qualität des Bettes, übermäßiger Alkohol-, Tabak-, Kaffee- oder Teegenuß, späte schwere Mahlzeiten usw). zu beseitigen.

Tabelle B.12: Vorschläge zur Beschreibung von Schlafstörungen.

Form der Schlafstörung
- Einschlafstörung
- Durchschlafstörung
- vorzeitiges morgendliches Erwachen

Dauer der Schlafstörung
- akut (bis zu 4 Wochen)
- chronisch (länger als 4 Wochen)
- phasenweise
- ständig
- situationsgebunden

Befinden am Tag
- Vigilanz
- Aktivität
- Belastbarkeit
- Wohlbefinden

Schlafverhalten
- Einschlafgewohnheiten
- Umgebungseinflüsse während des Schlafes (z. B. Raumtemperatur, Lichtverhältnisse, Geräusche usw.)
- Besonderheiten (z. B. Schlafapnoe, restless legs usw.)

Vorbehandlungen
- Selbstmedikation (z. B. Alkohol oder freikäufliche Sedativa)
- nichtmedikamentöse Behandlungen (z. B. autogenes Training)
- medikamentöse Behandlung durch vorbehandelnde Ärzte

Status des Patienten
- körperlicher Befund
- seelischer Status
- Lebensalter

(aus: Nedopil, N., E. Rüther: Medikamentöse Behandlung von Schlafstörungen. In: Helmchen, H., H. Hippius [Hrsg.]: Psychiatrie für die Praxis. Medizin Verlag, München 1985)

▶ Erarbeitung und Training schlaffördernder Verhaltensweisen (z. B. Ratschläge für körperliche Betätigung am Tag, Warnung vor Schlaf am Tag, vor allem am Abend während des Fernsehens, Koffein-, Nikotin- und Alkoholkarenz). Versuch einer „Ritualisierung" der Schlafvorbereitung (z. B. „Schlummertrunk", bei nicht suchtgefährdeten Patienten auch in Form eines Glases Bier oder Wein, kurzer Spaziergang an frischer Luft, heißes Bad, Lesen, Musikhören, autogenes Training oder andere Entspannungsübungen usw.).

▶ Haben diese Maßnahmen keinen hinreichenden Erfolg, darf an eine zusätzliche medikamentöse Behandlung (→D3) gedacht werden:

- Zuerst sind pflanzliche Sedativa in Form von Tee, Tropfen, Tabletten oder Dragées zu berücksichtigen (z. B. Hopfen- oder Baldrianpräparate oder Kombinationen rein pflanzlichen Inhalts). Bei ihrer Verordnung muß der Arzt überzeugend sein. Zweifel an der Wirksamkeit übertragen sich sehr schnell auf den Patienten.

Vorsicht: Es gibt Beimischungen von Barbituraten und anderen Hypnotika in nach dem Handelsnamen als „pflanzlich" erscheinenden Präparaten!

- Bei nicht ausreichendem Erfolg mit Phytotherapeutika sind Benzodiazepin-Schlafmittel (→D3.1) oder Hypnotika (z. B. Stilnox®, Ximovan®), die ebenfalls über den Benzodiazepinrezeptorkomplex wirken, einzusetzen. Sie sind sicherer und effektiver als andere Hypnotika, doch müssen grundsätzlich die Kontraindikationen beachtet werden.
- Die Behandlung mit Barbituraten und anderen Substanzen ist heute obsolet.
- Alternativen können für kurze Zeit Chloralhydrat, hypnotisch wirkende Antihistaminika, sedierend wirkende Antidepressiva (→D3.3) oder Neuroleptika (→D3.2) sein.
- Die medikamentöse Behandlung mit Benzodiazepin-Hypnotika hat das Ziel, die vorgenannten allgemeinen Therapien zu unterstützen und zur Entlastung des Patienten bei akuten reaktiven oder situativ bedingten Schlafstörungen beizutragen.
- Erreicht werden sollen: eine Verkürzung der Einschlafzeit, eine Verringerung der nächtlichen Wachphasen und eine Verlängerung der Schlafdauer.
- Nebenwirkungen der Benzodiazepin-Hypnotika:
  - Eine (oft nur geringe) Veränderung des Schlafprofils im EEG. „Hang-over"-Phänomene bei Schlafmitteln mit zu langer Wirkungsdauer (lange Eliminationshalbwertszeit). **Cave:** reduziertes Reaktionsvermögen am folgenden Tag.
  - Kumulationseffekte bei Benzodiazepin-Hypnotika mit langer Halbwertszeit.
  - Sog. Absetz-Insomnien („Rebound-Insomnie").
  - Wirkungspotenzierung durch andere Psychopharmaka, vor allem durch Alkohol (!).
- Risiken der Behandlung mit Benzodiazepin-Hypnotika sind überwiegend in der möglichen Abhängigkeitsentwicklung und in den Interaktionen mit anderen Medikamenten zu sehen.
- Für die Behandlung akuter funktioneller Schlafstörungen eignen sich am besten Präparate mit relativ kurzer Halbwertszeit (z. B. Halcion®, Noctamid®, Stilnox®, Ximovan® u. a.).

- Benzodiazepin-Hypnotika dürfen nur für kurze Zeit regelmäßiger Einnahme (maximal 4 Wochen) verordnet werden.
- Der Patient sollte über die Begrenzung der medikamentösen Behandlungszeit aufgeklärt werden!
- Sinnvoll ist, eine „Einnahme bei Bedarf" zu empfehlen, d.h. einen diskontinuierlichen Gebrauch.

> **Kontrolle der Einnahmemenge von Benzodiazepin-Hypnotika durch den rezeptierenden Arzt!**

- Bei suchtgefährdeten Patienten ist primär auf sedierende Antidepressiva (→D3.3, z.B. Stangyl® 25–50 mg p.o., Aponal® 25–50 mg p.o., Saroten® 25–50 mg p.o. oder andere) oder Neuroleptika (→D3.2, z.B. Atosil® 25 mg p.o., Neurocil® 25 mg p.o., Truxal® 25 mg p.o., Melleril® 25–50 mg p.o., Dipiperon® 40 mg p.o. oder andere) zurückzugreifen. Kontraindikationen und Nebenwirkungen sind zu beachten!

Behandlung chronischer funktioneller Schlafstörungen

▶ Bei Arzt wie Patient sind Geduld und Durchhaltevermögen auf einem langen Behandlungsweg gefordert. Ohne hohen Motivationsgrad und festen Willen zu aktiver Mitarbeit ist der Erfolg fraglich.

▶ Chronisch schlafgestörte Patienten bereiten insofern Probleme, als sie vielfach schon ergebnislos mit verschiedenen Hypnotika (oft über Jahre) behandelt worden sind und wahrscheinlich noch regelmäßig Schlafmittel einnehmen.

▶ Wichtig ist, die bisher nicht mehr effektive Behandlung mit Hypnotika zu beenden und durch Alternativen zu ersetzen.

▶ Auch bei diesen Patienten sind die nichtmedikamentösen Behandlungsschritte zu versuchen (s.o., S. 138f.).

▶ Das Absetzen der bisherigen Hypnotika-Medikation sollte folgendermaßen vor sich gehen:
- Schrittweises Absetzen der bisherigen Medikation über Tage und Wochen, bei Benzodiazepinen um die Hälfte innerhalb von etwa 4 Wochen. Dann weiterer Versuch der Benzodiazepin-Reduktion über weitere Wochen.
- Gleichzeitige Gabe eines sedierend und hypnotisch wirkenden Antidepressivums (→D3.3), z.B. Stangyl®, Aponal® oder Saroten® in einer Dosis von 25–75 mg p.o. pro Nacht oder eines sedierenden Neuroleptikums, z.B. Dipiperon® 40 mg p.o. oder Eunerpan 25–50 mg p.o. pro Nacht, kann indiziert sein.

- Nach völligem Absetzen der Benzodiazepine langsames, schrittweises Absetzen der Antidepressiva über einige Wochen.
- Kontrolle des Patienten in der Sprechstunde, wozu der Patient ein sog. Schlafprotokoll mitbringen sollte, in dem die tägliche Schlafdauer, die subjektiv empfundene Schlafqualität und der Erholungseffekt aufgeführt sein sollten.
- In kritischen Situationen kann mit Hilfe sedierender, schlafanstoßender Antidepressiva (→D3.3) oder Neuroleptika (→D3.2) kurzfristig interveniert werden.

> Der chronisch Schlafgestörte benötigt während seiner Behandlung ständige psychotherapeutische Unterstützung (→D1), die ihn motiviert, immer wieder ermutigt und vor Resignation bewahrt.

Behandlung organischer Schlafstörungen

▶ Da jede körperliche Erkrankung akute Beschwerden mit sich bringen kann, die auch den Schlaf stören, ist bei diesen Schlafstörungen vorübergehend eine medikamentöse Behandlung indiziert.

▶ Die Therapie mit Hypnotika (s. o.) ist, neben der Behandlung der Grunderkrankung, immer nur eine Zusatztherapie.

▶ Sie hat die gleichen, oben dargestellten Regeln zu beachten.

Behandlung von Schlafstörungen bei Psychosekranken

▶ Depressive und schizophrene Patienten leiden krankheitsbedingt häufig auch unter Schlafstörungen. Es handelt sich in der Regel dann um Symptome der jeweiligen Erkrankungen.

▶ Grundsätzlich ist davon auszugehen, daß mit der antidepressiven (→D3.3) oder neuroleptischen (→D3.2) Therapie auch die Schlafstörungen zurückgehen.

▶ Zur Behandlung der Schlafstörungen empfehlen sich die sedierend wirkenden Antidepressiva (→D3.3) und Neuroleptika (→D3.2).

▶ In Fällen schwerer Schlafstörungen kann ein Benzodiazepin-Schlafmittel (→D3.1) zusätzlich – aber auch nur vorübergehend – verordnet werden.

▶ Die Regeln der Benzodiazepin-Behandlung (→B3.1) sind zu beachten!

Literatur

Berger, M. (Hrsg.): Handbuch des normalen und gestörten Schlafs. Springer, Berlin–Heidelberg–New York 1992.

Clarenbach, P., G. Hajak, U. Klotz, W. P. Koella, R. Lund, G. A. E. Rudolf, K.-H. Rühle (Hrsg.): Schering Lexikon Schlafmedizin. 2. Aufl. MMV Medizin Verlag, München 1998.

Faust, V. (Hrsg.): Schlafstörungen. Häufigkeit, Ursachen, Schlafmittel, nichtmedika-
mentöse Schlafhilfen. Hippokrates, Stuttgart 1985.
Hajak, G., E. Rüther: Insomnie – Schlaflosigkeit – Ursachen, Symptomatik, Therapie.
Springer, Berlin–Heidelberg–New York 1995.
Kryger, M. H., T. Roth, W. C. Dement (eds.): Principles and Practice of Sleep Medicine,
2nd ed. Saunders, Philadelphia–London–Toronto–Montreal–Sydney–Tokyo 1994.

10 Der geistig behinderte Patient

B

(ICD-10: F70–F79)

Allgemeines: Geistige Behinderung (Synonyma: Oligophrenie, Schwachsinn) ist ein angeborener – anlagebedingter oder perinatal erworbener –
Intelligenzmangel, verbunden mit mangelhafter Differenzierung der Persönlichkeit (Tölle 1994). Nach der neueren Nomenklatur spricht man
heute von Intelligenzminderung. Geistige Behinderung besteht bei ca. 1 %
der Bevölkerung.

Symptomatik: Am Sinneseindruck und Konkreten haftend, erschwerte
Begriffsbildung, verarmter Vorstellungsschatz, Urteilsschwäche für Bedeutungen, Beziehungen und Sinnzusammenhänge und bei der Bewältigung neuer Situationen. Reduzierung von Aufmerksamkeit, Wahrnehmung, Auffassung, gedanklichem Ablauf, Merkfähigkeit, Gedächtnis und
sprachlichem Ausdrucksvermögen. Plumpe Psychomotorik, Beeinträchtigung von Antriebs-, Gefühls- und Willensfunktionen. Leichte Beeinflußbarkeit oder geistige Sperre. Neigung zu Verstimmungen, eher depressiv als euphorisch; inadäquate, leicht auslösbare emotionale Reaktionen, geringe affektive Belastbarkeit.

Grade geistiger Behinderung (Intelligenzminderung):

Leichte Intelligenzminderung (Debilität): leichte intellektuelle Behinde-
rung, IQ 50–69; nicht ausreichend für durchschnittliche Grund- und
Hauptschulbildung oder Lehrberuf.
Mittelgradige Intelligenzminderung (Imbezillität): deutlicher Schwach-
sinn, IQ 35–49.
Schwere Intelligenzminderung (schwere Oligophrenie): unfähig zu
selbständiger Lebensbewältigung. IQ 20–34.
Schwerste Intelligenzminderung (Idiotie): hochgradiger Schwachsinn,
IQ unter 20; absolute Bildungsunfähigkeit, Hilflosigkeit, Pflegebedürftig-
keit.
Diagnostik: diagnostisches Gespräch mit Erhebung der Fremdanamnese
(→C1) und des psychischen Befundes (→C4), allgemein-körperliche
(→C2) und neurologische (→C3) Untersuchung. Sorgfältige testpsycho-
logische Untersuchung (→C5).

Differentialdiagnosen: Undifferenzierte, infantile, „einfältige" Menschen können minderbegabt oder debil wirken, ohne es tatsächlich zu sein: Zustände in akuten Psychosen (→B2.2, B 2.3) oder Verstimmungszuständen, z.B. im Sinne einer „depressiven Pseudodemenz" (→B1.4, B1.5), kindlicher Autismus, Demenz (→B3), früh einsetzende schwere neurotische Entwicklungsstörungen (Pseudodebilität).

Therapie

▶ Möglichst früh einsetzende gezielte Heilpädagogik in Zusammenarbeit von Eltern, Pädagogen und Ärzten.

▶ Im Erwachsenenalter muß sich das Maß der Förderung den Fähigkeiten des einzelnen in adäquater Form anpassen.

▶ Der geistig Behinderte braucht ständige psychotherapeutische Führung in einem sehr weit gefaßten Sinn (→D2).

▶ Geistige Behinderung ist keine medikamentös behandelbare Krankheit.

▶ Der Zweck einer Psychopharmakotherapie (→D3) besteht neben der Behandlung einer Erkrankung auch darin, die Grundlage dafür zu schaffen, daß die erforderlichen therapeutisch-pädagogischen Angebote an- und aufgenommen werden können.
  ● Wenn neben der geistigen Behinderung zusätzlich eine psychiatrische Erkrankung besteht, ist diese nach den anerkannten Kriterien zu behandeln. Eine solche zu erkennen ist vor dem Hintergrund höchst variabler Symptome geistiger Behinderung außerordentlich schwierig. Es gibt keine allgemein anerkannte Psychopathologie geistig behinderter Menschen.

▶ Höchst fragwürdig ist die Verordnung von Psychopharmaka bei Verhaltensauffälligkeit, die durch äußere – veränderbare – Faktoren verursacht werden. Das sind z.B. inadäquater Lebensraum, Leben in zu großer Gruppe, fehlende Tagesstrukturierung, nicht gut ausgebildete Betreuer, fehlende persönliche Zuwendung, chronische Mangelbetreuung durch zu niedrigen Personalschlüssel.

▶ **Bei stark zerstörerischer Unruhe:** vorübergehend, oft aber auch als Dauermedikation: Neuroleptika (→D3.2), bei guter Verträglichkeit auch als Depot-Medikation (s. Tab. D.15, S. 210, oder Benzodiazepine (→D3.1) in individuell angepaßter Dosierung. Dabei ist zu beachten:
  ● Vorsichtig einschleichende Dosierung.
  ● Gelegentlich sind Psychopharmaka völlig wirkungslos.
  ● Gelegentlich zeigen sich sog. paradoxe Reaktionen.

▶ Auf längere Sicht ist bei schwerer und schwerster geistiger Behinderung eine Hospitalisierung (→D11) mit ärztlicher Betreuung unumgänglich.

▶ Bei etwa der Hälfte der geistig Behinderten ist Hospitalisierung zu vermeiden, wenn soziale Bedingungen geschaffen werden, die den Fähigkeiten der Betroffenen entsprechen, z. b. Tagesstätten, beschützende Werkstätten, Wohnheime, ambulante soziale Dienste, die die geistig Behinderten sowie ihre Angehörigen beraten und betreuen.

B

Literatur

Dupont, A.: Oligophrenien. In: Kisker, K. P., H. Lauter, J.-E. Meyer, C. Müller, E. Strömgren (Hrsg.): Psychiatrie der Gegenwart 7. Kinder- und Jugendpsychiatrie, 3. Aufl. Springer, Berlin–Heidelberg–New York–London–Paris–Tokyo 1988.

Kehrer, H. E.: Geistige Behinderung und Autismus. Rat und Hilfe für eine Begleitung durchs Leben. Trias, Thieme, Hippokrates, Stuttgart 1995.

Lehmkuhl, G.: Intelligenzminderung. In: Berger, M. (Hrsg.): Psychiatrie und Psychotherapie. Urban & Schwarzenberg, München–Wien–Baltimore 1999.

Steinhausen, H.-C. (Hrsg.): Geistige Behinderung. 2. Aufl. Kohlhammer, Stuttgart 1996.

Warnke, H., H. Remschmidt: Behandlung geistiger Behinderung. In: Möller, H.-J. (Hrsg.): Therapie psychiatrischer Erkrankungen. Enke, Stuttgart 1993.

11 Störungen der Sexualfunktionen

Allgemeines: Der Bereich sexueller Funktionsstörungen wird in der ärztlichen Sprechstunde oft nur diffus angesprochen. Es wird berichtet, daß es „im Bett nicht mehr klappt", „mit dem Sex nicht mehr geht" oder ähnlich. Häufig verbergen sich hinter solchen Formulierungen tiefergehende seelische Probleme und Leidenszustände, die einer Behandlung zugänglich sind.

Ursachen

Sexuelle Funktionsstörungen können organische (selten) oder seelische (sehr häufig) Ursachen haben. Am häufigsten sind es sowohl organisch wie seelisch bedingte, also durch Wechselwirkungen unterhaltene Störungen. Bei der Entstehung von sexuellen Funktionsstörungen handelt es sich immer um ein Ursachenbündel!

▶ Körperliche Erkrankungen: Leber-, Nierenerkrankungen, endokrine Erkrankungen, Fettsucht, Magersucht, Durchblutungsstörungen, Diabetes mellitus, Herzinfarkt, lokale organische Störungen und Schäden, neurologische Erkrankungen.

▶ Medikamente: Psychopharmaka, Sedativa, Antiepileptika, Antihypertensiva u. a.

▶ Seelische Faktoren: Ängste (Triebängste, Beziehungsängste, Versagensängste, Erwartungsängste mit Selbstverstärkungsmechanismen u. a.), Selbstunsicherheit und andere Persönlichkeitsakzente, sexuelle Tabus, offene oder verdeckte Partnerprobleme, mangelnde Kenntnisse über sexuelle Funktionen, Normen usw., falsche Vorstellung von Sexualität und Partnerschaft, seelische Erkrankungen im engeren Sinn.

Diagnostik

▶ Voraussetzungen für ein Gespräch über Sexualprobleme:
  • ungestörtes Gespräch unter vier Augen
  • eine dem Ernst der Situation angepaßte Haltung des Arztes (Empathie, Einfühlungsvermögen, Echtheit)
  • hinreichende Zeit
  • Sicherheit des Arztes in der Gesprächssituation
  • Kenntnisse des Arztes über die Sexualpsychologie und -physiologie

Häufig ist die Scheu des Arztes vor einem Gespräch über sexuelle Fragen größer als die des Patienten!

▶ Diagnostisches Gespräch mit Erhebung der Anamnese (→C1) und des psychischen Befundes (→C4), allgemein-körperliche (→C2) und neurologische (→C3) Untersuchung. Eventuell labortechnische und apparative Diagnostik.

▶ Zur Abklärung der aktuellen sexuellen Probleme erscheinen die in Tabelle B.13 aufgeführten Fragen sinnvoll.

Das Gespräch sollte keinesfalls nach einem starren Schema geführt werden. Es sollte vom Patienten geleitet sein. Der Untersucher kontrolliert die inhaltliche Vollständigkeit der notwendigen Informationen und kann dann ggf. nachfragen.

11.1 Die Patientin mit sexuellen Funktionsstörungen

Symptomatik

▶ Störung der sexuellen Appetenz: herabgesetzte oder fehlende Libido, wenig oder keine sexuelle Aktivität, häufig Abwehr jeglicher sexueller Annäherung des Partners.

Tabelle B.13 Fragen zur Diagnostik sexueller Funktionsstörungen.

Gegenwärtiges Sexualverhalten?

Koitus mit Partner (Häufigkeit, Techniken, Konflikte, Initiative, Phantasien);
Körperkontakt und Zärtlichkeit (Bedürfnis, Häufigkeit, Rahmen, Initiative);
Kommunikation im sexuellen Bereich (Bedürfnisse äußern, Neinsagen-Können, stimulierendes Vokabular);
Idealvorstellungen, Präferenzen;
Abneigungen (Praktiken, Gerüche, Sauberkeit, Sekrete), Vermeidungsverhalten;
Antikonzeption;
Masturbation (Häufigkeit, Techniken, Konflikte, Phantasien);
homosexuelle Kontakte bzw. Wünsche;
deviante Verhaltensweisen und Phantasien.

B

Soziosexuelle Entwicklung?

● Elternhaus
Beruf des Vaters, der Mutter, ökonomische Situation;
Anzahl der Geschwister, Stellung in der Geschwisterreihe;
Ehe der Eltern, Partner- und Sexualverhalten der Eltern;
Verhältnis zu Vater und Mutter, früher und jetzt;
Kommunikationsmöglichkeiten über sexuelle und persönliche Probleme in der Familie;
religiöse Bindungen;
schulische und berufliche Entwicklung.

● Sexuelle Lerngeschichte
a) Kindheit
Frühkindliche Sexualerfahrungen (Doktorspiele, Beobachtung der Eltern, Erfahrungen mit anderen Erwachsenen);
elterliche Einstellung zur Sexualität (Nacktheitstabu, Zärtlichkeit/Körperkontakt, Verbote, Strafen);
kindliche Masturbationserfahrungen;
inzestuöse Erlebnisse;
sexuell deviante Erlebnisse mit Erwachsenen.

b) Pubertät und Adoleszenz
Aufklärung;
Menarche bzw. erste Ejakulation (Zeitpunkt, Vorbereitung darauf, Verarbeitung);
Masturbation (Häufigkeit, Verarbeitung, Techniken, Phantasien);
soziosexuelle Stufen (Dating, Petting, Koitus);
erster Koitus (Umstände, Kontrazeption, Verarbeitung, initiale Funktionsprobleme).

c) Partnerverhalten bis zur gegenwärtigen Beziehung
Anzahl, Dauer und Verlauf von Partnerbeziehungen (auch mit Prostituierten);
sexuelle Funktionsstörungen;
sexuelle Zufriedenheit;
Schwangerschaften, Abtreibungen;
Kinder mit anderen Partnern;
sexuell deviante Erfahrungen.

Tabelle B.13: Fragen zur Diagnostik sexueller Funktionsstörungen (Fortsetzung).

Gegenwärtige Beziehung?

- Allgemeines
  Familienstand, Ehewunsch, Zusammenleben;
  Dauer der Beziehung;
  Kinder, Kinderwunsch, Abtreibungen;
  ökonomische Situation, Beruf, Berufstätigkeit;
  körperliche Krankheiten, psychische Auffälligkeiten der Partner (einschl. Alkohol
  und Drogen).
- Entwicklung der Beziehung
  Kennenlernen;
  Entwicklung der sexuellen Beziehung (Probleme, Ängste, Initiative, Antikonzeption);
  erstes Auftreten und Entwicklung der sexuellen Störungen;
  Selbstverstärkungsmechanismus (Vermeidung, Versagensangst);
  Masturbation (Auftreten in der Partnerschaft, Verarbeitung in der Partnerschaft);
  sexuelle Außenbeziehungen (sexuelle Funktion, Heimlichkeit, Häufigkeit und
  Dauer, Art der Außenbeziehung und des Partners, Verarbeitung und Bedeutung in
  der festen Beziehung).
- Gegenwärtige Beziehungsstruktur
  Rollenverteilung, Dominanzstrukturen;
  positive und negative Partnerkritik im sexuellen und nichtsexuellen Bereich;
  Zufriedenheit in der gegenwärtigen Situation (Wohn- und Arbeitssituation, Umgang
  miteinander, Rollenverteilung, Außenkontakte, gemeinsame Interessen);
  Kommunikation der Partner (Formen der Auseinandersetzung, Streite, Aussprechen
  von Wünschen und Bedürfnissen, Äußern von Zuneigung);
  Kinder (Erziehung, Beziehung zu den Kindern);
  Bedeutung und Funktion der sexuellen Störung für die Beziehung;
  Partner- und Sexualideologie (Liebe, Treue, Eifersucht, Autonomie der Partner).

(aus: Arentewicz, G., G. Schmidt [Hrsg.]: Sexuell gestörte Beziehungen, 3. Aufl. Enke,
Stuttgart 1993)

▶ Störung der sexuellen Erregung: Ausbleiben von Schwellreaktionen
  und Lubrikation während der sexuellen Stimulierung oder Eintreten
  der körperlichen Reaktionen ohne psychisch empfundene sexuelle Erregung.

▶ schmerzhafter Koitus (Algopareunie)

▶ Vaginismus: reflektorische Verkrampfung der Beckenbodenmuskulatur

▶ vollständige (durchgängige) oder koitale Anorgasmie

Ursachen: Während man bei Männern noch über die größere Häufigkeit
organischer oder seelischer Ursachen streitet, werden bei Frauen seelische Ursachenfaktoren als wesentlich angesehen.
Diagnostik: →B11, S. 146ff.

Therapie

▶ Sexualberatung
  • Ausgleich fehlender sexueller Aufklärung
  • Gespräch über ungünstige äußere Bedingungen
  • Abbau von Hemmungen und Vorurteilen
  • Besprechung kleinerer Partnerkonflikte
▶ Behandlung evtl. körperlicher Grunderkrankungen

▶ Psychotherapie
  • Indikationen (nach Kokott 1988): Die Sexualproblematik besteht unverändert seit über sechs Monaten. Es sind ausgeprägte sexuelle Versagensängste oder deutliches Vermeiden sexueller Kontakte zu erfahren. Der Patient berichtet über erhebliche Partnerprobleme, die seit langem bestehen. Einige Sitzungen Sexualberatung haben keine Veränderung der Situation gebracht.
  • Methoden: psychoanalytisch orientierte Verfahren (→D2.2.1), Verhaltenstherapie (→D2.2.2, vor allem Therapie nach Masters und Johnson und deren Modifikationen), Ehepaar-, Partnertherapie.

Literatur (→B11.3, S. 152)

11.2 Der Patient mit sexuellen Funktionsstörungen

Symptomatik

▶ Störungen der sexuellen Appetenz: herabgesetzte oder völlig fehlende Libido, wenig oder keine sexuelle Aktivität

▶ Erektionsstörungen: Unfähigkeit, eine Erektion für einen befriedigenden Geschlechtsverkehr aufrechtzuerhalten

▶ Priapismus: (schmerzhafte) Dauererektion

▶ schmerzhafter Koitus (Algo-, Dyspareunie)

▶ Ejakulationsstörungen: retrograde Ejakulation (in die Harnblase), Anejakulation (Ejaculatio deficiens; die Ejakulation fehlt bei Orgasmus), Spermatorrhö (Samentröpfeln ohne Orgasmuserleben)

▶ Orgasmusstörungen: vorzeitiger Orgasmus (Ejaculatio praecox, vorzeitiger Samenerguß), verzögerter Samenerguß (Ejaculatio retarda, verzögerte Ejakulation). Extremform: ausbleibender Orgasmus (Anorgasmie, ausbleibende Ejakulation)

Ursachen: →B11, S. 145
Diagnostik: →B11, S. 146ff.

Therapie (→B11.1)

▶ Neben Sexualberatung und Psychotherapie kann und muß die evtl. vorhandene körperliche Grunderkrankung behandelt werden.

▶ Nach strenger Indikation (keinesfalls bei seelisch bedingten sexuellen Funktionsstörungen!) kann evtl. eine sog. Schwellkörperinjektionstherapie oder ein gefäßchirurgischer Eingriff vorgenommen werden.

Literatur (→B11.3, S. 152)

11.3 Sexuelle Deviationen, Variationen, Transsexualität

Synonyma: Perversion, Parasexualität, Paraphilie.

Definition: eine habituelle Spezialisierung auf ungewöhnliche sexuelle Gewohnheiten. Es besteht ein sexueller Drang nach einem unüblichen Sexualobjekt oder nach unüblicher Art sexueller Stimulierung. Es kann eine Progression, d.h. eine Intensitätszunahme des dranghaft erlebten Verlangens, eintreten, die dem Betroffenen erhebliche Probleme bis hin zu Straffälligkeit bereiten kann.

Erscheinungsformen: Exhibitionismus, Fetischismus, Pädophilie, Transvestismus, Voyeurismus, Frotteurismus, (sexuell motivierte) Kleptomanie, Sado-Masochismus, Sodomie, Erotophonie.

Ursachen: Für keine der genannten sexuellen Deviationen gibt es ein befriedigendes Erklärungsmodell.

Diagnostik: →B11, S. 146ff.

Therapie

> Sexuelle Deviationen sind nicht unbedingt als Krankheiten anzusehen. Sexuell Deviante leiden jedoch häufig unter ihrer Andersartigkeit, vor allem unter der Ablehnung durch die Umgebung. Beratung und psychotherapeutische Hilfen sind daher fast immer notwendig.

▶ **Beratung** mit den Zielen,
- den sexuell Devianten offen über seine Probleme sprechen zu lassen,
- abzuklären, ob das Verhalten des Betroffenen überhaupt deviant ist,
- festzustellen, ob der Betroffene eine Veränderung seines Verhaltens wünscht,
- mit dem sexuell Devianten die Möglichkeit zu erarbeiten, sein Verhalten zumindest teilweise zu akzeptieren,
- dem Betroffenen Informationen über therapeutische Möglichkeiten zu geben.

▶ **Behandlungsmöglichkeiten:**
  • **Indikationen** für die Behandlung sexueller Deviationen: Der Patient oder andere Personen leiden unter seiner Deviation.
  • **Somatische Behandlung** mit Androcur® (Cyproteronacetat): reversible Reduzierung der sexuellen Appetenz ohne Veränderung der Triebrichtung. Achtung: Immer nur anzuwenden mit begleitender Psychotherapie! Unbedingt Abklärung über nicht unerhebliche Nebenwirkungen!
  • **Psychotherapie:** evtl. psychoanalytisch orientierte Verfahren (→D2.2.1) oder Verhaltenstherapie (→D2.2.2), vor allem aber psychotherapeutisch orientierte Begleitung und Kontakte (→D1), um den Verlauf einer sexuellen Deviation zu kontrollieren und bei Progredienz und in Krisensituationen sofort eingreifen zu können.

B

Homosexualität

Homosexualität an sich ist keine Krankheit; sie sollte als sexuelle Variante angesehen werden.

▶ **Behandlungsbedürftige seelische Probleme oder Störungen** können im Rahmen eines **Beratungsgespräches** (s. o.) bearbeitet werden.

▶ Etwa ein Drittel der Homosexuellen leidet unter der homosexuellen Neigung, häufig wegen der Konflikte, die aus der „Andersartigkeit" gegenüber der Mehrzahl der Menschen entstehen. In solchen Situationen kann sich eine psychoanalytisch orientierte **Psychotherapie** (→D2.2.1) empfehlen.

Transsexualität

Definition: psychische Identifikation mit dem Gegengeschlecht, unauffälliger körperlicher Befund, Wunsch nach Geschlechtswechsel, „Crossdressing", Ablehnung der Merkmale des körperlich gegebenen Geschlechts, untergeordnete Rolle sexueller Partnerbeziehungen.

Ursachen: unbekannt.

Diagnostik: →B11, S. 146ff.

Differentialdiagnose: Transvestismus, Homosexualität, Kleiderfetischismus, psychiatrische Erkrankungen (z. B. Unsicherheit der Geschlechtsrolle u. a.).

Therapie

▶ Eine gegen die Geschlechtsumwandlung gerichtete Psychotherapie hat sehr wahrscheinlich keinen Erfolg. Sinnvoll: führende und stützende

Psychotherapie (→D1) wegen erheblicher sozialer Schwierigkeiten, vor und nach der folgenden Behandlung:

▶ Schrittweise Anpassung des Körpers an die psychische Geschlechtsidentität (nach Kokott 1988):
  • Abklärende Diagnostik, ob echte Transsexualität besteht.
  • Einjährige enge psychiatrische Betreuung und Beobachtung. In dieser Zeit evtl. Durchführung einer Psychotherapie (s. o.). Ständige Überprüfung der Diagnose.
  • „Alltagstest": Einübung in die angestrebte Geschlechtsrolle.
  • Nachfolgend: gegengeschlechtliche Hormonmedikation.
  • Später: geschlechtskorrigierende Operation(en).
  • Nachsorge: psychiatrisch-psychotherapeutische Weiterbetreuung wegen möglicher organischer und psychischer Probleme.

▶ Die rechtlichen Voraussetzungen und die Verfahrensweise der Personenstandsänderung für Transsexuelle sind im sog. Transsexuellen-Gesetz (TSG) festgelegt (Bundesgesetzblatt 1980, Teil 1, S. 1654–1658).

Literatur

Arentewicz, G., G. Schmidt (Hrsg.): Sexuell gestörte Beziehungen. 3. Aufl. Enke, Stuttgart 1993.

Bräutigam, W., U. Clement: Sexualmedizin im Grundriß, 3. Aufl. Thieme, Stuttgart–New York 1989.

Clement, U., W. Senf: Transsexualität: Behandlung und Begutachtung. Schattauer, Stuttgart–New York 1996.

Hertoft, P.: Sexualstörungen und sexuelle Deviationen. In: Kisker, K. P., H. Lauter, J.-E. Meyer, C. Müller, E. Strömgren (Hrsg.): Psychiatrie der Gegenwart 1. Neurosen, Psychosomatische Erkrankungen, Psychotherapie, 3. Aufl. Springer, Berlin–Heidelberg–New York–Toyko 1986.

Kockott, G.: Weibliche Sexualität. Funktionsstörungen. Erkennen – Beraten – Behandeln. Hippokrates, Stuttgart 1988.

Kockott, G.: Männliche Sexualität. Funktionsstörungen. Erkennen – Beraten – Behandeln. Hippokrates, Stuttgart 1988.

Kockott, G.: Sexuelle Variationen. Anhang: Sexualität Behinderter. Hippokrates, Stuttgart 1988.

Kockott, G.: Sexualstörungen. In: Berger, M. (Hrsg.): Psychiatrie und Psychotherapie. Urban & Schwarzenberg, München–Wien–Baltimore 1999.

Pfäfflin, F., A. Junge: Geschlechtsumwandlung. Abhandlungen zur Transsexualität. Schattauer, Stuttgart–New York 1992.

Pfäfflin, F.: Transsexualität. Beiträge zur Psychopathologie, Psychodynamik und zum Verlauf. Enke, Stuttgart 1993.

Sigusch, V. (Hrsg.): Sexuelle Störungen und ihre Behandlung. Thieme, Stuttgart, Vandenhoek & Ruprecht, Göttingen 1997.

Strauß, B. (Hrsg.): Psychotherapie der Sexualstörungen. Thieme, Stuttgart–New York 1998.

C Diagnostische Verfahren

1 Die Anamneseerhebung

Sehr wahrscheinlich hat die Anamneseerhebung in der Psychiatrie eine größere Bedeutung als in überwiegend somatisch orientierten Fächern der Medizin. Der Grund dafür ist darin zu sehen, daß psychische Störungen in ihrer Genese genetische, neurobiologische, psychologische und soziale Verursachungsanteile haben können, nach denen im Rahmen der Diagnostik gesucht werden muß.

Die Anamnese entwickelt sich **im freien Gespräch mit dem Patienten,** in dem dieser zuerst seine **aktuellen Beschwerden** schildern soll, und wird in dessen Verlauf vom Untersucher inhaltlich strukturiert.

Wann welche biographischen Bereiche angesprochen werden, ist individuell unterschiedlich zu entscheiden.

Folgende Themenbereiche sollte die Erhebung der Lebensgeschichte erfassen:

- Familienanamnese (Sozialstatus, Charaktereigenheiten der Eltern, besondere körperliche und seelische Erkrankungen),
- frühe und spätere Kindheit des Patienten,
- Schul- und Berufsausbildung, berufliche Stellung,
- Partnerbeziehungen, Sexualität, Ehe,
- soziale und kulturelle Interessen, Freizeitgestaltung,
- Lebensgewohnheiten und überstandene Erkrankungen.

Anzustreben ist die **„biographische Anamnese",** also nicht nur die Darstellung der Krankheitsvorgeschichte, sondern die Beschreibung der Krankheitsentwicklung in einem biographischen Kontext. Krankheits- und Lebensgeschichte bilden für den Patienten eine Einheit. Es kommt nicht nur auf die Beschreibung äußerer Lebensabläufe an, vielmehr auch und gerade darauf, wie der Patient die jeweiligen Ereignisse erlebt hat und wie er seine Situation zur Zeit wahrnimmt.

Nach dem ersten Kontakt mit dem Patienten und seinen ihn begleitenden Angehörigen sollte das Gespräch mit dem Patienten allein durchgeführt werden.

C

Die Erhebung der Anamnese sollte bei der Erstuntersuchung (in der Akutsituation) auf das diagnostisch Notwendige beschränkt bleiben. In einer späteren und ruhigeren Behandlungsphase kann das Anamnesegespräch zunehmend differenzierend weitergeführt werden. Die **Befragung der Angehörigen** (wenn irgendwie möglich in Gegenwart des Patienten) ist wichtig:

- wenn die Informationen durch den Patienten nicht ausreichen (z. B. bei psychotischer Verwirrtheit, Bewußtseinsstörung, starker Erregung, Suizidalität, Sucht usw.),
- wenn die biographischen Daten durch weitere Kenntnisse (z. B. der Eltern) vertieft werden sollten,
- wenn man das engere soziale Umfeld, d. h. die Angehörigen, näher kennenlernen und in die weitere Behandlung evtl. einbeziehen möchte.

Zur Vervollständigung und weiteren Differenzierung der anamnestischen Daten können mit Einverständnis des Patienten (Einverständniserklärung dem Ersuchen stets beifügen!) **Behandlungsberichte** (Arztbriefe) oder **Krankengeschichten** über frühere Behandlungen von den vorbehandelten Ärzten erbeten werden.

Literatur

Dührssen, A.: Die biographische Anamnese unter tiefenpsychologischem Aspekt. 3. Aufl. Vandenhoek und Ruprecht, Göttingen–Zürich 1990.

Kind, H.: Psychiatrische Untersuchung, 5. Aufl. Springer, Berlin–Heidelberg–New York 1997.

2 Die körperliche Untersuchung

Grundsätzlich muß jeder Patient mit einer psychiatrischen Erkrankung auch allgemein-körperlich untersucht werden, weil

- sich hinter der psychischen Störung eine organische Erkrankung als mögliche Ursache verbergen kann und
- dem Patienten gezeigt werden muß, daß man ihn in seiner körperlich-seelischen Gesamtheit sieht und akzeptiert.
- Möglicherweise vorhandene körperliche Erkrankungen, die unabhängig von der seelischen Störung bestehen, werden nicht übersehen und können gleichzeitig behandelt werden.
- Zahlreiche psychiatrische Diagnosen (Organneurose, Hypochondrie, schizophrene Psychose, Melancholie u. a.) dürfen nur nach Ausschluß einer organischen, evtl. als Ursache anzusehenden Erkrankung gestellt werden.
- Allenfalls dann, wenn der Patient unmittelbar vor dem Manifestwerden der seelischen Erkrankung eingehend untersucht worden ist oder wenn

vorbehandelnde Ärzte die Untersuchung bereits durchgeführt haben und dem sich jetzt mit dem Patienten befassenden Arzt die zuverlässigen (!) Daten zur Verfügung stehen, kann von einer erneuten Untersuchung abgesehen werden.

- Im Behandlungsverlauf sollten (vor allem bei der Anwendung somatischer Behandlungsverfahren) in regelmäßigen Abständen Kontrolluntersuchungen durchgeführt werden.
- Die allgemein-körperliche Untersuchung sollte die in Tabelle C.1 aufgeführten Bereiche berücksichtigen.
- Zu einer erweiterten allgemein-körperlichen Untersuchung gehören die
  - labortechnischen Untersuchungen (Blut, Urin, ggf. Liqour usw.) und
  - apparativen Untersuchungsverfahren (EKG, Röntgen, Ultraschall usw.).

C

Literatur

Dahmer, J.: Anamnese und Befund. 7. Aufl. Thieme, Stuttgart–New York 1994

Lange, A.: Anamnese und Kllinische Untersuchung. 4. Aufl. Thieme, Stuttgart–New York 1993

3   Die neurologische Untersuchung

Das grundsätzlich zur allgemein-körperlichen Untersuchung (→C2) Gesagte gilt auch für die neurologische Untersuchung.

Tabelle C.2 (s. S. 157) zeigt die wesentlichen Funktionsbereiche, die bei einer neurologischen Untersuchung beachtet und dokumentiert werden müssen. Diese sollten immer im Rahmen der Erstuntersuchung und im Behandlungsverlauf in regelmäßigen Abständen überprüft werden.

Sind bei der allgemein-körperlichen (→C2) und/oder neurologischen Untersuchung Hinweise für das Vorliegen einer organischen Störung des Nervensystems zu erkennen oder zu vermuten, ist neben labortechnischen Untersuchungen (z.B. vor allem dann auch Liquoruntersuchungen) eine weiterführende apparative Diagnostik angezeigt, z.B. je nach Indikation:

- Elektroenzephalographie (EEG)
- Doppler-Sonographie
- Röntgen (Schädel, HWS usw.)
- kraniale Computertomographie (CCT)
- Magnetresonanztomographie (MRT)
- funktionelle bildgebende Verfahren (SPECT, PET, FMRT)

Tabelle C.1: Körperliche Allgemeinbefund.

Name:	geb. am:
untersucht durch:	am:

Größe cm: Gewicht kg	Ernährungszustand
Haltung	Haut
Konstitution	Gesichtsfarbe
Dysplasien	Sichtbare Schleimhäute
	Narben
Lymphknoten	

Gebiß	Herz
Zunge	Grenzen
Rachenring	Töne
Tonsillen	Aktion
Schilddrüse	Gefäße
Brustkorb	Blutdruck mmHg im Liegen/Sitzen/re/li
Lungen	mmHg mmHg
	Puls /min
	Ödeme
	Varizen

Bauch	Milz
	Nierenlager
Leber	Geschlechtsorgane

Vegetatives Nervensystem

Trophische Störungen

Wirbelsäule

   HWS

   BWS

   LWS

Extremitäten

Tabelle C.2: Neurologischer Untersuchungsbefund.

Name:	geb.

Neurologischer Untersuchungsbefund am:

Schädel

Form	Beweglichkeit
Narben	Druckempfindlichkeit
	Klopfempfindlichkeit
Defekte	Nervenaustrittspunkte

Hirnnerven

I: Riechvermögen	aromat. Substanzen
	Trigeminusreizstoffe
II: Sehvermögen	
Augenhintergrund	
III, IV, VI: Pupillen	Lidspalten
Reaktion auf Licht	Ptosis
Reaktion auf Nahsehen	Kornealreflex re li
Augenbewegungen	
V: motorisch	Masseterreflex
sensibel	
VII: Stirnast	Chvostek
Mundast	Schnauzreflex
VIII: Hörvermögen	
Nystagmus	
(VII) IX, X: Gaumensegel	
XI: Schulterheben	
(VII, X) XII: Zunge	
Artikulation	

Neuropsychologische Störungen

(Sprache, Lesen, Schreiben, Rechnen):

Motorik

Tonus	Halteversuche
Motilität	A. H. V.
grobe Kraft	B. H. V.
Atrophien	Tremor

C

Tabelle C.2: Fortsetzung.

Datum: _____|_____	Datum: _____|_____							
Reflexe	re	li	re	li		re	li	re	li

	re	li	re	li		re	li	re	li
Bic.				Mayer					
Tric.				Knipsreflex					
Brachiorad.				Trömner					
BHR				Babinski					
				Oppenheim					
BDR muskul.				Gordon					
CR				Rossolimo					
Adduct.				Mendel-Bechterew					
PSR				Chaddok					
ASR				Patellarklonus					
				Reflexzone					
				Fußklonus					

Sensibilität

Nervenstämme

Druckschmerz

Dehnungsschmerz

Koordination

Gang	Romberg
	Unterberger
FNV	monopedales Stehen/Hüpfen
FFV	Baranyi
KHV	Diadochokinese

Literatur

Mummenthaler, M.: Klinische Untersuchung und Analyse neurologischer Syndrome. 2. Aufl. Thieme, Stuttgart–New York 1993

Schenk, E.: Neurologische Untersuchungsmethoden, 4. Aufl. Thieme, Stuttgart–New York 1992.

Stoppe, G., F. Hentsche, D. L. Munz: Bildgebende Verfahren in der Psychiatrie. Thieme, Stuttgart–New York 1999.

4 Die Erhebung des psychischen Befundes

Allgemeines: Die Erhebung des psychischen (psychopathologischen) Befundes erfolgt im Rahmen eines Gesprächs mit dem Patienten und, wenn irgend möglich, nicht in Gegenwart weiterer Personen (z.B. von Angehörigen, Schwestern, Pflegern o.a.). Der Untersucher sollte dem Patienten erkennbar mitfühlend, zugewandt, offen, mit angemessenem Ernst und ausreichender Distanz begegnen. „Das optimale psychiatrische Untersuchungsgespräch ist eine dem Einzelfall und dem jeweiligen Zweck der Untersuchung angepaßte Kombination von Interview, Exploration und Anamneseerhebung" (→C1; Kind 1997).

▶ **Exploration** ist eine Untersuchung durch Befragung, in der die größere Aktivität und Gesprächsführung beim Untersucher liegt. Sie ist eine Gesprächsmethode für die Situation, in der ein Patient nicht in der Lage ist, ein Gespräch in eigener Initiative zu strukturieren.

▶ Im **Interview** dagegen wird dem Patienten Gelegenheit gegeben, seine eigenen Ansichten zum in Frage stehenden Problem mitzuteilen oder eine Selbstdarstellung zu geben. Die Interviewtechnik wird im wesentlichen bei zwei Fragestellungen angewendet:
  ● ganz allgemein dann, wenn neben der rein deskriptiven Verhaltensbeschreibung auch tiefenpsychologische (psychodynamische) Aspekte des Krankheitserlebens interessieren;
  ● speziell dann, wenn es um die Indikation und/oder Einleitung einer Psychotherapie (→D2) geht.

▶ **Ziel der Erhebung des psychischen Befundes** eines Patienten ist stets, sich ein Bild vom Verhalten, aber auch vom Befinden und Erleben des Patienten in seiner aktuellen Situation zu machen.

▶ Die Erhebung des psychischen Befundes hat grundsätzlich erstmals im Rahmen der Erstuntersuchung zu erfolgen.

▶ In der Behandlungsphase ist der psychische Befund in regelmäßigen Abständen zu kontrollieren (Verlaufsbeschreibung).

Vor einem systematischen Abfragen aneinandergereihter Symptome
(evtl. nach einer Liste) muß gewarnt werden. Die Erhebung des psychischen Befundes hat immer im freien Gespräch zu erfolgen.

Ein Vorschlag für den Aufbau der Beschreibung eines psychischen Befundes mit Formulierungshilfen ist in Tabelle C.3 dargestellt.
Das Beobachtete und Erfahrene sollte in der Umgangssprache schriftlich
niedergelegt werden. Der in der Regel verkürzende Fachjargon legt oft
vorzeitig eine diagnostische Zuordnung fest.
In der Beschreibung des psychischen Befundes soll ein plastisches Bild
nicht nur der Erkrankung des Patienten, sondern auch ein Bild von der
Person des Kranken selbst gegeben sein.

▶ Selbstverständlich muß ein Untersucher bei der Suche nach psychopathologischen Symptomen die **Grundbegriffe der deskriptiven Psychopathologie und der klinischen Psychiatrie** kennen. Für ein psychodynamisch orientiertes Erstinterview sind theoretische Kenntnisse und
praktische Erfahrungen im Bereich der psychoanalytischen Neurosenlehre unbedingt erforderlich.

▶ Das Erfassen der krankhaften psychischen Phänomene auf deskripti-
ver Ebene reicht in der Regel nicht aus, um schon beim Erstkontakt mit
dem Patienten die im Raum stehenden Fragen zu beantworten. Solche
Fragen sind z. B.:
  • Warum kommt der Patient **jetzt** in die Sprechstunde (Klinik), obwohl
    die Beschwerden nach der Anamnese schon seit längerem bestehen?
  • Wie reagiert der Patient auf das Verhalten des Untersuchers?
  • Warum klagt er in individuell akzentuierter Weise über bestimmte
    Beschwerden in besonderem Maße?
  • Warum verhält er sich in der gegebenen Situation in der hier er-
    kennbaren Weise?
  • Handelt es sich um eine biologisch fundierte oder eher psychoreak-
    tiv entstandene psychische Störung?
  • Ist die Entwicklung des Krankheitsgeschehens in einem Zusammen-
    hang mit für den Patienten bedeutungsvollen Ereignissen in der Le-
    bensgeschichte zu sehen?
  • Wie ging der Kranke bisher mit schwierigen, krisenhaften, belasten-
    den Situationen um?
  • Wie hat sich seine psychosoziale Situation entwickelt?
  • Gibt es aktuelle akute Probleme oder Konflikte?

▶ Ein Teil dieser Fragen kann durch eine eingehende und differenzierte
(auch psychodynamische Aspekte berücksichtigende) Anamneseerhebung beantwortet werden. Aber auch dann bleibt der Untersucher an
der Oberfläche deskriptiver Informationsgewinnung.

Tabelle C.3: Aufbau eines psychischen Befundes.

1. Äußeres Erscheinungsbild

1.1 Statur

1.2 Körperhaltung
aufrecht, straff, imponierend, stramm, steif, verkrampft, gespannt, drohend, gelöst, ungezwungen, locker, schlaff, gebeugt, unscheinbar, vertrackt, bizarr, abwehrend

1.3 Körperpflege
gepflegt, aufgemacht, parfümiert, inadäquat (männlich, weiblich berücksichtigen), Tätowierung, ungepflegt, verschmutzt

1.4 Kleidung
unauffällig, modisch, elegant, schlicht, salopp, unkonventionell, ungepflegt, verwahrlost, Besonderheiten

1.5 Haartracht
gepflegt, modisch, ungepflegt, wirr

2. Dynamischer Gesamteindruck – Psychomotorik

C

2.1 Benehmen – Umgangsformen
natürlich, unbefangen, gewandt, sicher, burschikos, scheu, höflich, schüchtern, befangen, devot, unterwürfig
korrekt, steif, gekünstelt, leutselig, herablassend, ratlos, abweisend, gleichgültig, apathisch, aufdringlich, distanzlos

2.2 Gangart
kraftvoll, ausgreifend, schwungvoll, elastisch, federnd, schleppend, schlürfend, trippelnd, verspannt

2.3 Ausdrucksverhalten
ausgewogen, rund, lebhaft, locker, überexpressiv, ausfahrend, ungesteuert, ausdrucksarm, spärlich, sparsam, müde, stumpf, unmoduliert, verkniffen, gebunden, gesperrt, vertrackt, Grimassen, Tics, maskenhaft, eckig, verschroben

3. Affektivität – Emotionalität

3.1 Stimmung (Grundstimmung, aktuelle, gegenwärtige Stimmungslage)
ausgeglichen, zuversichtlich, unbeschwert, optimistisch, fröhlich, heiter, euphorisch, ernst, skeptisch, pessimistisch, verzagt, mutlos, gedrückt, depressiv, dysphorisch, mißmutig, mißempfindlich, moros, gereizt, ängstlich, angstvoll

3.2 Affektverhalten (Ausdrucks-, Schwingungs- und Resonanzfähigkeit)
angepaßt, adäquat, unangepaßt, inadäquat, ausgeglichen, mitschwingend, tiefgreifend, expansiv, erregt, nüchtern, kühl, teilnahmslos, flach, eingeengt, starr

3.3 Gefühlsleben
gemütvoll, herzlich, nachhaltig, tiefgreifend, einfühlsam, taktvoll, gutmütig, naiv, treuherzig, gutherzig, empfindsam, sensitiv, echt, unecht, sentimental, kühl, kalt, Gefühl für ethische Werte, distanziert, distanzschwach

4. Antrieb – Wille

4.1 Antrieb
4.1.1 Spontaneität

Tabelle C.3: Aufbau eines psychischen Befundes (Fortsetzung).

4.1.2 Initiative
energisch, aktiv, schwungvoll, umtriebig, vielbeschäftigt, schwunglos, lahm, zwanghaft
4.2 Wille
zielstrebig, ausdauernd, beharrlich, konsequent, durchsetzungsfähig, unbeugsam,
beherrscht, verbissen, gleichgültig, willensschwach, wurstig, unentschlossen, negativi-
stisch, gesperrt, befehlsautomatisch

5. Triebtendenzen und -störungen

5.1 Allgemeine Beschreibung
vital, triebhaft, dünnblütig, triebschwach, beherrscht, gesteuert, gehemmt, unbe-
herrscht, ungesteuert, enthemmt
5.2 Hervortretende Triebtendenzen
Aggressivität, Sexualität, Oralität, Machtstreben, Besitzstreben, Geltungssucht
5.3 Triebstörungen
Drangzustände, Zwänge, Perversionen

6. Bewußtseinslage und Orientiertheit

6.1 Bewußtseinsklarheit
klar, überwach, fluktuierend, ablenkbar, schwerbesinnlich, getrübt, benommen,
somnolent, soporös, bewußtlos
6.2 Bewußtseinseinengung
(traumhaftes Bewußtsein)
6.3 Orientiertheit
zeitlich, örtlich, zur Person

7. Wahrnehmung

7.1 Wahrnehmungsschärfe
genau, empfindlich, detailliert, stumpf
7.2 Wahrnehmungsstörungen
7.2.1 Illusionen
7.2.2 Personenverkennungen
7.2.3 Halluzinationen
7.2.4 Déjà-vu, Jamais-vu

8. Denken

8.1 Auffassung (für Gewohntes und Neues)
sicher, rasch, langsam, erschwert, begriffsstutzig
8.2 Konzentration
gut, stetig, anhaltend, gespannt, rasch ermüdbar, abschweifig
8.3 Denkablauf
klar, sachlich, nüchtern, betont logisch, abstrakt, anschaulich, praktisch, intuitiv,
gefühlsbetont, ichbezogen
sprunghaft, ungenau, ziellos, einfallsarm, umständlich, weitschweifig, haftend,
perseverierend

Tabelle C.3: Aufbau eines psychischen Befundes (Fortsetzung).

8.3 Denkablauf (Fortsetzung)
logisch, gelockert, zerfahren, verworren
widerspruchsvoll, unzusammenhängend
gehemmt, ideenflüchtig, Gedankenabreißen, Gedankenleere, gemachte Gedanken,
überwertige Ideen
Zwangsgedanken
8.4 Wahnhafte Bewußtseinsinhalte
Wahn, Wahnstimmung, Wahneinfälle, Wahnwahrnehmungen

9. Merkfähigkeit – Gedächtnis

9.1 Merkfähigkeit
9.2 Gedächtnis
alte, neue Gedächtnisinhalte
9.2.1 Gedächtnisstörungen
Lücken, Amnesie, retrograde Amnesie, Konfabulationen
9.2.2 Reproduktionsfähigkeit
rasch, mühsam

10. Intelligenz

10.1 Nach dem Gesamteindruck
10.2 Höhere Intelligenzfunktionen
Überschau, Erkennung des Wesentlichen, Abstraktionsvermögen, Kritik, Einsicht,
künstlerische und schöpferische Fähigkeiten

11. Psychische Werkzeugstörungen

11.1 Aphasie
11.2 Alexie
11.3 Agraphie
11.4 Agnosie
11.5 Apraxie

12. Gesamteindruck

▶ Ein Verständnis, einen Sinnzusammenhang, wird er erst dann finden, wenn er die psychodynamische („tiefenpsychologische") Dimension des Krankseins, also nicht nur den Patienten als „Objekt von Beobachtung und Beschreibung" sieht, sondern als Person in ihrer psychosozialen Wirklichkeit mit den ihr eigenen Verhaltensmöglichkeiten und -strategien (Kompensations- und Abwehrmechanismen). Es muß die Dimension unbewußter Konflikte hinter offenkundigen Erlebnis- und Verhaltensweisen zu erkennen versucht werden.

▶ In dieser Situation sind Grundkenntnisse der (psychoanalytischen) Psychodynamik notwendig. Sie beeinflussen und prägen das, was als

psychotherapeutische Einstellung oder psychotherapeutisches Basisverhalten (→D1) zu bezeichnen ist.

▶ Darüber hinaus erhält der Arzt Informationen darüber, ob und ggf.
welche Form der Psychotherapie (→D2) für die Behandlung geeignet
ist.

▶ Die Erfassung und Dokumentation des psychischen Befundes mit sog.
standardisierten Untersuchungsinstrumenten (Fremd- und Selbst-
beurteilungsskalen) ist für wissenschaftliche Zwecke anzustreben und
sinnvoll. Mit ihnen können psychopathologische Syndrome oder seelische Befindlichkeitsbereiche dokumentiert und auch unter dem Aspekt einer Quantifizierung der vorliegenden Störungen erfaßt werden.
Durch die Anwendung standardisierter Untersuchungsinstrumente ist
man der Objektivierung psychiatrischer Befunde auf einer höheren
Abstraktionsebene nähergekommen, die aber die für den Einzelfall
vielleicht entscheidenden Informationen vernachlässigt (Heimann).
Aus diesem Grund reicht die Sammlung von Daten mit standardisierten Untersuchungsinstrumenten für die auf die Individualität des Patienten ausgerichtete therapeutische Praxis nicht aus. Das in Deutschland populärste standardisierte Untersuchungsinstrument zur Dokumentation psychiatrischer Befunde ist das sog. AMDP-System.

Der im freien Gespräch erhobene psychopathologische Befund bleibt
daher das Kernstück der psychiatrischen Diagnostik, die als Grundlage für eine individuell angepaßte Therapie seelischer Erkrankungen
nicht hoch genug eingeschätzt werden kann. Darüber hinaus wird das
Verständnis für den Patienten dadurch vertieft, daß psychodynamische
(„tiefenpsychologische") Dimensionen des Krankseins zu erfassen versucht werden.

Literatur

*Arbeitsgemeinschaft für Methodik und Dokumentation in der Psychiatrie (AMDP)
(Hrsg.):* Das AMDP-System. Manual zur Dokumentation psychiatrischer Befunde.
6. Aufl. Hogrefe, Verlag für Psychologie, Göttingen–Bern–Toronto–Seattle 1997.
Argelander, H.: Das Erstinterview in der Psychotherapie, 5. Aufl. Wissenschaftl. Buchge-
sellschaft, Darmstadt 1992.
Collegium Internationale Scalarum (Hrsg.): Internationale Skalen für Psychiatrie. 4. Aufl.
Hogrefe, Göttingen–Bern–Toronto 1996.
Freyberger, H. J., U. Siebel, W. Mombour, H. Dilling: Lexikon psychopathologischer
Grundbegriffe. Huber, Bern–Göttinger–Toronto 1998.
Kind, H.: Das psychiatrische Interview. In: Kisker, K. P., H. Lauter, J.-E. Meyer,
C. Müller, E. Strömgren (Hrsg.): Psychiatrie der Gegenwart 9. Brennpunkte der
Psychiatrie. Diagnostik, Datenerhebung, Krankenversorgung. 3. Aufl., Springer,
Berlin–Heidelberg–New York 1989.

Kind, H.: Psychiatrische Untersuchung, 5. Aufl. Springer, Berlin–Heidelberg–New York 1997.

Möller, H. J.: Standardisierte psychiatrische Untersuchung. In: Kisker, K. P., H. Lauter, J.-E. Meyer, C. Müller, E. Strömgren (Hrsg.): Psychiatrie der Gegenwart 9. Brennpunkte der Psychiatrie. Diagnostik, Datenerhebung, Krankenversorgung, 3. Aufl. Springer, Berlin–Heidelberg–New York 1989.

Mundt, C.: Psychopathologie heute. In: Kisker, K. P., H. Lauter, J.-E. Meyer, C. Müller, E. Strömgren (Hrsg.): Psychiatrie der Gegenwart 9. Brennpunkte der Psychiatrie. Diagnostik, Datenerhebung, Krankenversorgung. 3. Aufl., Springer, Berlin–Heidelberg–New York 1989.

Scharfetter, C.: Allgemeine Psychopathologie. Eine Einführung, 4. Aufl. Thieme, Stuttgart–New York 1996.

Stieglitz, R.-D.: Diagnostik und Klassifikation psychischer Störungen. Hogrefe, Göttingen–Bern–Toronto 1998.

Stieglitz, R.-D., U. Baumann (Hrsg.): Psychodiagnostik psychischer Störungen. Enke, Stuttgart 1994.

Stieglitz, R.-D., W. Fähndrich, H.-J. Möller (Hrsg.): Syndromale Diagnostik psychischer Störungen. Hogrefe, Göttingen–Bern–Toronto 1998.

5 Testpsychologische Untersuchungen

Allgemeines: In manchen Situationen hat der untersuchende und/oder behandelnde Arzt ein Interesse daran, die bei der Erhebung des psychischen Befundes (→C4) gewonnenen Eindrücke durch eine testpsychologische Untersuchung zu ergänzen und/oder zu objektivieren. Er selbst ist dazu in der Regel wegen der Kompliziertheit der Anwendung und der ihm fehlenden Erfahrung in der Auswertung der Untersuchungsbefunde kaum noch in der Lage. Diese Aufgabe sollte ein klinischer Psychologe übernehmen.

Folgende **Testverfahren** werden am häufigsten angewendet:

▶ Allgemeine Intelligenztests
  ● Hamburg-Wechsler-Intelligenztest für Erwachsene (HAWIE-R)
  ● Progressiver Matrizen-Test (Raven-Test)
  ● Intelligenz-Struktur-Test (IST 70, von Amthauer)

▶ Leistungstests
  ● Benton-Test
  ● Test d2 (Aufmerksamkeits-Belastungs-Test)
  ● Diagnosticum für Cerebralschädigung (DCS, von Hillers)

▶ Persönlichkeitstests
  ● Projektive Verfahren: z.B. Rorschach-Test, Thematischer Gestaltungstest (Salzburg) (TGT[-S])
  ● Fragebogentests: z.B. Minnesota-Multiphasic Personality Inventory (MMPI), Freiburger Persönlichkeitsinventar (FPI)

Testpsychologische Untersuchungen können den klinischen Befund niemals ersetzen, stellen häufig jedoch eine sinnvolle Ergänzung dar.

Der untersuchende klinische Psychologe muß bei der Auswahl der Instrumente (Tests) wissen, welche Fragen beantwortet werden sollen. Der Arzt muß ihm die seelischen Funktionsbereiche nennen, die überprüft werden sollten, z.B. (nach Kind): allgemeines Intelligenzniveau, spezielle Begabung, Berufseignungen und Interessen, Gedächtnis, Merkfähigkeit, Auffassung, Aufmerksamkeit, Konzentration, Leistungsfähigkeit, Wahrnehmung, Denken, abnorme Denkprozesse, Abhängigkeit von Affekten, Antrieb, Willensbildung, Einstellungen und Gesinnungen, Kommunikationsfähigkeit, Einstellungen zur eigenen Person, Einstellungen zur Sexualität usw.

Literatur

Brickenkamp, R. (Hrsg.): Handbuch psychologischer und pädagogischer Tests. 2. Aufl. Hogrefe, Göttingen 1997.

Kind, H.: Psychiatrische Untersuchung, 4. Aufl. Springer, Berlin–Heidelberg– New York–London–Paris–Tokyo–Hong Kong–Barcelona 1990.

Rauchfleisch, U.: Testpsychologie. Eine Einführung in die Psychodiagnostik, 3. Aufl. Vandenhoek und Ruprecht, Göttingen 1994.

6 Symptom, Syndrom, Diagnose, diagnostische Klassifikation

Allgemeines: Anamneseerhebung, allgemein-körperliche, neurologische Untersuchungen und die Erhebung psychopathologischer Befunde werden durchgeführt, um sich ein möglichst objektives, auch von anderen Untersuchern nachvollziehbares Bild von der Erkrankung des Patienten zu machen. Diese Ansammlung von Symptomen (Syndrom) und weitere Informationen über den Verlauf der Erkrankung, der psychosozialen Entwicklung u.a.m. werden einem dem Untersucher bekannten Krankheitsbild zugeordnet. Es erfolgt dann eine dem medizinischen Wissensstand entsprechende Behandlung dieses Krankheitsbildes.

▶ Das Sammeln von Befunden und weiteren Informationen wird Diagnostik genannt. Am Ende wird die sog. Diagnose gestellt, die – wie sich jedoch in internationalen Vergleichen gezeigt hat – sehr unterschiedlich ausfallen kann. Es handelt sich bei dieser traditionellen Diagnostik, wenn alle Informationen zusammengetragen sind, um eine sog. Individualdiagnose, die eher synthetisch entsteht.

► Bis vor nicht langer Zeit waren die Diagnostik und die Zuordnung der Befunde zu den jeweiligen Diagnosen in starkem Maße durch wissenschaftliche Schulen, Hypothesen zur Ätologie der psychischen Erkrankungen und durch historisch bedingte nationale Besonderheiten geprägt. Eine internationale wissenschaftliche Kommunikation war nur schwer möglich.

► Die moderne diagnostische Klassifikation (z.B. ICD-10, →F1.2) versucht nun, mit einer kategorialen Zuordnung möglichst gut objektivierbarer Symptome zu einer exakteren diagnostischen Umschreibung psychischer Störungen zu kommen.

► Während die traditionelle Diagnostik ein schrittweise untersuchendes Vorgehen ist, um das Krankheitsbild eines Patienten vor dem Hintergrund seines medizinischen Wissens möglichst komplex zu erfassen und daraus Behandlungsstrategien zu entwickeln, geht die moderne Klassifikation von der Zuordnung der deskriptiv-phänologisch erfaßten Symptome zu einem vorgegebenen System von Definitionen (Klassifikationskategorien) psychischer Störungen aus.

► Mit der modernen diagnostischen Klassifikation wird die alte „Individualdiagnose" auf möglichst genau definierte Begriffe von übergeordneter Gültigkeit reduziert, damit sie in dem jeweiligen Klassifikationssystem untergebracht werden kann. Damit aber bleiben subjektive, theoriegeprägte, psychodynamische und biographische Daten außer acht.

► Die Vorteile moderner diagnostischer Klassifikationssysteme sind:
  ● Standardisierung der diagnostischen Merkmale für bestimmte Krankheitsbilder,
  ● einheitliche internationale Verwendung und damit z.B.
    – bessere Vergleichbarkeit der erfaßten Krankheitsbilder,
    – verbesserte wissenschaftliche Kommunikation,
    – Verbesserung der Planungsgrundlagen für gesundheitspolitische Entscheidungen.

► Für eine optimale psychiatrische, individuell ausgerichtete, patientenzentrierte Therapie bedeutet die moderne diagnostische Klassifikation eher Stagnation als Fortschritt. Im Umgang mit dem psychisch Kranken wird die traditionelle Diagnostik weiterhin ihren Wert haben.

7 Die Dokumentation der erhobenen Befunde (Die psychiatrische Krankengeschichte)

Allgemeines: Die im Folgenden dargestellte Gliederung einer pschiatrischen Krankengeschichte ist als ein Muster anzusehen, das in seinem formalen Aufbau variiert werden kann.

Der untersuchende und/oder behandelnde Arzt hat eine Dokumentationspflicht, die sich rechtlich aus dem Behandlungsvertrag ergibt. Die Rechtsprechung gewährt dem Patienten ein Einsichtsrecht in seine Krankenblattunterlagen (→E1).

Aufbau einer psychiatrischen Krankengeschichte

▶ Beginn der Behandlung (Anlaß der Untersuchung bzw. Aufnahme in stationäre Behandlung, Einweisungsmodus, überweisender Arzt, Einweisungsdiagnose, Verhalten des Patienten bei der Aufnahme, Einwilligungserklärung des Patienten →E1)

▶ Geklagte Beschwerden (Beginn und Verlauf der Beschwerden und/oder Verhaltensstörungen; möglichst im Wortlaut des Patienten dokumentieren!)

▶ Biographische Anamnese (→C1)

▶ Angaben der Angehörigen („Fremdanamnese", →C1)

▶ Körperliche Befunde
  • Allgemein-körperliche Befund (→C2)
  • Neurologischer Befund (→C3)
  • Ergebnisse labortechnischer und apparativer Untersuchungen (→C2, C3)

▶ Psychischer Befund (→C4)

▶ Testpsychologische Untersuchungsbefunde (→C5)

▶ Vorläufige Diagnose (→F1); evtl. mit ersten differentialdiagnostischen Erwägungen und Überlegungen zur Behandlung

▶ Verlaufseintragungen: Beschreibung der Veränderungen gegenüber Erstuntersuchungs- oder Aufnahmebefund, Dokumentation neuer Befunde, im ambulanten Bereich bei jeder Konsultation, im stationären Bereich etwa wöchentlich, zu Anfang häufiger. Nachträge zur Anamnese, Aufzeichnungen zur aktuellen Therapie, evtl. Niederschrift der Gründe für Wechsel der Behandlungsstrategie, Einwilligungserklärung des Patienten (→E1) usw.

▶ Abschluß des Krankenblattes: Epikrise, in der Regel in Form eines Abschlußberichtes an den über- oder einweisenden Arzt, mit abschließender Diagnose, Überlegungen zu möglichen diagnostischen Alternativen, zur weiteren Behandlung, Prognose usw.

D Behandlungsverfahren

D

1 Psychotherapeutisches Basisverhalten, das ärztliche (psychotherapeutische) Gespräch

▶ Grundsätzlich muß jeder Umgang mit einem psychisch Kranken von einer auch psychotherapeutischen Einstellung geprägt sein. Damit ist nicht gemeint, daß der Arzt nach einer speziellen psychotherapeutischen Methode mit einem Patienten umgeht, sondern ihn als Menschen sieht, der psychisch (ggf. auch körperlich) leidet, Probleme und Nöte hat, die primär als solche zu verstehen und zu akzeptieren sind.

▶ Hilfreich für ein derartiges Verständnis ist die Kenntnis psychodynamischer Prozesse wie Übertragung und Gegenübertragung, Widerstand, Agieren u.a. Dieses (oft unbewußte) Verhalten des Patienten prägt die Arzt-Patienten-Beziehung, die, wenn sie vom Arzt nicht rational kontrolliert und gesteuert wird, durch inadäquates Reagieren des Arztes in erheblicher Weise gestört sein kann.

▶ Dieses **psychotherapeutische Basisverhalten** ist die Voraussetzung für die Anwendung spezieller Behandlungsverfahren, z.B. auch für eine gute Compliance bei einer evtl. notwendigen Psychopharmakotherapie (→D3). Es prägt das sogenannte therapeutische Klima einer Praxis oder einer Klinik.

▶ Im Zentrum des Umgangs mit dem psychisch Kranken steht das **ärztliche (psychotherapeutische) Gespräch**. Nur so kann der Patient in der ersten Begegnung und in den sich anschließenden Gesprächen als lebendige Einheit erlebt werden, so daß Kranksein als dynamischer Prozeß, beeinflußt von somatischen, persönlichkeitsbedingten, situativen und psychosozialen Faktoren, wahrgenommen werden kann.

▶ Die psychotherapeutisch ausgerichtete Gesprächsführung hat supportiven oder stützenden Charakter. Man spricht auch von adaptiver Psychotherapie. Sie begleitet den Patienten während der akuten Erkrankung, kann aber auch langfristige Stützung und Hilfe sein, damit der Patient trotz seiner Beschwerden, manchmal nur teilremittiert oder chronisch krank, relativ zufrieden leben kann.

▶ Die Frequenz der Arztkontakte und ihre Dauer müssen der jeweiligen Situation angepaßt sein.

▶ Voraussetzungen von seiten des Arztes:
  ● Keineswegs unbedingt eine spezielle psychotherapeutische Ausbildung.
  ● Dafür jedenfalls aber: die Fähigkeit und Bereitschaft, zuzuhören, sich auf die Belange des Patienten einzustellen. Geduld, Ausdauer, Frustrationstoleranz, emotionale Echtheit.

▶ Voraussetzungen von seiten des Patienten:
  ● Kommunikationsfähigkeit und -bereitschaft.
  ● In der Regel vorhandene „gesunde" Persönlichkeitsanteile.
  ● Weniger: Intelligenz, Bildungsniveau oder Lebensalter (der Arzt hat sich auf die individuellen Bedingungen des jeweiligen Patienten einzustellen).

▶ Das eine Behandlung begleitende, kontrollierende und den Patienten seelisch stützende psychotherapeutisch orientierte Gespräch ist bei allen psychischen Erkrankungen unabhängig vom Schweregrad und von der Ursache als „psychotherapeutische Minimalleistung" des behandelnden Arztes anzusehen.

▶ **Praktische Durchführung:**
  - Wenn keine Zeit während der üblichen Sprechstunden vorhanden ist, sollte kurzfristige Einbestellung zu einem ruhigeren Zeitpunkt erfolgen.
  - Begrenzung der Gesprächszeit i.d.R. auf ca. 15–30 Minuten, die dem Patienten vorher mitgeteilt werden sollte.
  - Ungeteilte Aufmerksamkeit des Arztes für den Patienten, evtl. auch der Hinweis darauf, daß die angegebene Zeit nur dem Patienten gehört.
  - Ruhige Zurückhaltung des Arztes, Zuwendung, Wohlwollen, Geduld.
  - Den Patienten spontan berichten lassen; nur bei weitschweifiger Darstellung durch Zwischenfragen eine Strukturierung des Gesprächs versuchen.
  - Hilfreich ist eine vorsichtige Strukturierung des Gesprächs, die von den aktuellen Beschwerden ausgeht und zunehmend in die Schilderung der biographischen Anamnese (→C1) übergeht.
  - Bei nicht ausreichender Zeit Wiedereinbestellung des Patienten zu einem weiteren Gesprächstermin.

▶ Die Vorgehensweise kann eklektisch, orientiert an den Bedürfnissen des Patienten, je nach Situation direkt-persuasiv, nicht-direktiv oder konfliktberatend sein.

▶ Aus der Gesprächssituation heraus entwickeln sich ggf. weitere Behandlungsvorschläge, z.B. Psychopharmakotherapie (→D3), Empfehlungen zu Entspannungsverfahren (autogenes Training) u.a.

▶ Grundlagen für den therapeutischen Erfolg
  - Positive Arzt-Patient-Beziehung.
  - Das Gefühl des Patienten, Zuwendung zu erhalten, d.h. verstanden und als Person akzeptiert zu werden.
  - Die Fähigkeit des Patienten, intuitiv Reaktionsweisen und spezifische Konfliktmuster zu erfassen.
  - Das subjektiv wahrgenommene selbständige Finden von Lösungen für Konfliktkonstellationen, wobei der Arzt nur als Helfer, nicht aber als primär Handelnder erlebt wird.

▶ Gefährdungen des therapeutischen Effektes durch den Arzt
  - Vorschnelle Interventionen in Form von unerbetenen Ratschlägen.
  - Mißdeutungen von Übertragungsphänomenen (z.B. libidinöse oder aggressive Strebungen des Patienten durch gefühlsmäßige Gegenreaktionen, z.B. Unbehagen, Hilflosigkeit, Gereiztheit, Langeweile,

aber auch Wohlbehagen, Sich-geschmeichelt-Fühlen, Allmachtsgefühle, Reagieren auf erotische Anziehung usw.).

▶ Hilfen für den Arzt
  ● **Balint-Seminare:** Es handelt sich um seit Jahrzehnten bewährte Gruppenarbeit, in der Ärzten (aller Fachrichtungen) Verständnis für Schwierigkeiten vermittelt wird, die in ihrer Beziehung zu Patienten auftreten, wobei davon ausgegangen wird, daß diese Schwierigkeiten etwas mit der Psychodynamik des Patienten, aber auch mit der der Ärzte zu tun haben. M. Balint (1991) verstand seine Gruppenarbeit als Training für die Wahrnehmung von Beziehungsphänomenen (Übertragung, Gegenübertragung), aber auch als eine Methode zur Aktivierung der psychotherapeutischen Potentiale des behandelnden (nicht psychiatrisch-psychotherapeutisch ausgebildeten) Arztes. Es handelt sich bei den Balint-Seminaren, kurz formuliert, um patientorientierte Erfahrungsgruppen.

▶ Der Übergang des ärztlichen, supportiven Gesprächs in eine analytisch orientierte Psychotherapie (→D2.2.1) ist fließend. Daher sollte der psychotherapeutisch nicht ausgebildete Arzt die Grenzen seiner therapeutischen Fertigkeiten vor Augen haben und die Behandlung nötigenfalls an einen Fachmann delegieren.

▶ Fehlgelaufene Entwicklungen der Arzt-Patient-Beziehung als Folge des inadäquaten Umganges mit Übertragungsproblemen zeigen sich gelegentlich in therapiebehindernden Auseinandersetzungen und Verstrickungen. Sie können in Kunstfehlerprozessen enden.

Literatur

Balint, M.: Der Arzt, sein Patient und die Krankheit. Klett-Cotta, Stuttgart 1991.
Meerwein, F.: Das ärztliche Gespräch. Grundlagen und Anwendungen, 3. Aufl. Huber, Bern–Stuttgart–Toronto 1986.
Pöldinger, W., H. G. Zapotoczky: Der Erstkontakt mit psychisch kranken Menschen. Springer, Berlin–Heidelberg–New York 1997.
Reimer, C. (Hrsg.): Ärztliche Gesprächsführung, 2. Aufl. Springer, Berlin–Heidelberg–New York–Tokyo 1994.

2   Psychotherapeutische Verfahren

2.1 Allgemeines zur Psychotherapie

Die Anzahl und die Vielfalt der methodischen Ansätze psychotherapeutischer Behandlungsverfahren erscheinen auf den ersten Blick verwirrend.

Ihre Zahl scheint – vielfach modischen Trends folgend – zuzunehmen. Dagegen gibt es nur eine begrenzte Zahl von Behandlungsprinzipien, die zu erkennen wesentlich ist.

Psychotherapie ist

▶ „eine Behandlung kranker Menschen mit seelischen Mitteln" (Tölle).

▶ „eine Behandlung emotionaler Probleme mit psychologischen Mitteln, wobei ein dafür ausgebildeter Therapeut mit Bedacht eine berufliche Beziehung zum Patienten herstellt mit dem Ziel, bestehende Symptome zu beseitigen oder zu mildern, gestörte Verhaltensweisen zu wandeln und die günstige Entwicklung und Reifung der Persönlichkeit zu fördern" (Wolberg).

▶ „ein bewußter und interaktionaler Prozeß zur Beeinflussung von Verhaltensstörungen und Leidenszuständen, die in einem Konsensus (möglichst zwischen Patienten, Therapeuten und Bezugsgruppe) für behandlungsbedürftig gehalten werden, mit psychologischen Mitteln (durch Kommunikation) meist verbal oder auch averbal in Richtung auf ein definiertes, nach Möglichkeit gemeinsam erarbeitetes Ziel (Symptomminimalisierung und/oder Strukturänderung der Persönlichkeit) mittels lehrbarer Techniken auf der Basis einer Theorie des normalen oder pathologischen Verhaltens" (Strotzka).

D

Grundsätzlich ist folgendes zu bedenken:

▶ Für einzelne Krankheitsbilder gibt es differenzierte Indikationen zu einzelnen Therapieverfahren.

▶ Psychotherapie ist eine eingreifende, (bei falscher Indikation und Anwendung) auch gefährliche Behandlungsmethode.

▶ Eine Psychotherapie sollte nur derjenige durchführen, der ihre Methode in Theorie und Praxis beherrscht.

> **Achtung:** Nicht jeder, der Kenntnisse über eine psychotherapeutische Methode besitzt, hat auch die Fertigkeiten, nach dieser Methode zu behandeln!

▶ Psychotherapie kann – ausgehend von der Teilnehmerzahl – durchgeführt werden als: Einzeltherapie, Partnertherapie, Familientherapie, Gruppentherapie.

▶ Medien der Psychotherapie können sein: das Gespräch oder der Dialog, Gruppenprozesse, künstlerische Aktivitäten wie Musik, kreatives Gestalten, Rollenspiele u. a.

▶ Die Wirkfaktoren der Psychotherapie sind: Aufforderung, Überzeugung, Suggestion, Abreaktion, Beruhigung und Entspannung, Nachahmung, Lernen, Einsicht u. a.

▶ Die bekannteste Systematisierung der Psychotherapieverfahren geht von den Theorien der Ätiologie und Pathogenese der Störungen und Leiden aus, die die Therapeuten als Hintergrund ihres Handelns anwenden:
  - psychoanalytisch-psychodynamische Theorien,
  - lerntheoretische Ansätze,
  - kognitiv-psychologische Theorien.

Die auf diesen Theorien beruhenden Behandlungstechniken sind die am häufigsten in der Psychiatrie angewendeten Therapieverfahren. Ihre wesentlichen Elemente werden weiter unten kurz skizziert (→D2.2, S. 176ff.).

▶ Trotz intensiver Bemühungen kompetenter und hochqualifizierter Psychotherapeuten ist es bisher nicht gelungen, eine Zusammenführung der Behandlungsmethoden i.S. einer „allgemeinen Psychotherapie" zu erreichen. Dem standen bisher auch rigide vertretene Interessen der einzelnen „Schulen" entgegen.

▶ Andererseits ist es für das Erlernen von Psychotherapie sinnvoll und wichtig, sich an einer Methode systematisch zu orientieren. Kenntnisse und Fertigkeiten in einer weiteren Behandlungsmethode sollten aber auch erworben werden.

▶ Eine Übersicht über die am häufigsten angewendeten Methoden gibt Tabelle D.1. Eine ausführliche Darstellung der einzelnen Techniken findet sich in den modernen Lehrbüchern der Psychotherapie (Ahrens 1997, Reimer u.a. 1996, Rudolf 1996, Senf und Broda 1996). Bevor sie angewendet werden, müssen sie in Theorie und Praxis systematisch erlernt werden.

> Jede Psychotherapieform ist ein methodisches Vorgehen, also eine Technik, die auf psychologischer Ebene instrumental eingesetzt wird und häufig durch eine andere Methode ausgetauscht werden kann. Die Wahl des jeweiligen Behandlungsverfahrens wird durch Patienten- und Krankheitsvariablen sowie durch die praktischen Fähigkeiten des Therapeuten bestimmt.

▶ Bevor eine Psychotherapie begonnen wird, müssen die Behandlungsziele deutlich sein. Dementsprechend sind die Behandlungsverfahren zu wählen. Es ist zu fragen,
  - ob der Patient in seiner Krankheitsbewältigung nur unterstützt und bestärkt werden soll oder

Tabelle D.1: Die am häufigsten angewendeten Psychotherapieverfahren (Auswahl).

Psychoanalytische Psychotherapien

- Psychoanalytisches Standardverfahren (klassische Psychoanalyse)
- Analytische Psychotherapie
  - Psychoanalytische Langzeittherapie
  - Psychoanalytische Kurzzeittherapie
  - Psychoanalytische Fokaltherapie
  - Psychoanalytische Gruppentherapie
- Tiefenpsychologisch fundierte Psychotherapie
  - Einzelpsychotherapie
  - Kurzzeittherapie
  - Gruppentherapie
  - Psychoanalytisch-interaktionelle Gruppentherapie
  - Paar- und Familientherapie
- Nicht-sprachliche psychoanalytisch orientierte Therapieverfahren
  - Gestaltungstherapie
  - Körpertherapeutische Verfahren
  - Musiktherapie

Lerntheoretisch fundierte Verfahren

- Verhaltenstherapie
- Kognitive Therapie

Klientenzentrierte Gesprächspsychotherapie

Suggestive und entspannende Verfahren

- Autogenes Training
- Progressive Muskelrelaxation
- Hypnose
- Konzentrative Meditation

Katathym-imaginative Psychotherapie

D

- ob für den Gesundungsprozeß die einer seelischen Erkrankung zugrundeliegende Dynamik umstrukturiert werden soll.

▶ Schlagworte sind dafür z. B. „supportiv versus rekonstruktiv", „palliativ versus kurativ", „zudeckend versus aufdeckend".

▶ Die Frage, welche Faktoren eine positive Veränderung durch die Psychotherapie bewirken, ist im Rahmen der psychotherapeutischen Prozeß- und Wirksamkeitsforschung zu beantworten versucht worden. Es ist anzunehmen, daß folgende vier Hauptfaktoren bei der Anwendung der unten skizzierten Psychotherapieformen, gleichgültig welche theoretischen Ansätze ihnen zugrunde liegen, den therapeutischen Effekt bewirken (Grawe 1995):

- „Ressourcenaktivierung": der Versuch des Therapeuten, die dem Patienten eigenen positiven Möglichkeiten, z. B. seiner Persönlichkeit, seiner Stärken, seiner verlorengegangenen Zielsetzungen u. a.) zu vergegenwärtigen und zur Bewältigung des Leidenszustandes einzusetzen.
- „Problemaktualisierung" oder „Prinzip der realen Erfahrung": Der Patient erlebt im therapeutischen Setting, was verändert werden soll, z. B. in der Paar- und Gruppentherapie, in der Konfrontation mit auslösenden Situationen oder in der Übertragungssituation der psychoanalytisch orientierten Einzeltherapie.
- „Aktive Hilfe zur Problembewältigung": Der Therapeut unterstützt den Patienten auch aktiv bei der Bewältigung seiner Probleme. Entscheidend ist, daß der Patient die reale Erfahrung macht, besser im Sinne seiner Ziele (gleich Krankheitsbewältigung) mit der jeweiligen schwierigen Situation („Nicht-Können") fertig zu werden. Er erhält so eine positive Bewältigungsperspektive. Er erfährt – wenn auch unter Schwierigkeiten – sein „Können".
- „Klärung und Klärungsarbeit": Der Therapeut hilft dem Patienten dabei, sich über die Bedeutungen seines Erlebens und Verhaltens im Hinblick auf seine bewußten und unbewußten Ziele und Werte Klarheit zu verschaffen. Es wird versucht, motivationale Aspekte zu beleuchten. Die Frage, warum ein Patient sich so und nicht anders verhält, wird abzuklären versucht. Dabei wird der Versuch unternommen, sich Einsicht in das bisherige Tun und Verständnis und Klarheit hinsichtlich der eigenen Person zu verschaffen. Die so bekanntgewordenen Konflikte können das Handeln des Erkrankten nicht mehr lähmen, die eigenen Ziele können besser verfolgt werden.

Literatur s. S. 181.

2.2 Spezielle Psychotherapiemethoden
(in Anlehnung an Kapfhammer 1995)

2.2.1 Psychoanalytisch-psychodynamische Therapie

▶ Die psychoanalytisch-psychodynamische Therapie basiert auf den Gedanken der Psychoanalyse von S. Freud. Dessen Theorie ist von ihm und seinen Schülern bis heute modifiziert und weiterentwickelt worden, so daß heute kaum noch von einem einheitlichen Lehrgebäude gesprochen werden kann. Jedoch kann die Vielfalt der späteren Theoriemodifizierungen in der heterogenen psychoanalytischen Kommunität so gesehen werden, daß die unterschiedlichen Sichtweisen komplementär zum Verständnis der Entwicklung der Persönlichkeit sowie der Krankheitsgeschichte eines Patienten beitragen können. Innerhalb der Gruppe der Psychoanalytiker gibt es immer noch starke Abgrenzungsbemühungen und „Schulmeinungen".

▶ Wesentliche Grundannahmen:
- Menschliche Verhaltens- und Erlebnisweisen werden auf der Basis von konflikthaften Motiven und/oder Entwicklungsdefiziten verstanden.
- Diese sind teilweise oder ganz dem bewußten Zugriff eines Individuums entzogen. Hinter offenkundigen Erlebnis- und Verhaltensweisen verbergen sich unbewußte Konflikte.
- Die psychoanalytische Sicht konzentriert sich auf die subjektive Innenwelt eines Patienten. Die manifeste Psychopathologie hat im Vergleich mit anderen Psychotherapieverfahren nur relative Bedeutung.

▶ Diagnostische Klärung und therapeutisches Vorgehen sind von Anfang an untrennbar aufeinander abgestimmt. Die Diagnostik erfaßt
- die Dimensionen der aktuellen Lebenswelt des Patienten mit ihren sozialen Beziehungen,
- die biographische Entwicklung und
- die in der Interviewsituation vom Patienten zwischen diesem und dem Arzt inszenierten Interaktionen.

D

▶ Die Grundhaltung des Therapeuten: Empathisch-introspektive Erfassung der subjektiven Erlebniswelt des Patienten, woraus nach der Theorie erste Modellvorstellungen von der Erlebnisweise des Patienten möglich werden.

▶ Klärendes Nachfragen, zusammenfassende Reformulierungen und vorsichtige Probedeutungen sowie Reaktionen des Patienten auf diese sind erste Signale der Verständigung im intersubjektiven Austausch. Damit beginnt der psychotherapeutische Prozeß.

▶ Es wird versucht, hinter den Symptomen die komplexe bewußte und unbewußte Bedeutungsvielfalt in den Einzelaspekten des Erlebens und Verhaltens herauszuarbeiten.

▶ Während der Behandlung treten Phänomene wie Übertragung, Gegenübertragung und Widerstände auf.

▶ Die vielfältigen Übertragungs-Gegenübertragungs Konstellationen können je nach Behandlungsvariante thematisiert werden.

▶ Der Therapeut muß sich darum bemühen, einen ausgewogenen Abstand zu den affektiven und triebhaften Bedürfnissen, den Kontroll- und Bewertungsstandards des Patienten einerseits und den Ansprüchen der äußeren Realität andererseits zu wahren.

▶ Die therapeutischen Interventionen können sein: Interpretation, Konfrontation, Klärung, Ermutigung, empathische Validierung, Rat und Belobigung.

▶ Therapeutisches „Durcharbeiten", d.h. eine rekonstruktive Erschließung der bis dahin undurchsichtigen frühen Wurzeln der Erlebnis- und Verhaltensweisen des Patienten, ist kein sich selbst genügender Therapiezweck. Es entwickelt sich daraus ein kohärentes Selbstgefühl mit einer breiteren Option für die persönliche Lebensgestaltung.

2.2.2 Verhaltenstherapie

▶ Die Wurzeln dieser lerntheoretisch fundierten Behandlungsstrategie finden sich in der psychologischen Grundlagenforschung. Auch hier gibt es – wie bei der psychoanalytischen Therapie – unterschiedliche, der Behandlungspraxis zugrundeliegende theoretische Modelle.

▶ Wesentliche Grundannahmen:
 • Die überwiegende Mehrzahl menschlicher Verhaltensweisen ist erlernt worden und kann über neue Lernprozesse auch wieder verändert werden, wobei der Verhaltensbegriff mehrere Abstraktionsebenen umfaßt: ein physiologisches, ein motorisch-verhaltensmäßiges und ein kognitives Niveau.

▶ Die älteren theoretischen Modelle (klassische Konditionierung, operante Konditionierung, soziales Lernen u.a.) haben einfache, aber variierende theoretische Hintergründe, die sich in den zurückliegenden Jahrzehnten jedoch vom Behaviorismus über die Berücksichtigung sozialpsychologischer Prozesse, kognitiver und affektiver Einflußfaktoren zu einer Betrachtungsweise des Menschen gewandelt haben, die diesen als jemanden sieht, der sich reflexiv, emotional aktiv in seiner Umwelt bewegt.

▶ Im Gegensatz zur Psychoanalyse hat sich aus den Theorien der Verhaltenstherapie keine eigenständige Krankheitslehre entwickelt, jedoch gibt es eigenständige Konzepte therapeutischen Handelns i.S. der o.g. lerntheoretischen Grundannahmen.

▶ Die moderne Verhaltenstherapie arbeitet heute nicht mehr nur symptomorientiert, sondern patientenbezogen. Dabei konzentriert sie sich auf den Schwerpunkt einer Störung, den sie definiert und mit geeigneten Behandlungsstrategien angeht. Merkmale des Vorgehens: Problemsegmentierung und -hierarchisierung.

▶ Die Rolle des Verhaltenstherapeuten ist wesentlich aktiver als die des nach psychoanalytisch-psychodynamischer Methode Behandelnden.

▶ Der diagnostische Klärungsprozeß verläuft über Problem-, Situations- und Verhaltensanalysen zu einer Bedingungsanalyse sowie Funktionsanalyse, die zu klären hat, ob die avisierten verhaltenstherapeutischen Behandlungsstrategien die Störungen beeinflussen können.

▶ Psychisches Leiden wird durch die Verhaltensbeschreibung zu einer objektivierbaren Verhaltenssequenz in einer umschriebenen sozialen Situation und verliert damit für den Patienten zum Teil seinen irrationalen Charakter. Es erscheint ihm dadurch auch eher therapeutisch beeinflußbar.

▶ Vorrangiges Ziel der Verhaltenstherapie ist nicht die Veränderung während der Therapiesitzung, sondern die praktische Umsetzung der besprochenen Zusammenhänge und Handlungsstrategien, ihre Beobachtung, Überprüfung und ggf. eigenverantwortliche Ergänzung während der Zeit zwischen den einzelnen Sitzungen.

▶ Konkret werden einzelne Handlungsoptionen gesammelt, jeweils einzeln hinsichtlich zu erwartender Konsequenzen bewertet und Therapieziele definiert. Dabei ist häufig eine Hierarchisierung der Therapieziele sinnvoll.

▶ Gemeinsam suchen Therapeut und Patient nach praktischen Wegen, die Therapieziele zu erreichen, wobei affektive und kognitive Reaktionen des Patienten berücksichtigt werden müssen.

▶ Die für eine erfolgreiche Therapie relevanten Erfahrungen werden nicht durch Introspektion oder therapeutischen Dialog (wie bei den psychoanalytischen Verfahren) gewonnen, sondern in der unmittelbaren Konfrontation mit den realen Erlebnisszenarien, über die der Patient seinem Therapeuten anschließend berichtet.

▶ Therapeutischer Erfolg wird durch „Üben" in der Zeit außerhalb der Behandlungssitzung erzielt. In den Sitzungen wird das Übungskonzept überprüft, ggf. modifiziert.

▶ Auch die Verhaltenstherapie ist ohne eine tragfähige Therapeuten-Patienten-Beziehung nicht erfolgreich durchzuführen. Der Therapeut gibt Hilfe zur Selbsthilfe.

▶ Wichtig ist, daß die Anforderungen in der Therapie nicht die Verhaltensmöglichkeiten des Patienten übersteigen. Über- wie Unterforderung sind kontraproduktiv.

▶ Erprobte verhaltenstherapeutische Behandlungstechniken sind sogenannte Expositionstechniken (z.B. Reizüberflutung, abgestufte Angst-

D

exposition, systematische Desensibilisierung u.a.), Entspannungstechniken (z.B. „progressive Muskelrelaxation" nach Jacobson u.a.), Aktivierungstechniken und Techniken zur Steigerung der Selbstbehauptung (z.B. Selbstbehauptungstraining, Rollenspiele, Schulung der sozialen Wahrnehmung u.a.).

2.2.3 Kognitive Therapie

▶ Seitdem die kognitiven Prozesse des Patienten auch in der modernen Verhaltenstherapie berücksichtigt werden und in viele Therapiekonzepte integriert sind, gibt es einen großen Überlappungsbereich zwischen der kognitiven Therapie und der Verhaltenstherapie, der sich auch in der Bezeichnung „kognitive Verhaltenstherapie" zeigt.

▶ Die kognitive Therapie von A. Beck hat aber wegen ihrer therapeutischen Schwerpunktsetzung ein eigenes Gewicht. Sie wurde zuerst bei depressiven Erkrankungen eingesetzt, ist offensichtlich aber auch bei anderen Störungen (Angst-, Persönlichkeitsstörungen u.a.) wirksam.

▶ Wesentliche Grundannahmen:
  • Die Patienten haben negative Grundeinstellungen über sich selbst, die Welt im allgemeinen und die Zukunft im besonderen („negative kognitive Trias").
  • „Automatische Gedanken" bestimmen die spontane Bewertung von Erfahrungen in der jeweiligen Situation.
  • Es bestehen logische Denkfehler und „kognitive Verzerrungen". Charakteristisch sind: „dichotome Denkweise", „Übergeneralisierung", „selektive Abstraktion", „Personalisierung", „Katastrophenhaltung" u.a.
  • Es bestehen, geprägt durch die o.g. Denkstile, wenige bewußtseinsfähige „kognitive Schemata", die die „negative kognitive Trias" widerspiegeln und das Denken, Fühlen, Wollen und Handeln des Patienten bestimmen. Verschiedene Schemata können untereinander hierarchisch in Beziehung stehen.

▶ Die kognitive Therapie ist als strukturierte Kurzpsychotherapie konzipiert. Sie konzentriert sich auf die Veränderungen der dysfunktionalen Denkstile und ideosynkratischen kognitiven Schemata.

▶ In den Therapiesitzungen werden die negativen Grundeinstellungen identifiziert und definiert und hinsichtlich ihres irrationalen Charakters überprüft.

▶ Es werden die Übungen durchgeführt, die speziell das rationale, realitätsorientierte Denken unterstützen sollen. Dazu gehören schriftliche

Aufzeichnungen über subjektive Gedankengänge, Erfahrungen und Emotionen.

▶ Gemeinsam mit dem Therapeuten sollen Erkenntnisse erarbeitet werden, die die Irrationalität der Denkschemata evident werden lassen. Systematisch werden hypothesenübergreifende Fertigkeiten, Anleitung von Gedankenexperimenten und der Entwicklung von alternativen logischen Schlußfolgerungen eingeübt. Im Therapieprozeß wird eine rationale Informationsverarbeitung angestrebt.

▶ Das Behandlungssetting sollte durch eine etwa gleichgewichtige Kooperation i.s. eines „kollaborativen Empirizismus" geprägt sein. Beide sind aktiv, wobei Empathie, Offenheit, Akzeptanz und emotionale Echtheit des Therapeuten wesentlich zum Behandlungserfolg beitragen.

Literatur

Ahrens, S. (Hrsg.): Lehrbuch der psychotherapeutischen Medizin. Schattauer, Stuttgart–New York 1997.

Balint, M., E. Balint: Psychotherapeutische Techniken in der Medizin. 5. Aufl. Klett-Cotta, Stuttgart 1995.

Beck, A., J. Rusch, B. F. Shaw, G. Emery (Hrsg.): Kognitive Therapie der Depression. 5. Aufl. Beltz, Psychologie Verlags Union, Weinheim 1996.

Dührssen, A.: Dynamische Psychotherapie. Ein Leitfaden für den tiefenpsychologisch orientierten Umgang mit Patienten. 2. Aufl. Springer, Berlin–Heidelberg–New York–Tokyo 1995.

Grawe, K.: Grundriß der allgemeinen Psychotherapie. Psychotherapeut 40 (1995) 130–145.

Grawe, K., R. Donati, F. Bernauer: Psychotherapie im Wandel. Von der Konfession zur Profession. 4. Aufl., Hogrefe, Göttingen 1995.

Greenson, R.: Techniken und Praxis der Psychoanalyse, 7. Aufl. Klett, Stuttgart 1995.

Hautzinger, M. (Hrsg.): Kognitive Verhaltenstherapie bei psychischen Störungen. Psychologie Verlags Union, Weinheim 1994.

Hoffmann, S. O., G. Hochapfel: Neurosenlehre, Psychotherapeutische und Psychosomatische Medizin. 6. Aufl. Schattauer, Stuttgart–New York 1999.

Kapfhammer, H. P.: Psychotherapeutische Verfahren in der Psychiatrie. Nervenarzt 66 (1995) 157–172.

Kind, H., D. Mentha: Das supportive ärztliche Gespräch. In: Möller, H.-J. (Hrsg.): Therapie psychiatrischer Erkrankungen. Enke, Stuttgart 1993.

Linden, M., M. Hautzinger (Hrsg.): Verhaltenstherapie – Techniken, Einzelverfahren und Behandlungsanleitungen. 3. Aufl. Springer, Berlin–Heidelberg–New York 1996.

Loch, W.: Theorie und Praxis von Balint-Gruppen. Gesammelte Aufsätze. Edition Diskord 1995.

Mundt, C., M. Linden, W. Barnett (Hrsg.): Psychotherapie in der Psychiatrie. Springer, Berlin–Heidelberg–New York 1997.

Reimers, C., J. Eckert, M. Hautzinger, E. Wilke (Hrsg.): Psychotherapie. Ein Lehrbuch für Ärzte und Psychologen. Springer, Berlin–Heidelberg–New York 1996.

Rudolf, G.: Psychotherapeutische Medizin. Ein einführendes Lehrbuch auf psychodynamischer Grundlage. 3. Aufl. Enke, Stuttgart 1996.

Senf, W., M. Broda (Hrsg.): Praxis der Psychotherapie. Ein integratives Lehrbuch für Psychoanalyse und Verhaltenstherapie. Thieme, Stuttgart–New York 1996.

Stucke, W.: Die Balintgruppe. Deutscher Ärzte-Verlag, Köln 1990.

Thomae, H., H. Kächele: Lehrbuch der psychoanalytischen Therapie. 2. Aufl. Bd. 1: Grundlagen. Bd. 2: Praxis. Springer, Berlin–Heidelberg–New York–Tokyo 1996 und 1997.

3 Psychopharmakotherapie

Allgemeines: Als Psychopharmaka im weitesten Sinn werden alle Substanzen bezeichnet, die am Zentralnervensystem wirken und menschliches Erleben und Verhalten beeinflussen (z.B. auch Alkohol, Hypnotika, Psychostimulanzien, Halluzinogene und Rauschmittel oder „Drogen"). Psychopharmaka im engeren Sinn sind solche Medikamente, die zur gezielten Behandlung psychischer Erkrankungen verwendet werden. Sie lassen sich für praktisch-klinische Zwecke in folgende Gruppen einteilen:

- Tranquilizer (Anxiolytika, Ataraktika)
- Neuroleptika (Antipsychotika)
- Antidepressiva (Thymoleptika) und Lithiumsalze

Literatur

Benkert, O., H. Hippius: Psychopharmakotherapie, 6. Aufl. Springer, Berlin–Heidelberg–New York 1996.

Benkert, O., H. Hippius: Kompendium der Psychiatrischen Pharmakotherapie. Springer, Berlin–Heidelberg–New York 1998.

Pöldinger, W., F. Wider: Index Psychopharmacorum, 7. Aufl. Huber, Bern–Stuttgart–Toronto 1990.

Riederer, P., G. Laux, W. Pöldinger (Hrsg.): Neuropsychopharmaka. Ein Therapie-Handbuch. 6 Bde. Springer, Wien–New York 1992–1995.

Spiegel, R.: Einführung in die Psychopharmakologie, 2. Aufl. Huber, Bern–Stuttgart–Toronto 1995.

3.1 Tranquilizer, Hypnotika

Synonyma: Anxiolytika, Ataraktika, Minor Tranquilizer.
Allgemeines: Die erste als Tranquilizer verwendete Substanz war das Meprobamat. Dieses und andere als Tranquilizer eingesetzte Substanzen haben in der Praxis keine Bedeutung mehr. Heute gehören fast alle ge-

bräuchlichen Tranquilizer zur Gruppe der Benzodiazepine. Sie gehören weltweit zu den am häufigsten verordneten Medikamenten in fast allen Disziplinen der Medizin. Sie werden hauptsächlich von Allgemeinmedizinern und Internisten eingesetzt. Von Antidepressiva abgeleitete Substanzen (z. B. Opipramol) gewannen in den letzten Jahren wieder an Bedeutung. Es ist auch ein neues „selektives Anxiolytikum", Buspiron, entwickelt worden, das keine sedativ-hypnotische Wirkung hat und nicht abhängig macht. In der Gruppe der Hypnotika gibt es seit einigen Jahren strukturchemisch nicht mit den Benzodiazepinen verwandte Substanzen (Zolpidem, Zopiclon), die ihre Wirkung jedoch ebenfalls am Benzodiazepinrezeptorkomplex ausüben. Eine Übersicht mit den Informationen über Applikationsformen und durchschnittliche Tagesdosen häufig verwendeter Präparate findet sich im Anhang (→F2.1). Einzelne Neuroleptika (→D3.2) und Antidepressiva (→D3.3) werden niedrig dosiert ebenfalls als sog. Tranquilizer eingesetzt (s. u.).

▶ **Wirkungsqualitäten:** angstlösend, emotional entspannend, antiaggressiv, sedativ-hypnotisch, schlafanstoßend, muskelrelaxierend, antikonvulsiv. Benzodiazepine sind in therapeutischen Dosen für den Patienten „angenehme", d. h. nebenwirkungsarme Medikamente.

▶ **Indikationen:** Zustände von Angst, seelischer Spannung, Überreizung und Erschöpfung im Rahmen neurotischer (psychoreaktiver) Erkrankungen (→B5), soweit neben der Psychotherapie (→D1, D2), z. B. wegen des Schweregrades der Störungen, eine Indikation für eine Pharmakotherapie gegeben ist. Funktionelle Schlafstörungen (→B9). Bei psychotischen Erkrankungen (→B1.4, B1.6, B2, B3.2) sind Tranquilizer allenfalls Adjuvanzien, deren synergistischer Effekt – neben der Eigenwirkung der Substanzen – die Wirkung von Antidepressiva oder Neuroleptika steigern und zur Sedierung beitragen kann.

Die Indikation für die Anwendung eines Benzodiazepinpräparates ist nahezu immer eine relative. Es handelt sich immer nur um eine symptomatische Behandlung und damit um eine Scheinlösung auf Zeit.

Einzelne Tranquilizer (Valium®, Rivotril®) sind bei der Akutbehandlung von Anfallsleiden angezeigt. Andere, z. B. Musaril® oder Valium®, werden als Muskelrelaxanzien verwendet. In der Schwangerschaft wird von Gynäkologen häufig Valium® als Antiemetikum und zur Sedierung gegeben. Grundsätzlich sollten auch Benzodiazepine – wie alle Pharmaka – in der Schwangerschaft zurückhaltend verordnet werden.

▶ **Kontraindikationen:** Patienten mit einer Abhängigkeitsproblematik mit Benzodiazepin-Tranquilizern zu behandeln ist ein Kunstfehler. Weitere Kontraindikationen: akute Intoxikationen mit psychotropen

Substanzen (z. B. Alkohol, Barbiturate, Opiate u. a.), Myasthenia gravis, Ataxien.

▶ **Nebenwirkungen:**
- Meistens zu Beginn der Behandlung (oft dosisabhängig und bei relativer Überdosierung): Müdigkeit, Schläfrigkeit, Einschränkung der Aufmerksamkeit, Konzentrationsschwäche, (nicht subjektiv empfundene) Beeinträchtigung der Reaktionsfähigkeit (Fahrtüchtigkeit!).
- Bei schnell anflutenden Benzodiazepinen kann es zu einer anterograden Amnesie kommen.
- Nach jahrelangem Gebrauch von Benzodiazepinen wurden vereinzelt anhaltende kognitive Defizite beobachtet.
- Seltener: Blutdruckabfall, Störungen der Libido und Potenz, Menstruationsstörungen, verwaschene Sprache, Ataxie, Obstipation, verminderter Blasentonus, körperliches Schwächegefühl. Paradoxe Wirkungen: Unruhe, Erregtheit, Schlafstörungen.
- Bei älteren Menschen: Zunahme der zerebralen Funktionseinbußen (bis zur Verwirrtheit).

Achtung: Bei älteren Menschen werden Tranquilizer und Hypnotika zu unkritisch, zu hoch dosiert und zu lange verordnet. Die Elimination mancher Substanzen verlangsamt sich mit steigendem Alter. **Cave:** Kumulationsgefahr.

- Bei zu schneller intravenöser Verabreichung: Atemdepression, Blutdruckabfall, Herzstillstand.
- Bei akuter Überdosierung (→A12.2): Schläfrigkeit, allgemeine Apathie, anterograde Amnesie, Verlangsamung der motorischen Abläufe, muskuläre Schwäche, Doppelbilder, Dysarthrie und Ataxie, Übelkeit und Kopfschmerzen.
- Bei chronischer Einnahme höherer Dosen: Dysphorische Verstimmungszustände, Vergeßlichkeit und psychische Leistungsminderung, extreme muskuläre Schwäche und Hypo- bis Areflexie, Appetitlosigkeit, Paradoxphänomene: Agitiertheit, Euphorisierung, Erregungszustände, Schlaflosigkeit.

Die am stärksten ins Gewicht fallende Nebenwirkung der Benzodiazepine ist die Möglichkeit der Abhängigkeitsentwicklung (→B6.2).

- Hinweise auf das Risiko einer **Abhängigkeitsentwicklung** oder auf eine bereits vorhandene Abhängigkeit sind der Tabelle D.2 zu entnehmen.
- Die Behandlung einer Benzodiazepin-Abhängigkeit bedarf einer Motivierung und einer systematischen Behandlungsstrategie (s. Tab. D.3).

Tabelle D.2: Hinweise auf das Risiko und das Vorliegen einer Abhängigkeitsentwicklung.

Risiken für eine Abhängigkeitsentwicklung:

- häufige Arztwechsel und Parallelkonsultationen
- Verschreibungswünsche
- regelmäßige Einnahme frei verkäuflicher Medikamente
- geringe Frustrationstoleranz, Selbstunsicherheit
- Alkohol-, Nikotinmißbrauch
- vorbestehende Suchterkrankung (Alkoholismus, Medikamenten- oder Drogenabhängigkeit)
- Berichte über die euphorisierende Wirkung von Medikamenten
- körperliche oder seelische Krankheiten, die Indikationen für eine Langzeitbehandlung mit Benzodiazepinen bieten könnten
- Suchterkrankungen in der Familienanamnese

Erste Hinweise auf eine Benzodiazepin-Abhängigkeit:

- Bericht über „Angewiesensein" auf die Tabletten
- Eigenmedikation hinsichtlich Indikation und Dosis
- „Fremdbeschaffung" durch Angehörige
- direktes Verlangen eines bestimmten Präparates
- gescheiterte Abstinenzversuche
- Affektnivellierung, Kritikverlust, „Lahmheit", Konfliktvermeidung, Rückzug aus der Realität
- dysphorische Verstimmung

Hinweise auf eine chronische Benzodiazepin-Intoxikation:

- indifferente bis euphorische Gestimmtheit
- Indifferenz gegenüber Belastungs- und Konfliktsituationen
- Fehlen planenden und vorausdenkenden Handelns
- zeitweilige Somnolenz, „Vigilanzstörungen"
- Konzentrationsstörungen, Vergeßlichkeit
- „Schwindelerscheinungen", „Kollapsgefühle"
- Artikulationsstörungen, ataktische Störungen
- uncharakteristische Sehstörungen
- Muskelschwäche

- Medikamentöse Alternativen zu den Benzodiazepin-Tranquilizern sind in Tabelle D.4 aufgeführt.

▶ Trotz der klinisch guten Verträglichkeit muß bei der Verordnung von Tranquilizern und Hypnotika auf **Arzneimittelinteraktionen** geachtet werden. Eine Zusammenstellung der Interaktionen findet sich im Anhang (→F2.4.1).

Tabelle D.3: Die Behandlung der Benzodiazepin-Abhängigkeit.

Motivierung des Patienten zur Benzodiazepin-Entzugsbehandlung:

– Aufklärung über schädliche Folgen der Langzeiteinnahme
– Gespräch über mögliche Ursachen der Beschwerden, deretwegen Benzodiazepine eingenommen wurden
– Darstellung alternativer Behandlungsverfahren
– Aufklärung über die notwendigen Behandlungsschritte (z.B. schrittweises Absetzen) und deren Folgen (z.B. Art der Entzugserscheinungen)
– Zusicherung von Hilfen (z.B. Gabe von nicht abhängig machenden Ersatzmedikamenten) und Beistand in schwierigen Situationen

Behandlungsstrategie bei chronischer Benzodiazepin-Abhängigkeit:

– Motivierung des Patienten
– langsame Reduzierung der Dosis
– evtl. alternative Verordnung von niedrig dosierten sedierenden Neuroleptika oder Antidepressiva
– Verordnung „adjuvanter" Therapien (Entspannungsverfahren, Physiotherapie, Ergo-, Kunst-, Musiktherapie, Soziotherapie usw.)
– parallel und evtl. in der Intensität zunehmend eine ursachenorientierte Therapie = Psychotherapie

▶ **Folgendes ist bei der Behandlung mit Benzodiazepin-Tranquilizern zu beachten:**

● Primär sollte überlegt werden, ob nicht alternative, nichtmedikamentöse Behandlungsverfahren effektiver sind.
● Patienten mit einer Suchtanamnese müssen von einer Behandlung mit Benzodiazepinen ausgeschlossen werden.
● Bei gegebener Indikation muß mit der niedrigstmöglichen Dosis begonnen werden. In akuten (Notfall-)Situationen ist jedoch sofort eine mittlere (bis hohe) Dosis des jeweiligen Präparates zu verordnen.
● Es ist die Wirkungsdauer des jeweiligen Benzodiazepins zu beachten (s. Tab. D.5).

Tabelle D.4: Alternativen zu den Benzodiazepin-Tranquilizern und -Hypnotika (Auswahl häufig gebrauchter Substanzen).

– Phytotherapeutika (z.B. Baldrian-, Hopfenpräparate)
– Nicht-Benzodiazepin-Tranquilizer (z.B. Buspiron, Hydroxyzin, Opipramol)
– Chloralhydrat
– Antihistaminika (z.B. Diphenhydramin, Promethazin)
– Antidepressiva (z.B. Amitriptylin, Doxepin, Trimipramin)
– Neuroleptika (z.B. Chlorprothixen, Levomepromazin, Melperon, Pipamperon, Perazin, Thioridazin)

- Die Behandlungszeit sollte in Absprache mit dem Patienten auf maximal 4–6 Wochen begrenzt werden.
- Niemals sollte die Behandlung allein aus der medikamentösen Therapie bestehen. Stets ist begleitende psychotherapeutische Führung (→D1) notwendig.
- Psychoreaktive Störungen müssen ursächlich, d. h. psychotherapeutisch (→D1, D2) behandelt werden.

Cave: Die Wirkung der Benzodiazepine kann dazu führen, daß die psychoreaktiv entstandenen Symptome schnell zurückgehen und sich der Patient dann einer gezielten Auseinandersetzung mit seinen Problemen nicht stellt. Da die Symptomunterdrückung nur so lange besteht, wie der Tranquilizer eingenommen wird, gerät der Kranke sehr wahrscheinlich in eine psychische, später auch körperliche Abhängigkeit.

- Der Kontakt zum Patienten muß engmaschig sein.
- Die Menge der verordneten Tabletten muß kontrolliert werden.
- Niemals sollte abrupt abgesetzt werden.

Tabelle D.5: Eliminationshalbwertszeit von Benzodiazepinen (Auswahl).

	chemische Kurzbezeichnung	Präparate (Auswahl)
ultrakurz-wirkend $T_{1/2} < 5$ Std.	Brotizolam	Lendormin®
	Clotiazepam	Trecalmo®
	Midazolam	Dormicum®
	Triazolam	Halcion®
	Zolpidem	Stilnox®
kurz- bis mittellang-wirkend $T_{1/2}$ 5–24 Std.	Alprazolam	Tafil®
	Bromazepam	Lexotanil®
	Clonazepam	Rivotril®
	Flunitrazepam	Rohypnol®
	Ketazolam	Contamex®
	Lorazepam	Tavor®
	Lormetazepam	Noctamid®
	Nitrazepam	Mogadan®
	Oxazepam	Adumbran®
	Zopiclon	Ximovan®
langwirkend $T_{1/2} > 24$ Std.	Chlordiazepoxid	Librium®
	Clobazam	Frisium®
	Diazepam	Valium®
	Dikaliumclorazepat	Tranxilium®
	Flurazepam	Dalmadorm®
	Medazepam	Nobrium®
	Prazepam	Demetrin®

- In der letzten Behandlungsphase muß die Dosis langsam reduziert werden, ggf. auch durch intermittierende Einnahme, d.h. z.B. Verlängerung der Einnahmeintervalle, Einnahme nur jede zweite Nacht o.ä.
- Auch nach Beendigung einer längeren Benzodiazepinbehandlung braucht der Patient immer psychotherapeutische Stützung und Führung.

▶ Bei **abruptem Absetzen nach längerem Benzodiazepinmißbrauch** (oft schon nach wenigen Wochen oder Monaten regelmäßiger Einnahme) können Entzugssymptome auftreten:
- **Leichtere Entzugssymptome,** die nur schwer von wiederauftretenden Krankheitssymptomen unterschieden werden können: vermehrte Angst und innere Unruhe („Rebound-Angst"), Schlaflosigkeit („Rebound-Insomnie"), erhöhte Irritierbarkeit und Dysphorie, Übelkeit und Erbrechen, Tachykardie, Schwitzen, Tremor, Kopfschmerz und Muskelverspannungen.
- **Schwere Entzugssymptome:** Krampfanfälle (vom Grand-mal-Typ), Verwirrtheitszustände, Oszillopsien, Dysmorphopsien, Photophobie, Hyperosmie, Hyperakusis, Dysästhesien, kinästhetische Störungen i.S. einer „perzeptuellen Ataxie", Muskelzittern und -faszikulieren, Depersonalisations- und Derealisationsphänomene, psychoseartige Zustände wie paranoid-halluzinatorische bzw. ängstlich-depressive Syndrome oder Delirien.

▶ Entzugserscheinungen nach Absetzen der Benzodiazepine treten je nach der interindividuell sehr unterschiedlichen Eliminationszeit des eingenommenen Präparates (s. Tab. D.5:) innerhalb von ca. 1–10 Tagen auf, erreichen schnell ihre maximale Ausprägung und können 5–15 Tage anhalten. Das gilt auch für Patienten, die nur eine niedrige Benzodiazepindosis über längere Zeit eingenommen haben („Niedrigdosis-Abhängigkeit").

▶ Das Risiko des Auftretens von akuten Entzugssyndromen ist besonders groß, wenn
- Benzodiazepine unabhängig von der Höhe der Dosis über länger als 4–6 Wochen hinaus regelmäßig eingenommen wurden,
- höhere Dosen eingenommen wurden,
- Benzodiazepine mit relativ kurzer Halbwertszeit kontinuierlich genommen wurden.

Wichtig für die Beendigung einer längerdauernden Benzodiazepinbehandlung:
- Stufenweise Dosisreduzierung.
- Nie mehr als um ein Viertel der eingenommenen Dosis reduzieren.
- Nach 8–10 Tagen erneut jeweils um ein Viertel reduzieren.
- Wenn möglich, Übergang zu diskontinuierlicher Einnahme.

Faustregel für die Beendigung einer Benzodiazepinbehandlung: Bei wochenlangem Gebrauch Reduzierung über Tage, bei monatelangem Gebrauch/Mißbrauch über Wochen und bei jahrelangem Gebrauch über Monate hinweg.

▶ Bei reinen (auch chronifizierten) **Angstsyndromen** (→B5.5) sollte vor einer Benzodiazepinbehandlung und parallel mit psychotherapeutischen Methoden (→D1, D2) als psychopharmakologische Erstbehandlung ein Versuch mit Bespar® gemacht werden. Dabei ist zu beachten, daß

- die anxiolytische Wirkung nicht sofort eintritt und
- Entzugssymptome nach Absetzen der Benzodiazepine durch Bespar® nicht verhindert oder beeinflußt werden.
- Der schrittweise Benzodiazepinentzug ist wie oben beschrieben durchzuführen; Bespar® muß parallel dazu eingenommen werden.
- Der Patient muß über dieses Vorgehen gut unterrichtet sein, da sonst erfahrungsgemäß seine Erwartungen auf eine schnelle Wirkung zu groß sind.
- Die beste Wirkung zeigt Bespar® bei zuvor noch nicht mit Benzodiazepinen vorbehandelten Patienten.

▶ Der **bestimmungsgemäße Gebrauch der Benzodiazepine** in der Praxis kann durch die sog. 4-K-Regel (Borbely, Engfer) kurz zusammengefaßt werden:

- **K**lare Indikationsstellung
- **K**leinste Dosis
- **K**ürzeste Behandlungszeit
- **K**einesfalls abruptes Absetzen

Von der Arzneimittelkommission der Deutschen Ärzteschaft sind die in der Tabelle D.6 aufgeführten Hinweise für Ärzte herausgegeben worden, entsprechende Patienteninformationen zeigt Tabelle D.7.

Literatur

Benkert, O., H. Hippius: Psychiatrische Pharmakotherapie, 6. Aufl. Springer, Berlin–Heidelberg–New York 1996.

Benkert, O., H. Hippius: Kompendium der Psychiatrischen Pharmakotherapie. Springer, Berlin–Heidelberg–New York 1998.

Klotz, M., G. Laux: Tranquillantien. Therapeutischer Einsatz und Pharmakologie. 2. Aufl. Wissenschaftliche Verlagsgesellschaft, Stuttgart 1996.

Laux, G.: Aktueller Stand der Behandlung mit Benzodiazepinen. Nervenarzt 66 (1995) 311–322.

Riederer, P., G. Laux, W. Pöldinger (Hrsg.): Neuropsychopharmaka. Ein Therapie-Handbuch. Bd. 2: Tranquilizer und Hypnotika. Springer, Wien–New York 1995.

Tabelle D.6: Hinweise für Ärzte zum bestimmungsgemäßen Gebrauch von Benzodiazepinen.

– Sorgfältige Indikationsstellung!
– Bei Patienten mit einer Abhängigkeitsanamnese ist besondere Vorsicht geboten. In der Regel keine Verschreibung.
– In der Regel kleinste Packungseinheit verordnen.
– In möglichst niedriger, aber ausreichender Dosierung verordnen; Dosis möglichst schon in der ersten Behandlungswoche reduzieren bzw. Dosierungsintervall vergrößern.
– Therapiedauer vor Behandlungsbeginn mit dem Patienten vereinbaren und Behandlungsnotwendigkeit in kurzen Zeitabständen überprüfen. Es gibt Abhängigkeit auch ohne Dosissteigerung (sog. Niedrigdosis-Abhängigkeit)! Schon ganz normale Dosen können zur Abhängigkeit führen.
– Nach langfristiger Anwendung schrittweise Dosisreduktion, um Entzugssymptome, wie zum Beispiel Unruhe, Angst, Schlafstörungen, Delir oder Krampfanfälle, zu vermeiden. Auch leichte Entzugssymptome können zu erneuter Einnahme führen.
– Beachtung der Informationen des pharmazeutischen Unternehmens und der einschlägigen wissenschaftlichen Veröffentlichungen.
– Aufklärung des Patienten, daß Benzodiazepine keinesfalls an Dritte weiterzugeben sind.
– Alle Abhängigkeitsfälle über die jeweiligen Arzneimittelkommissionen der Kammern der Heilberufe dem Bundesgesundheitsamt zur Kenntnis bringen.
– Benzodiazepin-Verschreibungen sollten vom Arzt stets eigenhändig ausgefertigt werden.

(nach: Arzneimittelkommission der Deutschen Ärzteschaft, Dtsch. Ärztebl. 82 [1985] 2033)

Tabelle D.7: Wichtige Patienteninformationen für den bestimmungsgemäßen Gebrauch von Benzodiazepinen.

– Benzodiazepine sind allein zur Behandlung krankhafter Zustände geschaffen worden und dürfen nur auf ärztliche Anweisung eingenommen werden.
– Spätestens nach vierwöchiger Einnahme soll der Arzt entscheiden, ob eine Behandlung weitergeführt werden muß. Eine ununterbrochene, längerfristige Einnahme sollte vermieden werden, da sie zur Abhängigkeit führen kann. Bei einer Einnahme ohne ärztliche Anweisung verringert sich die Chance, Ihnen mit diesem Arzneimittel zu helfen.
– Erhöhen Sie auf keinen Fall die vom Arzt vorgeschriebene Dosis, auch dann nicht, wenn die Wirkung nachläßt. Durch eigenmächtige Dosissteigerung wird die gezielte Behandlung erschwert.
– Bei Absetzen nach längerem Gebrauch können – oft mit Verzögerung von einigen Tagen – Unruhe, Angstzustände und Schlaflosigkeit auftreten. Diese Absetzerscheinungen verschwinden im allgemeinen nach 2 bis 3 Wochen.
– Wenn Sie derzeit oder früher einmal abhängig von Alkohol, Arzneimitteln oder Drogen sind bzw. waren, dürfen Sie Benzodiazepine nicht einnehmen; seltene nur vom Arzt zu beurteilende Situationen ausgenommen. Machen Sie Ihren Arzt auf diesen Umstand aufmerksam.
– Nehmen Sie Benzodiazepine enthaltende Arzneimittel nie ein, weil sie „anderen so gut geholfen haben", und geben Sie diese Arzneimittel nie an andere weiter.

(nach: Arzneimittelkommission der Deutschen Ärzteschaft, Dtsch. Ärztebl. 82 [1985] 2033)

3.2 Neuroleptika

Synonyma: Antipsychotika, Neuroplegika, Psycholeptika, Major Tranquilizer.

3.2.1 Allgemeines, Wirkungen, Indikationen, Kontraindikationen, Nebenwirkungen und Arzneimittelinteraktionen

Allgemeines: Neuroleptika sind Psychopharmaka, die wegen ihres spezifischen Wirkungsspektrums seit Jahrzehnten vor allem zur Behandlung psychotischer Erkrankungen verwendet werden. Neuroleptika können eine schizophrene Erkrankung nicht „heilen", ihre Verordnung muß aber als ein wesentlicher, fast unabdingbarer Teil der Behandlung im Rahmen einer Gesamtbehandlungsstrategie neben psychosozialen Therapieansätzen angesehen werden. Es handelt sich bei ihnen um chemisch unterschiedliche Substanzgruppen (s. u.), die jedoch im Grundsätzlichen die gleiche (antipsychotische) Wirkung zeigen und untereinander zum Teil austauschbar sind. Bei genauer Betrachtung haben sie aber substanzspezifische Wirkungsprofile und Nebenwirkungen und unterscheiden sich in der Intensität der antipsychotischen Wirkung und hinsichtlich der Intensität und Häufigkeit des Auftretens von Nebenwirkungen. Eine Übersicht mit Angaben über Applikationsformen, durchschnittliche Tagesdosen und Dosierungsvorschläge für die Langzeitbehandlung findet sich im Anhang (→F2.2).

Die **chemisch unterschiedlichen Substanzen** werden insbesondere dann alternativ verwendet, wenn das zuvor eingesetzte Präparat nicht die gewünschte Wirkung gezeigt hat. In Tabelle D.8 sind die Einzelsubstanzen nach ihrer chemischen Struktur geordnet zusammengefaßt.

Klinische Wirkungen und Wirkungsprofile

▶ **Bei gesunden Personen (Probanden)** in Abhängigkeit von der Dosishöhe, von der Dauer der Medikation (Einmalgabe oder Dauermedikation), von der Situation, in der das Präparat verabreicht wurde, und von den Persönlichkeitsvariablen des Einnehmenden: Im Bereich der **Wahrnehmung** Senkung der Flimmerverschmelzungsfrequenz schon bei niedriger Dosierung. Veränderungen der Wahrnehmungsgeschwindigkeit und der Zeitwahrnehmung erst unter höheren Neuroleptikadosen. Das gilt auch für die **Intelligenzleistung** und das **Denken.** Unter höherer Dosierung negative Beeinflussung des verbalen Lernens und des klassischen Konditionierens. Einflüsse auf die **Gedächtnisleistungen** nicht nachgewiesen. Reduzierung der **Vigilanz** bereits durch relativ niedrige Dosen, der **Konzentrationsfähigkeit** durch höhere Dosen, ebenso Verlangsamung der **Psychomotorik,** im **EEG** Frequenzverlangsamung.

Tabelle D.8: Einteilung der Neuroleptika nach ihrer chemischen Struktur.

Phenothiazine mit aliphatischer Seitenkette mit Piperidyl-Seitenkette mit Piperazinyl-Seitenkette	– Levomepromazin (Neurocil®) – Promazin (Protactyl®) – Triflupromazin (Psyquil®) – Thioridazin (Melleril®) – Fluphenazin (Dapotum®, Lyogen®) – Perazin (Taxilan®) – Perphenazin (Decentan®) – Trifluoperazin (Jatroneural®)
Thioxanthene	– Chlorprothixen (Truxal®) – Clopenthixol (Ciatyl®) – Flupentixol (Fluanxol®) – Zuclopenthixol (Ciatyl-Z®)
Butyrophenone	– Benperidol (Glianimon®) – Bromperidol (Impromen®, Tesoprel®) – Haloperidol (Haldol-Janssen®) – Melperon (Eunerpan®) – Pipamperon (Dipiperon®) – Trifluperidol (Triperidol®)
Diphenylbutylpiperidine	– Fluspirilen (Imap®) – Pimozid (Orap®)
Benzisoxazole	– Risperidon (Risperdal®)
Dibenzothiepine	– Zotepin (Nipolept®)
Dibenzoepine	– Clozapin (Leponex®) – Prothipendyl (Dominal®)
Benzamide	– Sulpirid (Dogmatil®, Neogama®, Meresa®) – Amisulprid (Solian®)
Thienobenzodiazepin	– Olanzapin (Zyprexa®)
Dibenzothiazepin	– Quetiapin (Seroquel®)

▶ Bei **primär ängstlich-unsicheren Probanden** unter niedriger Dosis realtive **Spannungslösung und Stabilisierung** der seelischen Verfassung. Unter höheren Dosierungen Überwiegen der oben dargestellten Beeinträchtigungen. Durch niedrig dosierte Neuroleptika ist eine gewisse anxiolytische Wirkung möglich.

▶ **Therapeutische Wirkungen der Neuroleptika bei Psychosekranken:** initiale Sedierung, Lösung innerer Spannung, Reduzierung von Überaktivität, Feindseligkeit, Aggressivität, Negativismus, Halluzinationen, akuten Wahnsymptomen, ängstlichem Rückzug, Schlafstörungen. Deutlicher positiver Effekt im Sinne einer „ordnenden" Wirkung auf das Denken und die gestörten psychischen Abläufe. **Bei sehr hoher (evtl. relativ zu hoher) Dosierung:** langanhaltende Müdigkeit, Antriebs- und Interessenrückgang, emotionale Indifferenz, evtl. mißmutig-dysphorische Verstimmung, Gefühl des Eingebundenseins.

▶ Das **Wirkungsprofil des jeweiligen Neuroleptikums** ist abhängig von seiner chemischen Struktur, andererseits aber von dem Faktor der individuellen Ansprechbarkeit des Erkrankten. Für die Verordnungspraxis müssen diese beiden Aspekte immer berücksichtigt werden. Das heißt,
  - in der Regel ist eine Reaktion des Patienten im Sinne des bekannten Wirkungsprofils der verordneten Substanz zu erwarten,
  - doch kann der Faktor der fehlenden individuellen Ansprechbarkeit des Patienten den erhofften therapeutischen Effekt vermissen lassen.
  - In einem solchen Fall sollte ein chemisch anders strukturiertes Präparat eingesetzt werden.

▶ Das **klinische Wirkungsprofil** der einzelnen Neuroleptika, insbesondere der älteren Präparate, kann grob unter zwei Gesichtspunkten beschrieben werden. Beide Wirkungen greifen ineinander und prägen das Wirkungsprofil einer Substanz. Es sind

  - die Intensität der antipsychotischen Wirkung und
  - die psychomotorisch beruhigende, sedierende, schlafanstoßende und vegetativ dämpfende Wirkung.

▶ Die Einteilung der Neuroleptika nach ihrer **antipsychotischen Wirkungsintensität** ist in Tabelle D.9 dargestellt.

▶ Zwischen der **Intensität der antipsychotischen und der sedierenden Wirkung** besteht eine Beziehung insofern, als stark antipsychotisch wirkende Neuroleptika kaum sedierend wirken, während die nur schwach antipsychotisch wirkenden Substanzen einen stark dämpfenden Effekt haben.

▶ Weiterhin besteht bei den älteren Neuroleptika eine positive **Korrelation zwischen der stark antipsychotischen Wirksamkeit und der Häufigkeit des Auftretens von extrapyramidal-motorischen Symptomen (EPMS).** Diese sind bei schwächer antipsychotisch wirksamen Substanzen weniger oft zu beobachten. Umgekehrt treten bei den schwächer antipsychotisch wirksamen Neuroleptika neben dem erwünschten Effekt der psychomotorischen Beruhigung und Sedierung vermehrt unangenehm erlebte vegetative Begleitsymptome auf, die bei den stark antipsychotisch wirksamen Neuroleptika kaum in Erscheinung treten. Daraus läßt sich folgende **Faustregel** ableiten:

Tabelle D.9: Einteilung der Neuroleptika nach der Intensität ihrer antipsychotischen Wirkung (innerhalb der Gruppen in alphabetischer Reihenfolge).

Starke Neuroleptika	Benperidol (Glianimon®)
	Bromperidol (Impromen®, Tesoprel®)
	Flupentixol (Fluanxol®)
	Fluphenazin (Dapotum®, Lyogen®)
	Fluspirilen (Imap®)
	Haloperidol (Haldol-Janssen®)
	Perphenazin (Decentan®)
	Pimozid (Orap®)
	Risperidon (Risperdal®)
	Trifluoperazin (Jatroneural®)
	Trifluperidol (Triperidol®)
Mittelstarke Neuroleptika	Amisulprid (Solian®)
	Clopenthixol (Ciatyl®)
	Clozapin (Leponex®)
	Melperon (Eunerpan®)
	Olanzapin (Zyprexa®)
	Perazin (Taxilan®)
	Quetiapin (Seroquel®)
	Sulpirid (Dogmatil®, Neogama®)
	Thioridazin (Melleril®)
	Triflupromazin (Psyquil®)
	Zotepin (Nipolept®)
	Zuclopenthixol (Ciatyl-Z®)
Schwache Neuroleptika	Chlorprothixen (Truxal®)
	Levomepromazin (Neurocil®)
	Pipamperon (Dipiperon®)
	Promazin (Protactyl®)
	Prothipendyl (Dominal®)

Die weniger stark antipsychotisch wirksamen Neuroleptika sind stärker sedierend und vegetativ dämpfend, während die stärker antipsychotisch wirkenden Präparate häufiger eine akute extrapyramidal-motorische Symptomatik hervorrufen. Dieses gilt jedoch nicht für die sog. atypischen Neuroleptika, die keine oder nur selten extrapyramidalmotorische Symptome hervorrufen.

► In Abbildung D.1 ist der Versuch unternommen worden, die vorgenannten Zusammenhänge graphisch darzustellen.

► Klinische Befunde weisen außerdem darauf hin, daß das Risiko des Auftretens von **Spätdyskinesien** (s. u.) nach langfristiger Gabe von

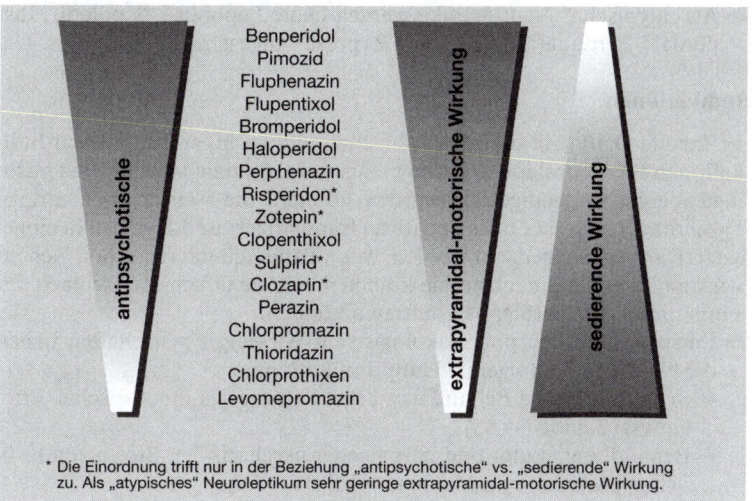

Benperidol
Pimozid
Fluphenazin
Flupentixol
Bromperidol
Haloperidol
Perphenazin
Risperidon*
Zotepin*
Clopenthixol
Sulpirid*
Clozapin*
Perazin
Chlorpromazin
Thioridazin
Chlorprothixen
Levomepromazin

antipsychotische

extrapyramidal-motorische Wirkung

sedierende Wirkung

* Die Einordnung trifft nur in der Beziehung „antipsychotische" vs. „sedierende" Wirkung
zu. Als „atypisches" Neuroleptikum sehr geringe extrapyramidal-motorische Wirkung.

Abbildung D.1: Wirkungs-Nebenwirkungs-Relation verschiedener Neuroleptika.

Neuroleptika erhöht ist. Unter der Behandlung mit schwächer antipsychotisch wirksamen Substanzen scheint das Risiko geringer zu sein. Das wird auch bei den neueren, sogenannten atypischen Neuroleptika so gesehen.

▶ Eine neuere Einteilung der Neuroleptika erfolgt nach den Kriterien „typisch" (= ältere Neuroleptika) und „atypisch" (= Leponex® und neuere Neuroleptika). Die atypischen Neuroleptika rufen weniger oder keine extrapyramidal-motorischen Störungen (EPMS) hervor, zeigen häufig Wirkungen bei Therapieresistenz und bei Kranken mit sog. Negativsymptomatik.

▶ Die Einteilung psychotischer Symptome in sog. Positiv- und Negativsymptomatik hat sich in jüngerer Zeit durchgesetzt.
- **Positivsymptomatik:** Wahn, Halluzinationen, inkohärentes Denken, bizarres Verhalten, psychomotorische Unruhe.
- **Negativsymptomatik:** Affektverflachung, Sprachverarmung, sozialer Rückzug, Anhedonie, Aufmerksamkeitsstörung u. a.

▶ Ältere („typische") Neuroleptika reduzieren überwiegend die Positivsymptomatik. Die neueren („atypischen") Neuroleptika sollen dagegen auch einen positiven Effekt auf die Negativsymptomatik entwickeln.

D

▶ Als „atypische" Neuroleptika werden heute Leponex®, Nipolept®, Risperdal®, Seroquel®, Solian® und Zyprexa® angesehen.

Indikationen

In Tabelle D.10 sind die psychiatrischen und nichtpsychiatrischen Indikationen für Neuroleptika zusammengestellt. Es zeigt sich, daß sie nosologieübergreifend eingesetzt werden können. Sie werden in niedrigen Dosierungen aber auch als Sedativa (Tranquilizer) und Hypnotika eingesetzt. Daran sollte gedacht werden, wenn Patienten mit typischen Nebenwirkungen in die Sprechstunde kommen, wie sie üblicherweise nach der Einnahme von Neuroleptika auftreten können.

▶ Entsprechend den pharmakologischen Wirkungseigenschaften haben die Neuroleptika folgende **Hauptindikationen:**
  - Symptomatische Behandlung krankhafter psychomotorischer Erregungszustände (→A5)
  - Behandlung akuter und chronischer psychotischer Störungen (z. B. Schizophrenien und Manien, →A3, B1.6, B2.2)

Tabelle D.10: Indikationen für Neuroleptika (aus: Laux 1996).

A Psychiatrische Indikationen

- schizophrene und schizoaffektive Psychosen
  Zielsymptome: Halluzinationen, Denkstörungen, Wahn, Angstzustände, Unruhe und Erregung, autistisches Verhalten, sog. Minussymptomatik, Schlafstörungen
- Manien
  Zielsymptome: Unruhe, Gereiztheit, Wahn, Schlafstörungen
- organische Psychosyndrome/Alterspsychosen
  Zielsymptome: Unruhe, Wahn, Angstzustände, Schlafstörungen
- Delirien
  Zielsymptome: Halluzinationen, Wahn
- Erregungszustände jeglicher Genese
- als Zusatzbehandlung bei endogenen Depressionen,
  Zwangssyndromen,
  Verhaltensstörungen im Kindes- und Jugendalter

B. Nichtpsychiatrische Indikationen

- hyperkinetische Syndrome:
  Chorea
  Athetose
  Torsionsdystonie
  Hemiballismus
  Gilles-de-la-Tourette-Syndrom
- Schmerzsyndrome
- Neuroleptanalgesie

- Erhaltungstherapie und Rückfallprophylaxe bei chronisch verlaufenden und rezidivierenden schizophrenen Psychosen (→C3.3).

Kontraindikationen

Aus der Perspektive der bei dem Patienten evtl. vorliegenden Erkrankungen oder Störungen sind die Kontraindikationen und ihre vorrangigen Gründe in Tabelle D.11 zusammengestellt. Zum Teil handelt es sich um relative Kontraindikationen, das heißt, bei Vorliegen einer oder mehrerer der aufgeführten Erkrankungen kann evtl. auch mit Neuroleptika behandelt werden. Dann sollte aber der Rat eines im Umgang mit den jeweiligen Krankheitsbildern erfahrenen Fachkollegen eingeholt werden.

Vorsicht hinsichtlich der Dosierung bei der Behandlung von Erregungszuständen und psychotischen Symptomen, die auf **organische Hirnschäden** zurückzuführen sind.

Tabelle D.11: Kontraindikationen für eine Neuroleptikamedikation.

Kontraindikation	vorrangige Gründe für Kontraindikation
Glaukom, Prostatahypertrophie, Harnverhaltung, Pylorusstenose, hirnorganische Vorschädigungen	anticholinerge Wirkung der Neuroleptika
Arteriosklerose mit zerebraler Beteiligung, kardiovaskuläre oder pulmonale Vorschädigung	Kreislaufwirkungen, z. B. hypotensive Wirkung und Rhythmusstörungen
zerebrale Krampfanfälle	Erniedrigung der Krampfschwelle, v. a. Phenothiazine und Dibenzepine
Leberfunktionsstörungen	Cholestase, evtl. mit Ikterus, oder selten direkte Leberzellschädigung
allergische Diathese	allergische Reaktion des hämatopoetischen Systems und Hautreaktion
bestehende Schäden des hämatopoetischen Systems	Gefahr tödlicher Agranulozytosen oder Panzytopenien
Kombination mit Barbituraten, Alkohol, Opiaten, Analgetika	Potenzierung
Morbus Parkinson	Verstärkung durch pharmakogenes Parkinsonoid
bekannte allergische Hauterscheinungen nach Neuroleptika	Photosensibilisierung, evtl. irreversible Pigmentstörungen

**Nebenwirkungen der Neuroleptika
(unerwünschte Arzneimittelwirkungen)**

▶ Neben den erwünschten Wirkungen der Neuroleptika auf das psychotische Krankheitsbild hat der Patient häufig eine Reihe unerwünschter Arzneimittelwirkungen („Nebenwirkungen") in Kauf zu nehmen (Übersicht mit kurzen Hinweisen auf Gegenmaßnahmen s. Tab. D.12). Diese treten **interindividuell verschieden häufig** auf, manche sind relativ häufig, z. b. extrapyramidal-motorische Störungen, Orthostasesyndrome, einzelne anticholinerg bedingte Störungen. Andere sind sehr selten, z. B. Krampfanfälle, Agranulozytose, Ikterus.

▶ Zudem sind die **Häufigkeit und Intensität des Auftretens** von unerwünschten Arzneimittelwirkungen abhängig zum einen von der individuellen Disposition des Patienten zu einem derartigen Reagieren, zum anderen von der Höhe der verordneten Dosis des Medikamentes.

Tabelle D.12: Unerwünschte Begleitwirkungen der Neuroleptika und ihre Behandlung (aus: Möller et al. 1989).

Störung	Gegenmaßnahme
extrapyramidale Störungen: Frühdyskinesien	Anticholinergika, z. B. 5 mg Biperiden i. m. oder langsam i. v.; ggf. Dosis wiederholen
Parkinsonoid	Anticholinergika, z. B. 3×4 mg Biperiden oral p.d.; ggf. Reduktion der Neuroleptikadosis bzw. Umsteigen auf ein niederpotentes Neuroleptikum
Akathisie	Reduktion der Neuroleptikadosis bzw. Umsetzen auf ein niederpotentes Neuroleptikum
Spätdyskinesien	wenn möglich, Absetzen aller Neuroleptika; Versuch mit Tiaprid; ggf. sedierende Neuroleptika
malignes neuroleptisches Syndrom	Absetzen der Neuroleptika; Versuch mit Anticholinergika; Versuch mit Dantrolen
zerebrale Krampfanfälle	Reduktion oder Absetzen der Neuroleptika; falls nicht möglich, Kombination mit Antiepileptikum
pharmakogenes Delir	Absetzen von stark anticholinergen Trizyklika. Umsetzen auf Butyrophenone; bei schwerem Delir 2 mg Physostigmin i. m.

Tabelle D.12: Fortsetzung.

Störung	Gegenmaßnahme
hypotone Kreislaufdysregulation	Dihydroergotamin; ggf. Umsetzen auf Neuroleptika mit weniger ausgeprägten vegetativen Begleitwirkungen
Sedierung	falls unerwünscht, Reduktion der Neuroleptikadosis oder Umsetzen auf weniger sedierende Neuroleptika
pharmakogene Depression	Reduktion der Neuroleptikadosis; Versuch mit Anticholinergika, Antidepressiva
EKG-Veränderungen/ Herzrhythmusstörungen	bei gravierenden Herzrhythmusstörungen Umsetzen auf Butyrophenone bzw. Absetzen der Neuroleptika
anticholinerge vegetative Effekte: Mundtrockenheit, Störungen der Blasenfunktion, Pylorospasmus, Verstopfung, Akkommodationsstörungen, Glaukom	bei schwereren Nebenwirkungen ggf. Umsetzen auf Butyrophenone oder Absetzen der Neuroleptika; bei Blasenfunktionsstörungen Carbachol
Störungen der Leberfunktion: passagere Erhöhung leberspezifischer Enzyme; cholestatischer Ikterus, toxische Hepatose	mäßige Erhöhung der Leberwerte klinisch ohne Konsequenzen; bei Ikterus oder Hepatose Absetzen der Neuroleptika
Blutbildveränderungen: passagere Leukozytose, Eosinophilie, Lymphozytose, Leukopenie bzw. Agranulozytose	Leukozytose, Eosinophilie, Lymphozytose klinisch ohne Konsequenzen; bei Leukozytenwerten unter 4000 Absetzen trizyklischer Neuroleptika oder Umsetzen auf Butyrophenone; ggf. internistische Therapie
Hyperprolaktinämie, Gynäkomastie, Galaktorrhö	bei Gynäkomastie und Galaktorrhö Reduktion der Neuroleptika
sexuelle Störungen: Erektionsstörungen, Libidostörungen, Orgasmusstörungen u. a.	ggf. Dosisreduktion
dermatologische Störungen: Hautallergien, Photosensibilisierung	bei Hautallergien, wenn möglich, Absetzen der Neuroleptika; dermatologische Therapie
ophthalmologische Störungen: Linsen- und Hornhauttrübungen, Pigmenteinlagerung in der Retina	Umsetzen auf Butyrophenone
Störungen des Glukosestoffwechsels und des Eßverhaltens: verminderte Glukosetoleranz; vermehrte Eßlust	ggf. Dosisreduktion

D

▶ **Motorische Nebenwirkungen** (von Patient zu Patient unterschiedlich häufig und oft nur in Andeutungen):

- **Zu Beginn der Behandlung:** extrapyramidal-motorische Störungen (EPMS) im Sinne eines akuten hyperkinetischen, dyskinetischen oder dystonen Syndroms, z.B. als Zungenschlundkrampf, Blickkrampf, Opisthotonus, Dyskinesien der mimischen Muskulatur, Trismus, tortikollisartige, choreatische, athetoide und auch torsionsdystone Bewegungsabläufe in der Muskulatur des Halses und der oberen Extremitäten.
- **Therapie des initialen hyperkinetischen Syndroms:** Akineton® 1 Tabl. p.o., in akuten Fällen 1 Amp. i.m. oder langsam i.v., bei Fortdauer der Symptomatik 3×1 Tab. oder 1×1 Retard-Tabl. p.o. Muß die neuroleptische Medikation weitergegeben werden, Dosisreduktion oder Wechsel auf ein anderes Präparat.

Achtung: auf keinen Fall eine prophylaktische Anwendung von Akineton®!

- **Nach einigen Tagen oder Wochen:** akinetisches Syndrom (Parkinsonoid) mit Rigor, Tremor und Akinese oder Akathisie, d.h. motorische Unruhe, besonders in den Beinen („Sitzunruhe", Nicht-sitzenbleiben-Können).
- **Therapie des akinetischen Syndroms und der Akathisie:** Dosisreduktion oder vorübergehendes Absetzen oder Wechsel auf ein anderes Präparat. Akineton® hat kaum eine Wirkung. Gegen die Akathisie Versuch der Behandlung mit einem Betarezeptorenblocker, z.B. Dociton® 20–60 mg/Tag.
- **Nach Monaten oder Jahren** fortdauernder neuroleptischer Therapie: Spätdyskinesien (terminale Hyperkinesen, tardive Dyskinesien) in Form choreatiformer Bewegungsunruhe besonders im Gesicht, seltener an den Händen und Beinen. Diese Phänomene treten häufig erst nach Absetzen der Medikation in Erscheinung, sind jedoch auch während der Behandlung, dann öfter in abgeschwächter Form, zu erkennen.
- **Therapie der Spätdyskinesien:** Akineton® hat keine Wirkung, verschlechtert eher die Symptomatik. Kann ein Neuroleptikum abgesetzt werden, dann sehr langsame Dosisreduktion über Wochen und Monate. Bei Fortbestehen der Spätdyskinesien Behandlungsversuch mit Tiapridex®. Bei weiter notwendiger neuroleptischer Therapie evtl. Wechsel auf stärker sedierendes, schwächer antipsychotisch wirksames Präparat (s. Abb. D.1, S. 195, z.B. Dipiperon®, Melleril®, Taxilan® oder Leponex®). Bei notwendiger weiterer Gabe eines stark antipsychotisch wirkenden Neuroleptikums zusätzliche Gabe von einem nur schwach antipsychotisch wirkenden Präparat. Kurzfristi-

ge Linderung durch Gabe eines Benzodiazepins (→D3.1) gelegentlich möglich.

Bei Langzeitbehandlung Prävention der Spätdyskinesien durch Verordnung der niedrigsten noch wirksamen Neuroleptikadosis.

▶ **Vegetative, vorwiegend anticholinerg, aber auch antihistaminerg und antiadrenerg bedingte Nebenwirkungen:** Blutdrucksenkung, orthostatische Dysregulation, Tachykardie, Mundtrockenheit, Akkommodationsstörungen, Speichelfluß (in Verbindung mit Akinese), mäßiger Abfall oder Anstieg der Körpertemperatur (s. auch malignes neuroleptisches Syndrom, →A12.5), Obstipation (oder Diarrhö), Hitzewallungen oder Frösteln. Seltener: Harnsperre oder Harninkontinenz.
* **Therapie der vegetativen Symptome:** bei anticholinerg bedingten Störungen (insbesondere bei stärker sedierenden, schwächer antipsychotisch wirkenden Neuroleptika) Dihydergot® retard, 3 × 1 Tabl. pro Tag.

▶ **Endokrine Effekte:** Amenorrhö (wenn nicht schon krankheitsbedingt), Herabsetzung von Libido und Potenz, Gynäkomastie und Galaktorrhö.
* **Therapie der endokrinen Nebenwirkungen:** evtl. Dosisreduktion oder Wechsel auf ein anderes Präparat.

▶ **Weitere unerwünschte Arzneimittelwirkungen:** Wirkungen auf das hämatopoetische System (passagere Leukozytopenie, Leukozytose, Eosinophilie, relative Monozytose, extrem selten: Agranulozytose), EKG-Veränderungen und Arrhythmien, Arzneimittelexantheme, Photosensibilität der Haut, Pigmentablagerungen in der Haut, Störungen des Leber-Galle-Systems, Thrombosen, Krampfanfälle, delirante Syndrome, depressive Syndrome, Gewichtszunahme, veränderte Glukosetoleranz.

▶ Seltene, jedoch **akut lebensbedrohliche Komplikation:** das **maligne neuroleptische Syndrom** (→A12.5).
* **Therapie des malignen neuroleptischen Syndroms:** →A12.5.

Interaktionen der Neuroleptika mit anderen Arzneimitteln

Allgemein bekannt, aber relativ wenig untersucht ist die Tatsache, daß es Interaktionen zwischen gleichzeitig eingenommenen bzw. konsumierten Arzneimitteln und/oder Nahrungsmitteln gibt (→F2.4.2), vor allem ist eine Wechselwirkung mit psychotropen Substanzen in Form einer Wirkungspotenzierung und Verstärkung der Nebenwirkungen bekannt.

An klinisch relevante Interaktionen mit folgenden Substanzen bzw. Genußmitteln muß gedacht werden: Kaffee, Tee, Nikotin, Alkohol, Antikoagulanzien, orale Kontrazeptiva, Antihypertensiva, Adrenalin („Adrenalin-Umkehr"), Antihistaminika, Antikonvulsiva, Anästhetika, Antidepressiva, Lithiumsalze u. a.

3.2.2 Die Akutbehandlung mit Neuroleptika

▶ **Bevor** der Entschluß zur Behandlung einer schizophrenen Psychose mit einem Neuroleptikum (→F2.2) fällt, müssen folgende Schritte vollzogen sein:
- Eingehende Anamneseerhebung (→C1) und allgemein-körperliche und neurologische Untersuchung (→C2, C3) zum Ausschluß einer organischen Ursache der psychotischen Symptomatik (z. B. einer Enzephalitis oder anderer hirnorganischer Erkrankungen) oder der obengenannten Kontraindikationen (s. Tab. D.12, S. 198 f.).
- Erhebung eines differenzierten psychischen Befundes (→C4), so daß ein dem psychopathologischen Syndrom adäquates Präparat mit dem entsprechenden Wirkungsprofil (→D3.2.1) eingesetzt werden kann.

▶ Für die **Auswahl des Neuroleptikums** sind folgende Richtlinien zu beachten:
- Das Wirkungsprofil des Neuroleptikums muß den Zielsymptomen des Krankheitsbildes entsprechen.
- Orientiert an der Intensität des psychopathologischen Befundes ist zu entscheiden, ob ein stark oder nur ein mittelstark oder schwach antipsychotisch wirksames Präparat eingesetzt werden soll.
- Die Wirkungsintensität und die Anpassung an die Zielsymptomatik können aber auch über die Dosierung des eingesetzten Neuroleptikums gesteuert werden.
- Bei extrem ausgeprägter psychotischer Symptomatik und Unruhe kann in der Anfangsphase der Behandlung für kurze Zeit auch eine Kombination eines stärker sedierenden (schwach antipsychotisch wirkenden) Neuroleptikums (z. B. Neurocil®) mit einem stark antipsychotisch wirkenden Neuroleptikum (z. B. Haldol®) erwogen werden. Die adjuvante, vorübergehende Verordnung eines Benzodiazepin-Tranquilizers (z. B. Valium®) ist ebenfalls möglich.
- Das heißt, es ist damit auch zu entscheiden, ob eine initiale Sedierung notwendig ist.

▶ Eine **Hilfe bei der Auswahl** des Neuroleptikums kann auch die Erfahrung sein, die in einer evtl. früheren Behandlungsphase des Patienten mit einem Neuroleptikum gemacht worden ist. Hatte es früher gewirkt, so ist zu erwarten, daß es auch jetzt wieder einen positiven therapeutischen Effekt hat. Das gilt umgekehrt auch für das Nichtansprechen auf ein bestimmtes Präparat.

▶ Ist die Entscheidung für eine neuroleptische Psychopharmakotherapie gefallen,
- ist der Patient darüber aufzuklären, welche Wirkungen erwartet werden, gleichzeitig aber muß auf mögliche Nebenwirkungen (s. Tab. D.12, S. 198 f.) hingewiesen werden.
- Während der Einnahme von Neuroleptika kann die Verkehrstüchtigkeit beeinträchtigt werden,
- darf der Kranke keine weiteren psychotropen Substanzen (cave: Alkohol!) ohne ärztliche Anordnung zu sich nehmen,
- sollten Frauen im gebärfähigen Alter eine Schwangerschaftsprophylaxe (am ehesten mit mechanisch wirkenden Kontrazeptiva) durchführen.

▶ Es ist für den Erfolg einer neuroleptischen Pharmakotherapie außerordentlich wichtig, daß der Patient nach Kräften kooperiert, d.h. die **Compliance** von seiten des Patienten so gut wie möglich gesichert ist.

> Eine gute Compliance ist am ehesten wahrscheinlich, wenn der Betroffene über die positiven Aspekte unterrichtet ist und auch die negativen Seiten der Therapie kennt, so daß er von diesen nicht überrascht und beunruhigt wird.

▶ Unter dem Aspekt der Compliance sind die sog. atypischen Neuroleptika (Risperdal®, Leponex®, Nipolept®, Seroquel®, Solian®, Zyprexa®) besonders gut verträgliche Medikamente, die weniger extrapyramidal-motorische Nebenwirkungen zeigen als die „klassischen" Neuroleptika. Es handelt sich bei ihnen um pharmakologisch heterogene Substanzen. Bei gleich guter antipsychotischer Wirkung sind die atypischen Neuroleptika offenbar besser verträglich. Es ist davon auszugehen, daß sie die Befindlichkeit und die Lebensqualität während der neuroleptischen Behandlung nicht so erheblich beeinträchtigen wie die anderen Substanzen. Damit wird wahrscheinlich auch die Rehabilitations- und Reintegrationsfähigkeit auf der psychosozialen Ebene verbessert. Den atypischen Neuroleptika wird nachgesagt, daß sie die sogenannte Minussymptomatik positiv beeinflussen.

▶ Vor und während der Behandlung sind die in Tabelle D.13 zusammengefaßten **Routineuntersuchungen** durchzuführen.

▶ Wenn möglich, sollte bei nicht akut Erkrankten eine „einschleichende" Dosierung bis zur erkennbaren therapeutischen Wirkung bevorzugt werden. Im häufig akuten Notfall muß sofort höher dosiert werden. Eine einschleichende Dosierung wäre dann falsch.

▶ Im Laufe der Behandlung muß die Dosierung des Neuroleptikums individuell angepaßt werden, wobei Wirkung und Verträglichkeit (Nebenwirkungen) gleichzeitig zu beachten sind.

Tabelle D.13: Empfehlungen für Routineuntersuchungen unter Neuroleptika (arabische Zahl entspricht Anzahl der Kontrollen). Der empfohlene Umfang der notwendigen Routinekontrollen ist bisher nicht im einzelnen empirisch abgesichert. Alle Untersuchungen werden erstmals vor Verabreichung des Medikaments durchgeführt. Aus: Benkert, O., H. Hippius: Psychiatrische Pharmakotherapie, 6. Aufl. Springer, Berlin–Heidelberg–New York 1996.

	Monate						Monatlich	Vierteljährlich	Halbjährlich
	1	2	3	4	5	6			
Blutbild (trizyklische Neuroleptika außer Thioridazin*)	2	2	2	1	1	1		1	
Blutbild (Clozapin)	4	4	4	4	2	1	1**		
Blutbild (andere Neuroleptika)	1						1		1
RR/Puls	1	1	1	1	1	1	1		
Harnstoff/Kreatinin			1				1		1
GOT, GPT, γ-GT (trizyklische Neuroleptika)	1	1	1				1	1	
GOT, GPT, γ-GT (andere Neuroleptika)	1						1		1
EKG (trizyklische Neuroleptika)	1[b]						1[a]		1[a]
EKG (andere Neuroleptika)	1								
EEG	1								

*   Für Thioridazin empfehlen die Hersteller in den ersten Behandlungsmonaten wöchentliche Blutbildkontrollen.

** In den USA werden auch über die 18. Woche hinaus wöchentliche Kontrollen des Blutbildes durchgeführt.

[a]   Kontrolle bei allen Patienten über 60 Jahre.

[b]   Unter Clozapin sind in seltenen Ausnahmefällen – z.T. im Zusammenhang mit Clozapininduzierten Temperatursteigerungen – toxisch-allergische Myokarditiden beschrieben; daher empfehlen sich unter Clozapin zusätzliche EKG-Kontrollen bei Auftreten von Fieber bzw. nach 14 Tagen Behandlungsdauer.

Grundsätzlich gilt als Richtlinie für die Dosierung eines Neuroleptikums: So viel wie notwendig, so wenig wie möglich.

▶ Eine Voraussage, ob ein verordnetes Neuroleptikum den gewünschten therapeutischen Effekt zeigt, ist nicht mit Sicherheit zu machen. Daher erscheint es zuerst sinnvoll, die Dosis des Präparates bis zur zulässigen höchsten Tagesdosis (→F2.2) zu steigern.

▶ Ist kein wesentlicher Therapieeffekt zu erkennen, sollte frühestens nach 8–10 Tagen, spätestens nach 3–6 Wochen das **Neuroleptikum gewechselt** und durch eine Substanz mit einer anderen chemischen Struktur (→D3.2.11) ausgetauscht werden.

▶ Evtl. kann auch eine **Kombination mit einem zweiten Neuroleptikum** erfolgen. Grundsätzlich jedoch sollte primär das Prinzip der Monotherapie eingehalten werden. Eine Kombinationstherapie mit zwei Neuroleptika ist evtl. dann indiziert, wenn ein psychotischer Patient gleichzeitig starke Erregung zeigt. Dann sollte neben einem stark antipsychotisch wirkenden Neuroleptikum ein Präparat der Gruppe mit schwächerer antipsychotischer Wirkung gewählt werden, das stärker sedierend wirkt. In diesem Fall kann auch ein Komedikationsversuch mit einem Benzodiazepin (→D3.1, F2.1) gemacht werden.

▶ **Nach Eintritt eines guten therapeutischen Effektes** sollte die neuroleptische Behandlung weitergeführt werden. Unter Beobachtung des psychopathologischen Befundes ist in der Regel eine Dosisanpassung möglich, so daß mit einer vorsichtigen Medikamentenreduzierung die Ermittlung der niedrigst wirksamen neuroleptischen Dosis gelingt. Vorsicht vor einem abrupten Absetzen des Präparates.

▶ Bei Ersterkrankten mit der noch offenen Frage, ob es sich bei der Erkrankung um eine schizophrene Psychose im engeren Sinn handelt, man zudem keine Erfahrungen hinsichtlich des weiteren individuellen Verlaufs der Erkrankung hat, kann es gerechtfertigt sein, etwa 4–6 Wochen nach Verschwinden der psychotischen Symptomatik mit einem „ausschleichenden" Absetzen der neuroleptischen Medikation zu beginnen.

▶ Nach Remission einer sicher schizophrenen Erkrankung sollte mindestens ein bis zwei Jahre lang das Neuroleptikum i. S. einer Rezidivprophylaxe (→D3.2.3) weiterverordnet werden.

▶ Handelt es sich um eine schwere psychotische Erkrankung, die therapeutisch nur sehr schlecht zu beeinflussen war und eine sehr langsame Remission zeigte, oder um ein schweres Rezidiv einer bei dem Patienten schon einmal aufgetretenen schizophrenen Psychose, darf die neu-

D

roleptische Medikation frühestens nach einigen Monaten vorsichtig reduziert werden. Es ist dann die Frage einer Langzeitbehandlung über Jahre zu diskutieren (→D3.2.3).

Achtung: Bei Reduzierung der neuroleptischen Medikation muß das psychische Befinden des Patienten mit besonderer Aufmerksamkeit verfolgt werden, um ein mögliches Rezidiv schnell durch das Wiederansetzen der Medikation abzufangen.

▶ Auch **nach dem Absetzen** der neuroleptischen Therapie sollte der Patient während der folgenden Monate nach Jahre wegen der Rezidivgefahr noch intensiv kontrolliert werden.

▶ Grundsätzlich sollte unter Berücksichtigung des bisherigen Verlaufes der schizophrenen Erkrankung erwogen werden, ob eine **neuroleptische Langzeitbehandlung** (→B3.2.3) für den Patienten hilfreich sein kann.

▶ Hat sich die Behandlung mit den im Handel erhältlichen älteren und neueren („atypischen") Neuroleptika als unzureichend oder völlig unwirksam erwiesen, kann an den Einsatz von Leponex® gedacht werden. **Leponex®** kann eine Agranulozytose verursachen. Zwischen dem Hersteller und dem Bundesgesundheitsamt sind daher folgende Regelungen für die kontrollierte Anwendung von Leponex® getroffen worden:
  - Leponex® darf nur zur Behandlung von Patienten mit schweren akuten und chronischen schizophrenen Erkrankungen eingesetzt werden, die auf andere Neuroleptika nicht oder nur unzureichend angesprochen oder mit intolerablen Nebenwirkungen reagiert haben.
  - Der behandelnde Arzt verpflichtet sich, die vorgeschriebenen Blutbildkontrollen gewissenhaft durchzuführen und die Vorsichts- und Kontrollmaßnahmen zur Früherkennung einer Blutzellschädigung zu beachten.
  - Der Patient muß über die Risiken der Behandlung mit Leponex® aufgeklärt werden und einwilligen, soweit er in der Lage ist, Bedeutung und Tragweite seiner Entscheidung einzusehen. Bei entmündigten Patienten ist die Einwilligung des gesetzlichen Vertreters oder Pflegers einzuholen. Die Einwilligung kann – in Gegenwart eines Zeugen – mündlich gegeben werden und muß in den Krankenpapieren vermerkt sein. Eine Zwangsbehandlung mit Leponex® sollte aus rechtlichen Gründen nicht erfolgen.
  - **Blutbildkontrollen:**
    – Patienten mit einer früheren Blutzellschädigung sind von der Behandlung mit Leponex® auszuschließen.

- Vor Beginn der Behandlung sind das Differentialblutbild und die Leukozytenzahl zu kontrollieren. Bei pathologischen Blutwerten darf keine Leponex®-Therapie erfolgen. In den ersten 18 Behandlungswochen sind die Leukozyten wöchentlich zu zählen, danach in mindestens 4wöchigen Abständen, solange die Therapie mit Leponex® erfolgt.
- Bei Auftreten von Fieber, Schüttelfrost, Mundschleimhaut- und Zahnfleischentzündung, gestörter Wundheilung, Halsschmerzen, eitriger Angina sowie grippeähnlichen Symptomen ist sofort eine Kontrolle des Differentialblutbildes vorzunehmen.
- Leponex® muß sofort abgesetzt werden, wenn die Leukozytenzahl unter 3000/mm^3 fällt. Ferner ist Leponex® sofort abzusetzen, wenn im Differentialblutbild die Zahl der Granulozyten unter 1500/mm^3 fällt.
- Die Ergebnisse der Blutbildkontrollen und ggf. ergriffene Maßnahmen etc. sind in der Krankengeschichte zu dokumentieren und auf Abruf – unter Wahrung der Vertraulichkeit – zur Verfügung zu stellen.
- Eine Kombination mit anderen potentiell blutbildschädigenden Medikamenten, z. B. Depotneuroleptika vom trizyklischen Typ, Analgetika/Antipyretika vom Pyrazolontyp (Metamizol!), sollte vermieden werden.

Die Bestellung und Auslieferung des Leponex® durch Apotheken wird nur ausgeführt, wenn dem Hersteller Name und Anschrift des verordnenden Arztes bekannt sind und dieser ein Revers, das dann beim Hersteller liegt, unterzeichnet hat. In diesem hat er erklärt, daß er die Bedingungen für die kontrollierte Anwendung von Leponex® kennt und danach handelt. Weicht er von diesen ab und kommt es zu Komplikationen, hat er (haftungs)rechtliche Konsequenzen zu erwarten.

D

3.2.3 Die Langzeitbehandlung mit Neuroleptika

Da eine schizophrene Erkrankung einen chronischen oder chronischrezidivierenden Verlauf nehmen kann, ohne daß dieses vorher, z. B. während der ersten Erkrankungsphase, sicher vorauszusagen oder auszuschließen ist, ist eine Langzeitbehandlung sinnvoll. Ihr Konzept umfaßt eine neuroleptische Pharmakotherapie wie psycho- und soziotherapeutische Maßnahmen (→B2.4, D2, D8).

▶ Die **stärkste Säule einer Langzeittherapie** chronisch schizophrener Patienten, die über Jahre durchgeführt werden kann und muß, ist die systematische und kontinuierliche Behandlung mit einem Neuroleptikum. Zahlreiche Untersuchungen haben gezeigt, daß ohne die neuroleptische Psychopharmakotherapie alle anderen Maßnahmen (z. B.

Psycho- und Soziotherapie, →B2, B5) für sich allein nicht die gewünschten Erfolge bringen.

▶ In zahlreichen Studien konnte gezeigt werden, daß durch eine neuroleptische Langzeitbehandlung die Einjahresrezidivrate von ca. 75 auf
15% gesenkt werden konnte.

▶ Gerade die **Kombination von psycho-, sozio- und pharmakothera-
peutischen Maßnahmen** ist offenbar die Methode, die ein Wiederauf-
treten akuter Erkrankungsphasen zu verhindern oder die geistig-seelische Verfassung eines chronisch kranken Schizophrenen in einem
solchen Maße zu stabilisieren vermag, daß psychosoziale Rehabilitationsmaßnahmen durchgeführt werden können. Dadurch kann ein seit
Jahren chronisch erkrankter schizophrener Mensch seelische Stabilität
und lebenspraktische Fertigkeiten wiedergewinnen, die es ihm ermöglichen, in seiner familiären Umgebung zu leben und seinen Alltag nach
eigenen Kräften zu gestalten.

▶ Die **negative Alternative** wäre die Unterbringung des Patienten in
einer schützenden und pflegenden Institution (z. B. Langzeitkran-
kenhaus oder Pflegeheim für chronisch Kranke) auf nicht absehbare
Zeit.

▶ Die **Indikationen für eine Langzeitbehandlung** mit Neuroleptika sind
in Tabelle D.14 zusammengestellt.

▶ Daraus ergeben sich folgende **Therapieziele:**
  • Erhaltung des Therapieerfolges der Akutbehandlung (→D3.2),
  • Reduzierung der Rezidivhäufigkeit,
  die eine Reintegration des erkrankten Schizophrenen in sein früheres
  soziales Umfeld ermöglichen und letztlich seine Lebensqualität in jeder
  Hinsicht verbessern.

Tabelle D.14: Indikationen zur neuroleptischen Rezidivprophylaxe.

1. Bei Erstmanifestation oder langsam symptomfreien Intervallen sollte eine 1- bis
   2jährige Rezidivprophylaxe erfolgen.
2. Wenn bereits insgesamt 2 –3 Manifestationen vorlagen oder wenn ein Rezidiv innerhalb eines Jahres aufgetreten ist, mindestens 2- bis 5jährige Rezidivprophylaxe.
3. Bei besonders häufig rezidivierenden Psychosen oder Fremd- und/oder Selbstgefährdung sollte die zeitlich unbegrenzte Rezidivprophylaxe erwogen werden.
4. Neben diesen allgemeinen Regeln sollten individuelle Nutzen-Risiko-Erwägungen
   bestimmend sein, u.a.: Konsequenzen eines möglichen Rezidivs? Beeinträchtigung
   durch Nebenwirkungen?

(aus: Möller, H.-J.: Leitlinien der Diagnose und Behandlung schizophrener Erkrankungen.
Nervenheilkunde 14 [1995] 91–99)

▶ **Bereits in der Akutbehandlungsphase** (→D3.2.2) wird der Krankheitsverlauf unter Berücksichtigung der anamnestischen Daten nahelegen, die Durchführung einer Langzeitbehandlung zu erwägen.

▶ In dieser Behandlungsphase muß der Versuch unternommen werden, mit einem für die Akutbehandlung geeigneten, oral (oder parenteral) verordneten Neuroleptikum eine **möglichst niedrige optimale Dosierung zu finden.** Hierfür eignen sich am besten die kurzzeitig wirksamen, damit gut steuerbaren Neuroleptika (→F2.2).

▶ Gleichzeitig sollte das **Risiko** bedacht werden, daß nach längerer Therapiedauer mit Neuroleptika **Spätdyskinesien** (→D3.2.1) auftreten können.

Eine Voraussage, wie hoch das Risiko der Entstehung von Spätdyskinesien für den einzelnen Patienten ist, kann bis heute nicht gemacht werden. Abzuwägen ist vielmehr, ob das Risiko, spätdyskinetische Störungen zu bekommen, höher wiegt als die Gefahr einer erneuten psychotischen Dekompensation mit allen ihren Folgen.

▶ Wie aus Abbildung D.2 zu erkennen ist, wird nach der Akutbehandlungsphase die Neuroleptika-Dosis i.d.R. reduziert, so daß in der Langzeittherapie und später zur Rezidivprophylaxe nur mittlere bis niedrige Dosen verabreicht werden müssen.

▶ Grundsätzlich ist möglich, eine Langzeitbehandlung mit den für die Akutbehandlung geeigneten Neuroleptika (→F2.2) in **oraler Applikationsweise** durchzuführen. Das ist jedoch nur sinnvoll,
  * wenn der Patient mit hinreichender Sicherheit zu einer Kooperation bewegt werden kann.
  * Die orale neuroleptische Therapie hätte den Vorteil einer besseren Steuerbarkeit der Dosierung in Abhängigkeit von der Befindlichkeit des Patienten.
  * Sie verringert das fortgesetzte Erleben einer Abhängigkeit vom Arzt und fördert das Gefühl von Autonomie und Eigenverantwortlichkeit.

▶ Häufig ist die **Kooperationsbereitschaft des Patienten** krankheitsbedingt aber nicht gut. Oft kann nicht mit der notwendigen Sicherheit davon ausgegangen werden, daß der Patient das für ihn unentbehrliche Neuroleptikum regelmäßig einnimmt. Daher haben sich für die neuroleptische Langzeittherapie die sog. Depot-Neuroleptika bewährt (Tab. D.15).

▶ Weitere **Vorteile der Depot-Medikation** von Neuroleptika sind:
  * Reduzierung der Probleme oraler Absorption von Medikamenten
  * Vermeidung des First-pass-Effektes und demzufolge Verringerung der neuroleptischen Gesamtdosis

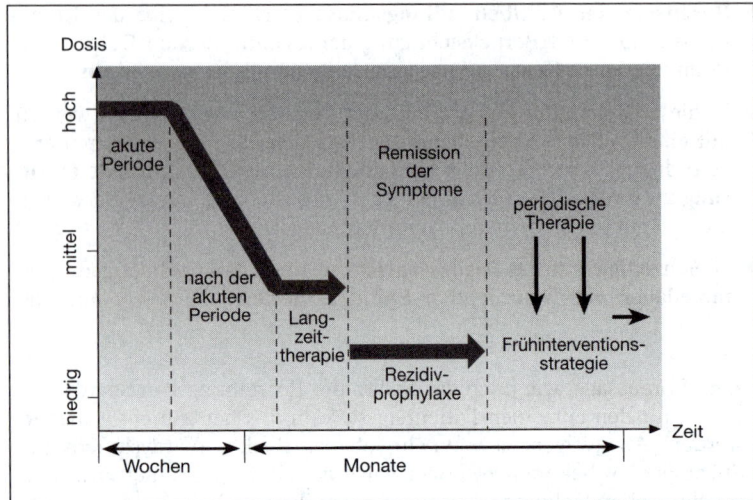

Abbildung D.2: Schematische Darstellung der Dosierung der Neuroleptika in verschiedenen Behandlungsabschnitten: Akutphase, Remissionsphase, Langzeittherapie
(mod. nach: Magyar und Bitter, 1988. Aus: König P.: Dosierung. In: Riederer P., Laux G., Pöldinger W., [Hrsg.]: Neuropsychopharmaka, Bd. 4. Neuroleptika. Springer, Wien–New York 1992)

Tabelle D.15: Depot-Neuroleptika.

Handelsname®	Generic name
Decentan-Depot	Perphenazin-Oenanthat
Lyogen-Depot, Dapotum-D	Fluphenazin-Decanoat
Ciatyl-Z-Depot	Zuclopenthixol-Decanoat
Fluanxol-Depot	Flupentixol-Decanoat
Haldol-Janssen Decanoat	Halloperidol-Decanoat
Imap	Fluspirilen

(nach: Tölle, R.: Psychiatrie, 11. Aufl. Springer, Berlin–Heidelberg–New York, 1996)

- Bessere Kontrolle der Medikation (Compliance!)
- Vermeidung des Risikos einer Überdosierung (z. B. in suizidalen Krisen)
- Einfache Handhabung der Depot-Injektion
- Gewährleistung von regelmäßigen psychotherapeutischen Gesprächskontakten (→D1) an den Injektionsterminen

▶ **Anhaltswerte für die Umstellung** von der oralen Applikationsform auf eine Depot-Behandlung sind der Tabelle D.16 zu entnehmen.

▶ **Folgendes ist für das praktische Vorgehen zu beachten:**
- Auch Depot-Neuroleptika sollten wie die täglich einzunehmenden Neuroleptika möglichst niedrig dosiert werden.
- In den ersten Tagen nach dem Wechsel sollte das zuvor allein per os verordnete Präparat langsam ausschleichend weitergegeben und dann abgesetzt werden („überlappende Medikation").
- Sollten sich unter der Depot-Behandlung Schwankungen im Befinden oder psychotische Rezidive zeigen, kann für die Zeit bis zur nächsten Depot-Injektion eine zusätzliche orale neuroleptische Medikation erfolgen (→D3.2.2). Die Depot-Dosis sollte dann bei dem nächsten Termin entsprechend erhöht werden.

▶ Tritt unter längerfristiger Behandlung mit konstanter Depot-Dosis einmal eine psychotische Symptomatik, z. B. aufgrund erkennbarer situativer Belastungen, wieder auf, kann ebenfalls eine zuerst nur kurz-

D

Handelsform	Einzeldosis 2 Injektionen	Zeitintervall zwischen
Amp.: 1 ml/100 mg	100 mg	2–3 Wochen
Amp.: 1 ml/25 mg und 1 ml/100 mg	12,5–25,0 mg	3–4 Wochen
Amp.: 1 ml/200 mg	50–200 mg	2–3 Wochen
Amp.: 1 ml/20 mg und 1 ml/100 mg	20–40 mg	2–3 Wochen
Amp.: 1 ml/50 mg und 3 ml/150 mg	50–150 mg	4 Wochen
Amp.: 0,75 ml/1,5 mg und 6-ml-Durchstichflasche (1 ml = 2 mg)	1,5–7,5 mg	1 Woche

Tabelle D.16: Umstellung von oraler Medikation auf Depotmedikation (nach Kapfhammer 1990).

Substanz	Empfohlene Konversionsformel bei Umstellung von oral auf Depot.
Fluphenazin-Decanoat	1,6mal orale Tagesdosis für 4–6 Wochen, dann Reduktion um 50%
Perphenazin-Oenanthat, Perphenazin-Decanoat	24–36 mg p.o./die = 100 mg i.m./2 Wochen
Flupentixol-Decanoat	10 mg p.o./die = 40 mg i.m./2 Wochen
Zuclopenthixol-Decanoat	100–400 mg/2–3 Wochen
Fluspirilen	2–8 mg durchschn. Wochendosis
Haloperidol-Decanoat	10–12mal orale Tagesdosis i.m./4 Wochen

(nach Möller, H. J.: Neuroleptische Rezidivprophylaxe und Langzeitbehandlung schizophrener Psychosen. In: Riederer P., G. Laux, W. Pöldinger [Hrsg.]: Neuropsychopharmaka. Bd. 4. Neuroleptika. 2. Aufl. Springer, Wien–New York: 1998)

fristige orale Medikation eines Neuroleptikums (in der Regel die orale Applikationsform des Depot-Neuroleptikums) erfolgen. Es ist dann so vorzugehen wie bei der Akutbehandlung mit Neuroleptika (→D3.2.2), wobei die als Depot injizierte neuroleptische „Sockel-Dosis" zu berücksichtigen ist. Tritt nach Rückbildung der akuten Symptome unter der kombinierten Therapie die psychotische Symptomatik nach langsamem Absetzen des oral eingenommenen Neuroleptikums wieder auf, sollte beim nächsten Termin der Depot-Injektion die Dosis erhöht werden. Ziel ist immer die Vereinfachung der Applikationsform und damit die Sicherung der Compliance.

▶ **Grundsätzlich** sollte folgendes bedacht werden:
- Eine gleichzeitige „prophylaktische" Gabe von **Antiparkinson-mitteln** (z.B. Akineton® o.a.) sollte vermieden werden.
- Treten akute dyskinetische Symptome auf, ist Akineton® für kurze Zeit in niedriger Dosis (2–3× ½ Tabl.) indiziert. Besser ist eine Dosisreduzierung des Neuroleptikums beim nächsten Injektionstermin. Letzteres gilt auch bei Auftreten eines Parkinsonoids.

▶ Es ist bekannt, daß unter länger dauernder Behandlung mit Neuroleptika Phänomene auftreten, die an eine **zu hohe Depot-Neuroleptika-Dosis** denken lassen (z.B. eine zu starke Sedierung oder andere unangenehm störende Nebenwirkungen):
- Es empfiehlt sich dann, eine möglichst niedrige Depot-Dosierung anzustreben.

- In diesen Fällen ist entweder eine Dosisreduzierung oder eine vorübergehende Verlängerung der Intervalle zwischen den Injektionsterminen zu erwägen.

▶ Weiterhin sollte auf diskrete **Zeichen von Spätdyskinesien** (→D3.2.1) geachtet werden.

- Das Auftreten von Spätdyskinesien ist dadurch zu vermeiden, daß auch bei der Langzeitbehandlung die Dosierung sehr aufmerksam an den klinischen Verlauf der Erkrankung und an die Bedürfnisse des Patienten angepaßt wird.
- Es sollte stets um die niedrigst mögliche Dosierung des Neuroleptikums gesucht werden.

▶ Alle **Dosierungsveränderungen** sollten im Rahmen der neuroleptischen Langzeitbehandlung wesentlich langsamer durchgeführt werden. Abrupte Dosisänderungen müssen vermieden werden.

Eine neuroleptische Langzeitbehandlung kann ohne gute psychotherapeutische Führung und Hilfe (→D1) für den Patienten kaum den erhofften Erfolg bringen.

Literatur

Benkert, O., H. Hippius: Kompendium der Psychiatrischen Pharmakotherapie. Springer, Berlin–Heidelberg–New York 1998.

Benkert, O., H. Hippius: Psychiatrische Pharmakotherapie, 6. Aufl. Springer, Berlin–Heidelberg–New York 1996.

Grohmann, R., E. Rüther, L. G. Schmidt (Hrsg.): Unerwünschte Wirkungen von Psychopharmaka. Ergebnisse der AMÜP-Studie. Springer, Berlin–Heidelberg–New York 1994.

Heinrich, K., E. Klieser: Psychopharmaka in Klinik und Praxis, 3. Aufl. Thieme, Stuttgart–New York 1995.

Kapfhammer, H. P., E. Rüther: Depot-Neuroleptika. Springer, Berlin–Heidelberg–New York–London–Paris–Tokio 1990.

Kissling, W.: Guidelines for Neuroleptic Relapse-Prevention. Springer, Berlin–Heidelberg–New York–London–Paris–Tokyo–Hong Kong–Barcelona 1991.

Kissling, W.: Schizophrenie: Rückfallverhütung durch Neuroleptika. Deutsches Ärzteblatt 90 (1993) A1-3370–3375.

Laux, G., O. Dietmaier, W. König: Pharmakopsychiatrie. 2. Aufl. Fischer, Stuttgart–Jena–Lübeck–Ulm 1997.

Riederer, P., G. Laux, W. Pöldinger: Neuropsychopharmaka. Ein Therapie-Handbuch. 4. Neuroleptika. 2. Aufl. Springer, Wien–New York 1998.

Spiegel, R.: Einführung in die Psychopharmakologie, 2. Aufl. Huber, Bern–Göttingen–Toronto–Seattle 1995.

Windgassen, W.: Schizophreniebehandlung aus der Sicht des Patienten. Untersuchungen des Behandlungsverlaufs und der neuroleptischen Therapie unter pathischem Aspekt. Springer, Berlin–Heidelberg–New York 1989.

3.3 Antidepressiva

Synonyma: Thymoleptika, Thymoanaleptika.

3.3.1 Allgemeines, Wirkungen, Indikationen, Kontraindikationen, Nebenwirkungen und Arzneimittelinteraktionen

Allgemeines: Antidepressiva haben sich als Mittel der Wahl zur Behandlung depressiver Erkrankungen (→B1.3, B1.4, B1.5, B1.7), vor allem bei mittelgradigen und schweren depressiven Episoden (sog. endogenen Depression, Melancholie, depressive Affektpsychose, →B1.5), bewährt. Eine Übersicht über die biochemischen Wirkungsmechanismen auf Neurotransmitterebene bietet Tabelle D.17.

Angaben über Applikationsformen, durchschnittliche Tagesdosen und Dosierungsvorschläge für die Langzeitbehandlung finden sich im Anhang (→F2.3).

Die Wirkungsqualitäten der Antidepressiva

▶ **Psychische Effekte:** zu Anfang Müdigkeit*, Hemmungslösung (cave: mögliches „Freiwerden von latenten Suizidimpulsen"), weniger Antriebssteigerung, gelegentlich psychomotorische Unruhe; im Laufe der folgenden Tage Stimmungsaufhellung, Milderung der gesamten Depressionssymptomatik, Verkürzung der Krankheitsphase. Sehr selten Provokation leichter hypomanischer Nachschwankungen.

▶ **Vegetative Effekte*:** Mydriasis, Akkommodationsschwäche, Tachykardie, orthostatische Regulationsstörungen (Gegenmittel: Dihydergot® retard). Austrocknung der Schleimhäute, Mundtrockenheit (Gegenmittel: Mucinol®), feinschlägiger Tremor der Hände, Frösteln, vermehrtes Schwitzen, Obstipation.

▶ **Das Wirkungsspektrum der einzelnen Antidepressiva** (s. Tab. D.18): Die in Tabelle D.18 im oberen Teil aufgeführten Antidepressiva haben keine sedierende Wirkung. Möglicherweise kann durch sie zuweilen der Schlaf vorübergehend beeinträchtigt werden. Gelegentlich klagen die Patienten über innere Unruhe. In der Anfangsphase der Behandlung kann eine gleichzeitige Gabe von sedierenden Medikamenten (Benzodiazepinen (→F2.1) sinnvoll und indiziert sein.

Die Substanzen im unteren Teil der Tabelle haben eine deutlich sedierende Wirkung.

---

* hauptsächlich bei den älteren tri- und tetrazyklischen Antidepressiva

Tabelle D.17: Pharmakologische Wirkprofile von Antidepressiva.

Wirksubstanz	anticholinerg	noradrenerg	serotoninerg	dopaminerg	antihistaminerg
Amitriptylin	+++	+	++	?	++
Amitriptylinoxid	+	+	++	−	+
Citalopram	−	−	+++	−	−
Clomipramin	++	++	+++	(+)	(+)
Desipramin	+	+++	−	−	−
Doxepin	++	++	+	−	++
Fluoxetin	−	−	+++	−	−
Fluvoxamin	−	(+)	+++	−	−
Imipramin	++	++	+	−	+
Lofepramin	+	+	+	−	−
Maprotilin	+	+++	−	(+)?	+
Mianserin	−	+	+	−	++
Mirtazapin	−	++	++	−	−
Nefazodon	−	+	++	−	−
Nortriptylin	+	++	+	−	−
Paroxetin	−	−	+++	-	−
Reboxetin	−	+++	−	−	−
Sulpirid	−	−	−	++	−
Trazodon	−	+	+	−	+
Trimipramin	++	+	++	−	+++
Venlafaxin	−	++	++	−	−
Viloxazin	−	+	-	−	−

D

▶ **Indikationen:**
- Antidepressiva sind hauptsächlich zur Behandlung sog. endogener Depressionen (Melancholien, depressive Affektpsychosen) anzuwenden (→B1.4).
- Eine Indikation zur antidepressiven Pharmakotherapie ist aber auch dann – unabhängig von der diagnostischen Zuordnung (→F1) – gegeben, wenn Schweregrad und Syndromgestaltung es bei reaktiven

Tabelle D.18: In Deutschland im Handel befindliche Antidepressiva.

Psychomotorisch nicht dämpfend	
MAO-Hemmer	Tranylcypromin Iatrosom® N) Moclobemid (Aurorix®)
Trizykl. A. („Desipramin-Typ")	Desipramin (Pertofran®) Nortriptylin (Nortrilen®)
Chemisch andersartige A.	Viloxazin (Vivalan®) Sulpirid (Dogmatil®, Neogama u.a.)
Trizykl. A. („Imipramin-Typ")	Imipramin (Tofranil®) Clomipramin (Anafranil®) Dibenzepin (Noveril®) Lofepramin (Gamonil®)
Tetrazykl. A.	Maprotilin (Ludiomil® u.a.) Mianserin (Tolvin® u.a.)
Chemisch andersartige A.	Trazodon (Thombran®)
Serotonin-selektive Wiederaufnahmehemmer (SSRI)	Citalopram (Cipramil®) Fluoxetin (Fluctin®) Fluvoxamin (Fevarin®) Paroxetin (Seroxat®, Tagonis®) Sertralin (Gladem®, Zoloft®)
Noradrenallin-selektives A. (SNARI)	Reboxetin (Edronax®)
Noradrenalin-Serotonin- selektive A. (SNRI bzw. NaSSA)	Mirtazapin (Remergil®) Venlafaxin (Trevilor®)
Eher psychomotorisch dämpfend	
Trizykl. A. („Amitriptylin-Typ")	Amitriptylin (Saroten® u.a.) Amitriptylinoxid (Equilibrin®) Dosulepin (Idom®) Trimipramin (Stangyl®) Doxepin (Aponal®, Sinquan® u.a.s)
Dual-serotinerges A. (DSA)	Nefazodon (Nefadar®)

oder neurotischen Depressionen (→B1.2, B1.3) erfordern, d.h.,
wenn z.B. wegen der Schwere des Krankheitsbildes eine Psychotherapie noch nicht möglich ist oder die psychotherapeutischen Maßnahmen allein nicht ausreichen.
- Bei organisch bedingten Depressionszuständen (→B1.5) kann die
  antidepressive Therapie neben den Behandlungsmaßnahmen, die auf

die der jeweiligen Erkrankung zugrundeliegenden Ursachen zielen, Entlastung und Besserung des depressiven Beschwerdebildes bringen.

> Die **an den Ursachen orientierte Diagnose** (organisch bedingte Depression, reaktiv-neurotische Depression, sog. endogene Depression oder Melancholie) entscheidet darüber, ob ein Antidepressivum primär als therapeutisches Instrument eingesetzt wird.
> Die **Syndromdiagnose** (gehemmt-depressives Syndrom, vital-gestört depressives Syndrom, agitiert-ängstliches depressives Syndrom) entscheidet über die Wahl des richtigen Antidepressivums.

Kontraindikationen, Nebenwirkungen und Risiken

▶ **Absolute Kontraindikationen:** schwere Herzerkrankungen (stets Rücksprache mit einem Internisten!), akute Alkohol-, Schlafmittel-, Analgetika- und Psychopharmakaintoxikationen, Kombinationen mit MAO-Hemmern.

▶ **Relative Kontraindikationen:** Glaukom*, Prostatahypertrophie*, Harnverhaltung*, schwere Leber- und Nierenschäden.

▶ **Nebenwirkungen:** In Tabelle D.19 sind unerwünschte Begleitwirkungen von noch überwiegend verwendeten älteren tri- und tetrazyklischen Antidepressiva, geordnet nach Organbereichen, zusammengestellt.

D

▶ Die neueren Antidepressiva (SSRI und der reversible MAO-Hemmer Moclobemid u.a.) sind keinesfalls nebenwirkungsfrei, haben nur ein den Patienten weniger belastendes Nebenwirkungsprofil:
  - Zu Anfang und in der Regel dosisabhängig können (leichte) Übelkeit, leichte Benommenheit, Schwindel, Schläfrigkeit, innere Unruhe mit Ängstlichkeit auftreten, die nach einigen Tagen oder etwa einer Woche verschwinden.
  - Manche Patienten berichten von Schwitzen, Tremor, Schlafstörungen und leichten Kopfschmerzen.

▶ Die Vorteile der neuen Antidepressiva sind jedoch nicht zu übersehen:
  - Das Risiko des Auftretens der für den Patienten besonders lästigen anticholinergen Nebenwirkungen ist praktisch nicht vorhanden. Negative Einflüsse auf den Blutdruck (Orthostase), auf die Prostata (Harnverhalt) und die Augen (Glaukom) sind kaum zu erwarten.
  - Die allgemeine Toxizität und die Kardiotoxizität sind wesentlich geringer, wenn überhaupt vorhanden.
  - Es fehlt die häufig unangenehm erlebte Sedierung.

---

* bei tri- und tetrazyklischen Antidepressiva, nicht bei SSRI.

**Tabelle D.19: Unerwünschte Begleiterscheinungen der Therapie mit älteren (tri-
und tetrazyklischen) Antidepressiva (geordnet nach Organbereichen).**

Organ- bereiche	Symptome	Evtl. Zusatz- medikation
Herz-/ Kreislauf- System	orthostatische Dysregulation Reduzierung der Herzleistung EKG-Veränderungen: – Reizleitungsstörungen – Repolarisationsstörungen – Rhythmusstörungen (Tachykardie, Extrasystolie, Arrhythmien)	Dihydroergot- amin
Exokrine Drüsen und Haut	Minderung des Speichelflusses Minderung der Tränensekretion Trockenheit der Schleimhäute (Nase, Bronchien, Vagina) vermehrtes Schwitzen, lokalisierte Hyper- thidrosis, Ödeme, Photodermatosen	Dihydroergot- amin, Anethol- trithion
Darm-, Harntrakt und Leber	Obstipation ($\rightarrow$ Ileus) Gewichtszunahme Minderung der Magensaftsekretion Magendruck, Übelkeit (Erbrechen) (alkalische Phosphatase $\uparrow$, Cholestase) Hypotonie (Atonie) der Blase	Dihydroergot- amin
Endokrine Drüsen	Hypothyreose Amenorrhö Reduzierung von Libido und Potenz (Galaktorrhö)	Schilddrüsen- hormon
Blut	Eosinophilie Thrombozyten $\downarrow$ ($\rightarrow$ Thrombozytopenie) Leukozyten $\downarrow$ ($\rightarrow$ Leukozytopenie) ($\rightarrow$ Agranulozytose) (Thrombosen) (Embolien)	
Neuro logische Symptome	Akkommodationsstörungen Schwindel Tremor Mydriasis Erniedrigung der Krampfschwelle (extrapyramidal-motorische Symptome) (Myoklonien)	Beta- rezeptoren- blocker
Psychische Symptome	Müdigkeit, Unruhe ($\rightarrow$ delirante Zustände) produktiv-psychotische Syndrome Hypomanie (?) Schlafstörungen	

(modifiziert nach Paioni u. a. In: Langer, G., H. Heimann [Hrgs.]: Psychopharmaka. Springer,
Wien–New York 1983)

- Die Kraftfahrtauglichkeit wird durch einige der modernen Antidepressiva nicht beeinträchtigt.

Vorsicht bei der Frage nach der Kraftfahrtauglichkeit! Das Autofahren kann durch die Krankheitssymptome beeinträchtigt sein!

- Offensichtlich ist die subjektive Verträglichkeit der neuen Antidepressiva bei gleicher klinischer Wirksamkeit besser, so daß sie von den Patienten recht gut toleriert werden (Compliance!).
- Gerade ältere, häufig multimorbide Patienten können behandelt werden, ohne sie, wie etwa durch eine Behandlung mit tri- und tetrazyklischen Antidepressiva, stärker zu gefährden (s. Tab. D.20).

Tabelle D.20: Besondere Therapierisiken der älteren (tri- und tetrazyklischen) Antidepressiva bei verschiedenen Krankheiten.

Erkrankung	Risiko	Vermeidbar durch:
Glaukom	Erhöhung des Augeninnendrucks bei Substanzen mit anticholinerger Wirkung	Messung des Augeninnendrucks; ggf. Verwendung von Substanzen ohne anticholinerge Wirkung
Prostatahypertrophie	Miktionsstörungen bis zur Harnsperre bei Substanzen mit anticholinerger Wirkung	Ausscheidungskontrolle; Verwendung von Substanzen ohne anticholinerge Eigenschaften
Obstipation	Verstärkung bis zum Ileus bei Substanzen mit anticholinerger Wirkung	Ausscheidungskontrolle bzw. Verordnung von Substanzen ohne anticholinergen Effekt
orthostatische Hypotonie	verstärkter Blutdruckabfall	Blutdruckmessung und Dosisanpassung oder Verwendung kreislaufneutraler Substanzen
Herzinsuffizienz	Verschlechterung der Kreislaufsituation	Verordnung kreislaufneutraler Substanzen
Reizbildungs- oder Reizleitungsstörungen	evtl. Verstärkung	EKG-Kontrolle; ggf. Verordnung kreislaufneutraler Substanzen
Epilepsie	Herabsetzung der Krampfschwelle	Dosisanpassung der antiepileptischen Basismedikation
hohes Alter	erhöhte Delirgefahr zusätzlich zu den oben genannten altersbedingten Störungen	Verwendung von Substanzen ohne anticholinerge Effekte oder sehr genaue Dosisanpassung

(aus: Matussek, N., H. Hippius: Tabulae Psychiatriae et Psychopharmacologicae. Aesopus, Wiesbaden 1984)

▶ Die neuen Antidepressiva werden die älteren Substanzen ganz
sicher nicht vollständig ersetzen können. Aber sie sind bezüglich
der Nebenwirkungsarmut und Arzneimittelsicherheit als ein Fortschritt anzusehen. (Siehe den Vergleich der Häufigkeit von modernen
und älteren Antidepressiva in der klinischen Praxis in Tabelle

**Tabelle D.21: Häufigkeit relevanter unerwünschter Wirkungen von Anti-
depressiva in der klinischen Praxis.**

	anticholinerge Wirkungen	Übelkeit, Erbrechen, Diarrhö	Sedierung
Amitriptylin	+++	0	+++
Amitriptylinoxid	++	0	+++
Citalopram	0	++	0
Clomipramin	++	+	+
Desipramin	+	0	0
Dibenzepin	+	0	+
Dosulepin	++	0	+++
Doxepin	+++	0	+++
Fluoxetin	0	++	0
Fluvoxamin	0	++	0
Hypericum	0	0	+
Imipramin	++	0	++
Lofepramin	+	0	+
Maprotilin	++	0	++
Mianserin	+	0	++
Mirtazapin	0	0	++
Moclobemid	0	0	0
Nefazodon	0	+	++
Nortriptylin	+	0	+
Paroxetin	0	++	0
Reboxetin	++	+	0
Sertralin	0	++	0
Tranylcypromin	0	0	0
Trazodon	0	+	++
Trimipramin	+++	0	+++
Venlafaxin	0	++	0
Viloxazin	0	0	0

+++ häufig bis regelmäßig; ++ mäßig häufig; + selten; 0 unerheblich

D.21.) Sie erweitern das therapeutische Repertoire im positiven Sinn.

▶ Besondere **Therapierisiken** der älteren tri- und tetrazyklischen Antidepressiva bei verschiedenen Krankheiten sind in Tabelle D.20 zusammengestellt.

Agitation Schlafstörungen	sexuelle Funktionsstörungen	orthostatische Hypotonie	Gewichtszunahme	EKG-Veränderungen
0	++	+++	+++	++
0	++	++	+++	++
++	++	0	0	0
+	++	++	++	++
++	+	+	+	+
+	+	+	+	+
0	++	+++	++	++
0	++	+++	++	++
++	++	0	0	0
++	++	0	0	0
0	?	?	?	0
++	+	++	++	++
++	+	+	+	++
0	+	++	++	+
0	0	++	++	0
0	0	+	++	0
+	0	0	0	0
0	0	+	+	0
+	+	+	+	++
++	++	0	0	0
0	++	+	0	0
++	++	0	0	0
++	0	+++	0	0
0	++	++	+	0
0	++	+++	+++	++
++	++	0	0	0
++	0	0	0	0

D

▶ Bei akuten **Intoxikationen** mit Antidepressiva: →B11.3.

Arzneimittelinteraktionen

▶ Interaktionen der Antidepressiva mit anderen Medikamenten sind bekannt. Eine Übersicht über mögliche Interaktionen findet sich im Anhang (→F2.4.3).

3.3.2 Durchführung der Behandlung mit Antidepressiva

▶ **Voruntersuchungen:** Anamneseerhebung (→C1), allgemein-körperliche und neurologische Untersuchung (→C2, C3) zum Ausschluß von Kontraindikationen (s. S. 217f.). Erhebung des psychischen Befundes (→C4), damit ein dem psychopathologischen Syndrom adäquates Präparat mit entsprechendem Wirkungsprofil (→D3.3.1) eingesetzt werden kann.

▶ **Vor Beginn der Behandlung:** aufklärendes Gespräch über Ziele und Ablauf der Therapie, Nebenwirkungen und Behandlungsrisiken.

▶ Die **Dosierung** beginnt bei ambulanter wie stationärer Behandlung im allgemeinen einschleichend und wird in etwa einer Woche bis zu den durchschnittlichen mittleren Tagesdosen gesteigert (→F2.3).

▶ Der **Behandlungseffekt,** der auch von der Entwicklung eines therapeutisch wirksamen Plasmaspiegels abhängt, und auch die **Verträglichkeit** sind individuell unterschiedlich, so daß die Tagesdosen für den jeweiligen Patienten verschieden hoch sein können.

▶ Individuelle **Anpassung der Dosierung,** dabei Wirkung und Nebenwirkungen gleichzeitig beachten.

▶ Bei **älteren Patienten** muß die durchschnittliche Tagesdosis etwa um die Hälfte niedriger als die normale Erwachsenendosis gewählt werden.

▶ **Behandlungsdauer** mit dem gewählten Präparat: mindestens 2–3 Wochen. Erst dann darf bei fehlendem Behandlungseffekt von der Unwirksamkeit des Präparates gesprochen werden.

Vorsicht: Im Rahmen einer ambulanten Behandlung Verordnung von älteren (tri- und tetrazyklischen) Antidepressiva nur in kleinsten Mengen (hohe Toxizität, häufige Suizidalität depressiver Patienten!).

▶ **Weiterführung der Behandlung,** bis sich die depressive Symptomatik zurückgebildet hat.

▶ Richtlinien für die **Auswahl eines Antidepressivums:**
  ● Art und Intensität der depressiven Symptomatik bestimmen die Auswahl eines Antidepressivums. Das „Wirkungsprofil" des Präparates sollte den „Zielsymptomen" entsprechen.
  ● Aufgrund des psychopathologischen Befundes (→C4) ist zu entscheiden, ob ein eher sedierend-anxiolytisch oder ein in dieser Hinsicht eher neutrales Präparat (s. Tab. D.18) verordnet wird.

▶ Grundsätzlich sollten **Schlafmittel** (z.B. Benzodiazepin-Hypnotika, →D3.1) als Zusatzmedikation nicht oder nur sehr zurückhaltend verordnet werden, weil die Schlafstörung in der Regel ein Symptom der Depression ist und mit einer erfolgreichen antidepressiven Behandlung zurückgeht.

▶ Ausgeprägte **Schlafstörungen** sollten z.B. mit sedierend wirkenden Antidepressiva (→D3.2.1) behandelt werden, deren Hauptdosis zur Nacht gegeben wird.

▶ Mit sog. **Tages-Tranquilizern** (Benzodiazepin-Präparate, →D3.1) sollte bei ängstlich-agitierten Patienten wegen des Risikos der Entwicklung einer süchtigen Fehlhaltung sehr restriktiv umgegangen werden. Sie sind nur in seltensten Fällen indiziert, und meistens ist der gleiche Effekt durch die Wahl des richtigen (sedierend-anxiolytischen) Antidepressivums zu erzielen.

▶ **Kontrolluntersuchungen während der Behandlung:** Wegen der dargestellten Nebenwirkungen und Risiken sollten während der Behandlung regelmäßige Kontrolluntersuchungen durchgeführt werden. Art und Umfang sind Tabelle D.22 zu entnehmen.

D

Achtung: Ist Beschwerdefreiheit eingetreten, darf das Medikament nicht sofort abgesetzt werden.

▶ In der Regel ist noch eine **Weiterführung der medikamentösen Behandlung** über einige Monate „zur Sicherung des Behandlungseffektes" als sog. Erhaltungstherapie zu empfehlen.
Mit großer Wahrscheinlichkeit ist im Laufe der Therapie die Dosis der älteren tri- und tetrazyklischen Antidepressiva, die in der akuten Behandlungsphase notwendig war, wegen der mit fortschreitender Besserung der Depression stärker in den Vordergrund tretenden Nebenwirkungen, schon reduziert worden. Ob diese dann noch den rückfallverhütenden Effekt haben, ist fraglich. Bei den modernen Antidepressiva (z.B. Tagonis®, Aurorix®) kann die initial antidepressiv wirksame Dosis wegen der relativen Nebenwirkungsarmut weitergegeben werden.

Tabelle D.22: Empfehlungen für Routineuntersuchungen unter Antidepressiva (arabische Zahl entspricht Anzahl der Kontrollen). Der empfohlene Umfang der notwendigen Routinekontrollen ist bisher nicht im einzelnen empirisch abgesichert. Alle Untersuchungen werden erstmals vor Verabreichung der Medikamente durchgeführt.

	Monate						Vierteljährlich	Halbjährlich
	1	2	3	4	5	6		
Blutbild (trizyklische Antidepressiva)	2	2	2	1	1	1	1	
Blutbild (andere Antidepressiva, außer Mianserin[a])	1						1	1
RR/Puls	1	1	1	1	1	1	1	
Harnstoff/Kreatinin		1					1	1
GOT, GPT, γ-GT (trizyklische Antidepressiva)	1	1	1			1	1	
GOT, GPT, γ-GT (andere Antidepressiva)	1						1	1
EKG (trizyklische Antidepressiva)	1						1[b]	1[b]
EKG (andere Antidepressiva)	1							
EEG	1							

[a] Für Mianserin empfehlen die Hersteller in den ersten Behandlungsmonaten wöchentliche Blutbildkontrollen.
[b] Kontrolle bei allen Patienten über 60 Jahre.
(aus: Benkert, O., H. Hippius: Psychiatrische Pharmakotherapie, 6. Aufl. Springer, Berlin–Heidelberg–New York 1996)

▶ Der sicherste Schutz vor einem Rückfall ist die Weiterverwendung des Antidepressivums in der Dosis, die bei der Akutbehandlung wirksam war.

▶ Ist beabsichtigt, das **Medikament endgültig abzusetzen,** sollte dieses innerhalb von zwei bis drei Wochen in zwei bis drei Reduzierungsschritten „ausschleichend" geschehen.

Tabelle D.23: Mögliche Ursachen für das Versagen einer medikamentösen antidepressiven Therapie (Pharmakotherapieresistenz).

Differentialdiagnose?

– psychogene Depression
– Depression im Rahmen einer schizophrenen Erkrankung
– pharmakogene Depression
– somatogene Depression
– Alkoholismus
– Medikamenten- und Drogenabusus

Inadäquate Behandlung?

– Dosierung (Höhe, Dauer)
– Auswahl des Psychopharmakons (Tranquilizer, Neuroleptikum, Antidepressivum)
– Antidepressivum, abgestimmt auf Erscheinungsbild der Depression
– Interaktionen mit anderen Substanzen (z. B. Antihypertonika, Antazida, orale Antikonzeptiva)

Compliance

– Information des Patienten über Nebenwirkungen, verzögerten Wirkungseintritt
– Information der Angehörigen
– Dosierung zu kompliziert

Psychologische und Persönlichkeitsmerkmale

– neurotische (hypochondrische, hysterische) Persönlichkeit
– Einbeziehung des Partners
– soziale Faktoren (Konflikte, sekundärer Krankheitsgewinn)

D

▶ Bei **Ausbleiben eines befriedigenden therapeutischen Effektes,** sog. Pharmakotherapieresistenz, ist zuerst zu überlegen, welche Gründe dafür vorliegen könnten (Tab. D.23).

▶ Soll mit einem Antidepressivum weiterbehandelt werden, sind die in Tabelle D.24 aufgeführten Behandlungsschritte vorzunehmen.

Achtung: Die Behandlung einer chronischen, therapieresistenten Depression muß von einem erfahrenen Psychiater durchgeführt werden!

▶ Zur **Verbesserung der Compliance** sollte der Patient
  • über die Diagnose und die Therapie sachlich aufgeklärt werden,
  • müssen regelmäßige Arztkontakte gewährleistet sein,
  • sollten die Dosierungsanweisungen so einfach wie möglich sein.

Tabelle D.24: Was ist zu tun, wenn ein Antidepressivum keine Wirkung zeigt?

Evtl. Dosissteigerung
Nach hinreichend langer Behandlungszeit von ca. drei Wochen:
– Medikament absetzen; häufig dadurch „therapeutischer Abbrucheffekt".
– Diagnose und Therapieindikation überprüfen.
– Ist Pharmakotherapie weiter indiziert, chemisch anders wirkendes Präparat wählen
  (s. Tab. D.17).
– Wenn bisher noch nicht getan: jetzt Wachtherapie (→D7) für eine halbe oder ganze
  Nacht durchführen.
– Wirkung des neuen Präparates geduldig abwarten.
– Wenn zweites Medikament auch keine Wirkung zeigt: Intervallbehandlung mit einem
  hochpotenten Neuroleptikum in niedriger Dosierung, das nach einigen Tagen oder
  wenigen Wochen wieder durch ein Antidepressivum ersetzt wird.

Der Patient muß dazu motiviert werden, gemeinsam mit einem Arzt
der „Manager" seiner eigenen Erkrankung zu sein.

Achtung: Bei eigener Ungeduld, Unsicherheit und keinem Fortschritt
der Therapie muß der Patient umgehend dem Psychiater überwiesen
werden!

Infusionstherapie mit Antidepressiva

▶ Grundsätzlich sollte eine orale Medikation der Antidepressiva erfolgen. Wird damit kein Erfolg erzielt, d.h., zeigt sich eine sog. Pharmakotherapieresistenz bei weiterhin gegebener Indikation für eine antidepressive Psychopharmakotherapie (s. S. 225), sollte die Möglichkeit
einer Infusionstherapie mit Antidepressiva erwogen werden.
Zur Zeit stehen die in Tabelle D.25 aufgeführten Präparate als infun-
dierbare Antidepressiva zur Verfügung.

▶ Die möglichen **Vorteile der antidepressiven Infusionstherapie** sind:
  ● pharmakokinetisch: bessere Resorption und Verteilung
  ● pharmakodynamisch: Wirkung der Muttersubstanz
  ● rascherer Wirkungseintritt, geringere Nebenwirkungen
  ● psychologisch: Wirkung des Infusionssettings

▶ Je nach Wirkungsqualität (→D3.3.1) des Antidepressivums sollte die
Infusion vormittags, tagsüber oder abends durchgeführt werden.

▶ Über die **Dauer der Infusionsbehandlung,** in der Regel 10 bis 15 Infu-
sionen, die Dosierungen, die möglichen Dosissteigerungen und den
Wechsel zu einer oralen Weiterführung der Medikation geben die Hersteller der jeweiligen Antidepressiva genauere Auskunft.

Tabelle D.25: Die zur Zeit in der Bundesrepublik Deutschland im Handel befindlichen infundierbaren Antidepressiva.

Internationaler Freiname	Handelsname
Amitriptylin	Laroxyl®, Saroten®
Clomipramin	Anafranil®
Dibenzepin	Noveril®
Doxepin	Aponal®
Maprotilin	Ludiomil®
Trazodon	Thombran®
Trimipramin	Stangyl®
Viloxazin	Vivalan®

Besonderheiten bei Monoaminooxidase-Hemmern (MAOH)

▶ Monoaminooxidase-Hemmer (MAO-Hemmer) dürfen wegen der großen Komplikationsgefahr grundsätzlich nicht mit anderen Antidepressiva, vor allem aber nicht mit serotoninaktiven Antidepressiva, kombiniert werden.

▶ Ausnahmen sind bei pharmakotherapieresistenten Depressionen (s. o.) nur in der Klinik und unter Aufsicht eines in diesen Fragen erfahrenen Psychiaters gestattet.

▶ Nach Einnahme des (letzten in Deutschland verfügbaren) irreversiblen, nicht selektiven MAOH Tranylcypromin (Jatrosom N®) ist die Gabe von anderen Antidepressiva zwei bis drei Wochen lang nicht erlaubt.

▶ Wann ein MAOH nach der Einnahme von anderen Antidepressiva verordnet werden kann, ist von deren Verweildauer im Körper (Eliminationszeit) abhängig. Siehe dazu die Fachinformationen über die einzelnen Antidepressiva.

▶ Tranylcypromin ist ein Antidepressivum der 3. Wahl. Zuerst sollte immer mit anderen Antidepressiva die Behandlung begonnen werden.

▶ **Indikationen:** wie bei anderen Antidepressiva (→D3.3.2).

▶ **Nebenwirkungen von Tranylcypromin:** Unruhezustände, Schlaflosigkeit, Schwindel, Kopfschmerzen, Hypotonie, aber auch hypertone Blutdruckkrisen (bei der Kombination mit sympathomimetisch wirkenden Substanzen).

▶ **Kontraindikationen:** Leber- und Nierenleiden.

▶ Gleichzeitig mit Tranylcypromin dürfen die in Tabelle D.26 genannten Speisen und Pharmaka nicht konsumiert bzw. angewendet werden.

D

Tabelle D.26: In Kombination mit alten Monoaminooxidase-Hemmern (z.B. Tranylcypromin) wegen Unverträglichkeit zu meidende Speisen und Pharmaka.

Speisen	Käse (besonders reifer und alter)
	Salzheringe
	Chianti-Wein, Bier, Hefehydrolysate
	Hühnerleber
	Saubohnen
	Fleischextrakte, fermentierte Wurst
	Joghurt, saure Sahne
	Trockenfrüchte
Pharmaka	opiathaltige Narkoanalgetika, Muskelrelaxanzien
	Barbiturate
	Amphetamine und andere Stimulanzien
	Ephedrin
	– DOPA
	– vasokonstriktorische Sympathikomimetika
	– chininhaltige Präparate
	Diuretika, Antihypertensiva
	Anticholinergika
	Insulin, orale Antidiabetika
	Neuroleptika (besonders Reserpin)
	trizyklische Antidepressiva

(nach: Benkert, O., H. Hippius: Psychiatrische Pharmakotherapie. 6. Aufl. Springer, Berlin–Heidelberg–New York 1996)

Achtung: Der Patient muß über die Risiken der Behandlung mit Tranylcypromin sehr gut aufgeklärt sein und nachbehandelnde Ärzte darüber informieren können!

▶ Der moderne selektive und reversible Hemmer der MAO vom Typ A, Moclobemid (Aurorix®), ist hinsichtlich möglicher Behandlungs- und Nebenwirkungsprobleme nicht so risikobehaftet wie Tranylcypromin.

▶ Nach Absetzen von Aurorix® klingt die MAO-Hemmung innerhalb von 24 Stunden ab.

▶ Die bei den irreversiblen MAOH unbedingt notwendigen speziellen Diätrestriktionen müssen nicht eingehalten werden.

▶ Ein Wechsel von Aurorix® auf ein trizyklisches Antidepressivum kann ohne Karenzzeit erfolgen. Bei serotoninaktiven Antidepressiva (SSRI) empfiehlt sich jedoch eine Wartezeit von einem Tag.

▶ Die Karenzzeit zwischen dem Absetzen eines Antidepressivums bis zur Gabe von Aurorix® ist von der Eliminationszeit des jeweiligen Antidepressivums abhängig (s. o.), bei den SSRI sollte mindestens 2 Wochen gewartet werden, bei Fluctin® mindestens 5 Wochen.

▶ Nebenwirkungen von Aurorix®: Gelegentlich zu Anfang leichte Übelkeit, selten Schlafstörungen, ängstliche Unruhe. Klinisch kaum relevante anticholinerge Nebenwirkungen.

▶ Kontraindikationen: schwere Leberschädigung.

Literatur

Bauer, M., A. Berghöfer /Hrsg.): Therapieresistente Depressionen. Aktueller Wissensstand und Leitlinien für die Behandlung in Klinik und Praxis. Springer, Berlin–Heidelberg–New York 1996.

Benkert, O., H. Hippius: Kompendium der Psychiatrischen Pharmakotherapie. Springer, Berlin–Heidelberg–New York 1998.

Benkert, O., H. Hippius: Psychiatrische Pharmakotherapie. 6. Aufl. Springer, Berlin–Heidelberg–New York 1996.

Grohmann, R., E. Rüther, L. G. Schmidt (Hrsg.): Unerwünschte Wirkungen von Psychopharmaka. Ergebnisse des AMÜP-Studie. Springer, Berlin–Heidelberg–New York 1994.

Laux, G.: Pharmakopsychiatrie. 2. Aufl. Fischer, Stuttgart–Jena–Lübeck 1997.

Laux, G., W. König, P. Baumann: Infusionstherapie bei Depressionen, Ein Leitfaden für Klinik und Praxis. 4. Aufl. Hippokrates, Stuttgart 1997.

Riederer, P., G. Laux, W. Pöldinger (Hrsg.): Neuropsychopharmaka. Ein Therapie-Handbuch. Bd. 3: Antidepressiva und Phasenprophylaktika. Springer, Wien–New York 1993.

Rudolf, G. A. E.: Zur Therapie depressiver Erkrankungen im höheren Lebensalter. Psycho 21 (1995) 108–121.

3.3.3 Die medikamentöse Rezidivprophylaxe bipolarer affektiver und rezidivierender depressiver Störungen

Allgemeines: Aus der Darstellung der Entstehung und Behandlung depressiver Erkrankungen werden Möglichkeiten wie auch Grenzen erkennbar, „der Krankheit zuvorzukommen" (Tölle). Primärprävention (Vermeiden der Entstehung von Erkrankungen) und Sekundärprävention (Vermeiden und Verringern von Verschlimmerungen der vorliegenden Störungen, d. h. die Therapie der Akuterkrankung) gehören zum selbstverständlichen Behandlungsrepertoire des Arztes.

Seit mehr als zwei Jahrzehnten gibt es die Möglichkeit zu einer **Rezidivprophylaxe affektiver Psychosen.** Wir sind heute in der Lage, durch eine medikamentöse Behandlung das Neuauftreten phasischer Depressionen (Melancholien) und Manien mit großer Wahrscheinlichkeit zu verhindern (Tertiärprävention).

▶ Nach dem heutigen Kenntnisstand können verschiedene Medikamente zur Rezidivprophylaxe affektiver phasischer Psychosen eingesetzt werden, das sind

- Lithiumsalze,
- Antidepressiva,
- Antikonvulsiva.

▶ Bisher zeigt die Anwendung von **Lithiumsalzen** die besten Ergebnisse.

▶ Indikationen für die Lithiumprophylaxe:
- Bei allen phasisch verlaufenden Affektpsychosen (sogenannte endogene Depressionen oder Melancholien, Manie, bipolaren Affektpsychosen, evtl. schizoaffektive Erkrankungen).
- Wenn einschließlich der aktuellen Phase innerhalb der letzten drei bis fünf Jahre zwei oder mehr Krankheitsphasen aufgetreten sind.
- Es muß immer eine Nutzen-Risiko-Abwägung erfolgen, bei der die persönliche Situation des Patienten sowie die Tatsache eine Rolle spielen sollten, daß eine Lithiumprophylaxe wohl über Jahrzehnte durchgeführt werden muß.
- Die Indikation zur Lithiumprophylaxe sollte grundsätzlich von einem erfahrenen Psychiater gestellt werden.

▶ Die **Überwachung der Lithiumprophylaxe** kann dann durch den Hausarzt in enger Zusammenarbeit mit dem Psychiater fortgeführt werden.

▶ Die **Kontraindikationen** sind in Tabelle D.27 zusammengestellt.

▶ Es sind die in Tabelle D.28 genannten **Präparate** zu empfehlen.

▶ Die möglichen **Nebenwirkungen** sind in Tabelle D.29 beschrieben.

▶ Nachdem Arzt und Patient sich zur Durchführung der Lithiumprophylaxe entschieden haben, sind die in Tabelle D.30 aufgeführten **Voruntersuchungen** durchzuführen.

▶ Die anzustrebenden **Serumspiegel** und ihre Grenzwerte sind in Tabelle D.31 zusammengestellt.

▶ Die **während der Therapie notwendigen Kontrolluntersuchungen** sind der Tabelle D.32 zu entnehmen.

▶ Ursachen von **Schwankungen des Lithium-Serumspiegels** können sein:
- unzuverlässige Tabletteneinnahme
- Veränderungen des zeitlichen Abstandes zwischen letzter Tabletteneinnahme und Blutentnahme
- Veränderungen der Lithiumresorption, z.B. durch Diarrhö
- Veränderung der renalen Lithiumausscheidung, z.B. durch Diuretika, natriumarme Diät, Dehydratation, interkurrente renale Erkrankung

Tabelle D.27: Kontraindikationen für eine Lithiumlangzeitbehandlung.

	Absolut	Relativ	Besondere Vorsicht bei
renal	akutes Nierenversagen	Störungen mit verminderter glomerulärer Filtration, tubuläre Störungen	
kardiovaskulär	akuter Myokardinfarkt	Herzrhythmusstörungen	(„sick sinus") arterielle Hypertonie
neurologisch		zerebelläre Störungen Myasthenia gravis	Zerebralsklerose, Demenz, Epilepsie, Morbus Parkinson
dermatologisch		Psoriasis	
endokrin		Hypothyreose Morbus Addison	
gynäkologisch		Schwangerschaft (1. Trimenon)	Schwangerschaft (2. und 3. Trimenon), Entbindung, Stillen
hämatologisch		myeloische Leukämie	
allgemein		natriumarme Diät Narkose/Operation	Diarrhö, Erbrechen, Fieber
Medikamente		Diuretika	Indometacin, Phenylbutazon, Muskelrelaxanzien, Anästhesie, Antikonvulsiva, Tetrazykline, Spectinomycin, Methyldopa, Herzglykoside, Neuroleptika

(aus: Müller-Oerlinghausen, B., W. Greil [Hrsg.]: Lithiumtherapie. 2. Aufl. Springer, Berlin–Heidelberg–New York 1997)

Tabelle D.28: Lithiumpräparate (Auswahl).

Handelsname®	Chemische Kurzbezeichnung	Salzgehalt (in mg)	Lithiumgehalt (mmol)	Tagesdosis* in mg des Salzes
Quilonum	Lithiumacetat	536	8,1	536–1608
Quilonum retard	Lithiumcarbonat	450	12,2	450– 900
Hypnorex retard	Lithiumcarbonat	400	10,8	400– 800
Lithium Duriles	Lithiumsulfat	330	6,0	660–1320

* Die Erhaltungsdosis muß nach dem erwünschten Serumspiegel grundsätzlich durch Lithium-Serumspiegelkontrollen individuell angepaßt werden.

Tabelle D.29: Unerwünschte Wirkungen von Lithiumsalzen.

Symptome	Bemerkungen/Therapie
neurologisch/psychiatrisch	
feinschlägiger Tremor der Finger	Häufig. Dosisreduktion. Änderung des Dosierungsschemas,
Müdigkeit	evtl. Betarezeptorenblocker.
Muskelschwäche	Eher bei Beginn der Lithiumtherapie.
mnestische Störungen (?)	
Rigor (?)	
Koordinationsstörungen	Hinweis auf oder Ausdruck einer drohenden oder
muskuläre Zuckungen	manifesten Lithiumintoxikation.
Dysarthrie	Lithium-Serumspiegelkontrollen!
zerebrale Anfälle	Dosisreduktion oder Absetzen von Lithium.
Verwirrtheit	Evtl. Therapie der Intoxikation.
Desorientiertheit	
Delir	
Bewußtseinstrübung	
gastrointestinal	
Übelkeit	Oft bei Beginn der Lithiumtherapie, Diarrhöen
Erbrechen	häufiger bei Lithium-Retardtabletten.
Bauchschmerzen	Diarrhöen und Erbrechen können Ausdruck einer
Diarrhö	Lithiumintoxikation sein.
kardiovaskulär	
EKG-Veränderungen:	Reversibel, ungefährlich.
T-Wellen-Abflachung,	
T-Wellen-Umkehr.	
Arrhythmien:	Sehr selten. Folge von Störungen der Reizbildung
Sinusknotensyndrom,	oder der Erregungsleitung. Eher bei vorbestehen-
ventrikuläre Extrasystolen	den Herzerkrankungen. Absetzen von Lithium.
AV-, Schenkelblock	Antiarrhythmika, Schrittmacherimplantation.
renal	
funktionell: Polyurie,	Reversibel, ungefährlich,
Polydipsie, verminderte	evtl. Dosisreduktion.
Konzentrationsleistung	Vorsicht bei Diuretikabehandlung (cave: Lithium-
(Durstversuch, DDAVP-Test)	überdosierung).
histologisch:	
interstitielle Fibrose	
Nephronatrophie	
Glomerulosklerose	
Elektrolyt- und Wasserhaushalt	
Gewichtszunahme	Häufig. Kalorienarme Diät bei normaler Kochsalzzufuhr.
Ödeme	Selten. Vorsicht bei Gabe von Diuretika!

Tabelle D.29: Unerwünschte Wirkungen von Lithiumsalzen (Fortsetzung).

Symptome	Bemerkungen/Therapie
endokrin	
Struma	Häufig. Hormonsubstitution.
TSH-Anstieg im TRH-Test	Strumigen! Evtl. Hormonsubstitution.
Hypothyreose (?)	Selten.
Potenz-, Libidostörung (?)	
Hyperparathyreoidismus mit	Vereinzelt beschrieben.
Hyperkalzämie	
hämatologisch	
Leukozytose	Häufig. Reversibel, ungefährlich.
dermatologisch	
Akne	
Haarausfall (?)	
Psoriasis	Exazerbation einer Psoriasis möglich.
	Psoriasis: relative Kontraindikation.

(aus: Müller-Oerlinghausen, B., W. Greil [Hrsg.]: Lithiumtherapie. 2. Aufl. Springer, Berlin–Heidelberg–New York 1997)

Tabelle D.30: Untersuchungen vor der Lithiumtherapie.

Psychiatrische und somatische Anamnese
Internistisch-neurologische Untersuchung
Medikamentenanamnese
Labor
– Kreatinin im Serum
– Urinstatus
– T_3, T_4, TSH
– Elektrolyte: Natrium, Kalium im Serum
– Blutbild
– Blutglukose
EKG
EEG

▶ Über das **praktische Vorgehen bei der Lithiumeinstellung** gibt Tabelle D.33 eine allgemeine Übersicht.

▶ Maßnahmen bei der **Lithiumintoxikation:** →A12.4

▶ Ein **prophylaktischer Effekt** ist nach ca. 6 Monaten kontinuierlicher Einnahme von Lithium zu erwarten. So lange sollte das kurativ wirksame Antidepressivum parallel zum Lithium in der therapeutisch wirksam gewesenen Dosis eingenommen werden.

Tabelle D.31: Grenzwerte für Lithium-Serumspiegel und übliche Kontrollintervalle.

Lithium-Serumspiegel (mmol/l)	
im allgemeinen	0,6–0,8
selten nötig	bis 1,2
Intoxikation	ab 2,0
Lebensgefahr	ab 3,5

Kontrollintervalle des Lithium-Serumspiegels

anfangs wöchentlich
später 6–8wöchentlich
engmaschige Kontrolle bei
– Unzuverlässigkeit des Patienten
– veränderter Natriumbilanz
– post partum

(aus: Müller-Oerlinghausen. B., W. Greil [Hrsg.]: Lithiumtherapie. 2. Aufl. Springer, Berlin–Heidelberg–New York 1997)

▶ **Dauer der Lithiumbehandlung:** über Jahre. Es sind immer wieder Rückfälle nach zuvor jahrelang durchgeführter Lithiumprophylaxe mit Symptomfreiheit beobachtet worden, wenn die Lithiumprophylaxe beendet wurde.

Ohne die aktive Mitarbeit des Patienten ist eine erfolgreiche Lithiumprophylaxe nicht durchzuführen. Der Patient muß dazu motiviert werden, gemeinsam mit seinem Arzt der „Manager" seiner eigenen Erkrankung zu sein!

Tabelle D.32: Untersuchungen während der Lithiumtherapie.

Fragen nach Nebenwirkungen (Tremor, Polyurie, Polydipsie, Gewichtszunahme)
Halsumfang messen (Struma?)
Labor

– Lithium-Serumspiegelkontrollen	
bei Einstellung:	wöchentlich (in den ersten 6 Wochen)
später:	im Abstand von 1–3 Monaten
– Kreatinin im Serum:	im Abstand von 6–12 Monaten
– T_3, T_4, TSH:	jährlich, besser zweimal pro Jahr
– Blutbild:	jährlich, besser zweimal pro Jahr
EKG	jährlich
EEG	gelegentlich

Alle Untersuchungen sind **sofort** bei interkurrenten Erkrankungen durchzuführen!

Tabelle D.33: Praktisches Vorgehen bei der Lithiumeinstellung* (Übersicht).

Behandlungsschritte	Bemerkungen
vor der Lithiumeinstellung (in der Remissionsphase oder im symptomfreien Intervall):	
Allgemeine medizinische Untersuchung (speziell der Nieren, der Schilddrüse), Instruktion und Motivierung des Patienten	Relative Kontraindikationen: Nieren-, Schilddrüsen- und Herzerkrankungen, geplante Schwangerschaft. Während der Lithiumbehandlung keine kochsalzarme oder -freie Diät!
1. Tag: Behandlungsbeginn mit niedrigen Tagesdosen, z.B. 5 bis 10 mmol (½ bis 1 Retard-Tablette) am Abend	Aus praktischen Gründen am besten sofort mit Retard-Präparaten (Hypnorex® retard, Quilonum® retard) beginnen, dadurch Vereinfachung der Einnahme für den Patienten
7., 14., 21., 28., 35., 42. Tag: Morgendliche Lithiumbestimmung im Serum. Blutentnahme 12 Stunden nach der letzten Lithiumeinnahme. Langsame Dosissteigerung, bis Serumspiegel von 0,6 bis 0,8 mmol/l erreicht ist. Dosissteigerung schrittweise, ca. ½ Tablette alle 3 Tage. Lithiumbestimmung im Serum. Gespräch mit dem Patienten über eventuell unangenehme Begleiterscheinungen	Dosissteigerung muß einschleichend weitergehen. Eventuell auftretende Nebenwirkungen müssen beobachtet und mit dem Patienten besprochen werden. Keine einmalige Gabe der gesamten Tagesdosis!
später: Lithiumkontrollen in Abständen von 4 bis 6 Wochen, höchstens 8 Wochen. Zu achten ist auf Gewichtsveränderungen, Durstzunahme usw. Lithiumkontrolle unbedingt sofort notwendig bei interkurrenten fieberhaften Infekten, Störungen der Nierenfunktion, Auftreten von Depression oder Manie	Gegebenenfalls den Lithiumspiegel erneut an den prophylaktisch wirksamen Spiegel anpassen. Anzustreben ist ein möglichst optimaler Schutz bei einem Minimum von Nebenwirkungen. Der Lithiumspiegel sollte einen Wert von 1,3 mmol/l nie überschreiten. Die Lithiumkontrollen sollten entsprechend der Zuverlässigkeit des Patienten variabel gestaltet werden.

* Siehe auch Hinweise der Hersteller in den wissenschaftlichen Informationen zu den einzelnen Präparaten.

Alternativen zur Lithiumprophylaxe

▶ **Dauerbehandlung** unipolar verlaufender depressiver Erkrankungen **mit Antidepressiva.** Die Dosierung sollte der entsprechen, die nach dem Rückgang der Depressionssymptome „zur Sicherung des Behandlungserfolges" weitergegeben wird (→D3.3.2).

▶ An den Einsatz von Antidepressiva sollte bei unipolar depressiv Erkrankten immer dann gedacht werden, wenn Kontraindikationen für die Lithiumprophylaxe gegeben sind.

▶ In den letzten Jahren hat sich gezeigt, daß durch die regelmäßige Einnahme von **Carbamazepin** (Tegretal®, Timonil®) eine ähnliche prophylaktische Wirkung zu erzielen ist wie durch Lithium. Das gilt für bipolare Affektpsychosen.

▶ Carbamazepin hat eine sowohl antimanische als auch phasenprophylaktische Wirkung bei manisch-depressiven Erkrankungen.

▶ An den Einsatz von Carbamazepin ist bei Patienten zu denken, die auf die Einnahme von Lithiumsalzen nicht oder nicht ausreichend reagieren, insbesondere Patienten mit bipolaren Affektpsychosen.

▶ Es kann dann zuerst versucht werden, Lithiumsalze mit Carbamazepin zu kombinieren.

▶ Tritt ein Prophylaxeeffekt ein, ist eine vorsichtige Reduzierung der Lithiummedikation angezeigt.

▶ Während dieser Zeit muß der Patient intensiv beobachtet werden, so daß die Lithiumdosis bei erneutem Auftreten der Krankheitssymptome sofort wieder angehoben werden kann und ggf. sofort eine kurative antidepressive Behandlung mit Antidepressiva eingeleitet wird.

▶ Eine weitere Indikation für die Anwendung von Carbamazepin ist dann gegeben, wenn Kontraindikationen für die Anwendung von Lithiumsalzen bestehen.

Literatur

Finzen, A.: Carbamazepin bei der Behandlung der Manie und der Rückfallprophylaxe manisch-depressiver Erkrankungen. Psychiat. Prax. 18 (1991) 1–8.

Greil, W., N. Sassim, C. Ströbel: Die manisch-depressive Krankheit: Therapie mit Carbamazepin. Thieme, Stuttgart–New York 1994.

Müller-Oerlinghausen, B., W. Greil (Hrsg.): Die Lithiumtherapie. Nutzen, Risiken, Alternativen. 2. Aufl. Springer, Berlin–Heidelberg–New York 1997.

Riederer, P., G. Laux, W. Pöldinger (Hrsg.): Neuropsychopharmaka. Ein Therapie-Handbuch. Bd. 3: Antidepressiva und Phasenprophylaktika. Springer, Wien–New York 1993.

Rudolf, G. A. E.: Die Therapie mit Lithiumsalzen. Ein Kompendium für die Praxis. 2. Aufl. Deutscher Universitäts-Verlag, Wiesbaden 1998.

Schou, M.: Lithium-Behandlung der manisch-depressiven Krankheit. Information für Arzt und Patienten, 3. Aufl. Thieme, Stuttgart–New York 1991.

4 Wachtherapie (therapeutischer Schlafentzug)

Allgemeines: Der Schlafentzug für eine halbe Nacht (2. Nachthälfte) ist einfach anzuwenden und im Vergleich mit anderen Behandlungsverfahren vor allem besonders risikolos. Unmittelbar nach dem Schlafentzug wird sehr oft ein signifikanter therapeutischer Effekt beobachtet, dessen Dauer jedoch unterschiedlich ist.

Die Wachtherapie wird i.d.R. stationär, aber auch ambulant in der Klinik, nicht so gut in der eigenen Wohnung durchgeführt, weil Familienangehörigen kaum zuzumuten ist, mit dem Kranken wach zu bleiben.

▶ Verordneter Schlafentzug führt nahezu regelmäßig zu einer Symptomreduktion.

Indikationsbereich: sogenannte endogene Depressionen (Melancholien, depressive Affektpsychosen), reaktiv-neurotische Depressionen mit ausgeprägten Vitalstörungen, schizoaffektive (depressiv gefärbte) Psychosen, schwere melancholiforme Depressionen im Verlauf schizophrener Psychosen.

Behandlungseffekte

▶ Die Besserung beginnt meist in den frühen Morgenstunden, auch im Laufe des folgenden Tages, seltener später.

▶ Die Symptomreduktion beträgt im Mittel im Vergleich zum Vortag 20–35%.

▶ Nur bei 10–20% der Patienten zeigt die Wachtherapie keine Wirkung.

▶ Sehr selten wird die Symptomatik völlig beseitigt sein.

▶ Die Wiederholung der Schlafentzüge etwa in Wochenabständen hat sich bewährt. Es werden dann über einen längeren Zeitraum die besten Effekte erzielt, wenn der Schlafentzug mit einer antidepressiven Psychopharmakotherapie kombiniert wird.

Kontraindikationen: keine, außer evtl. vorhandene körperliche Erkrankungen.

Nebenwirkungen, Risiken, Komplikationen

▶ Unbedenklich: vegetative Befindensstörungen (in den frühen Morgenstunden der durchwachten Nacht), Müdigkeitsgefühl am Nachtag.

▶ Extrem selten: (Hypo-)Manie bei bipolaren Affektpsychosen, Provokation psychotischer Zustände (bei schizophrenen Psychosen), Krampfanfälle (bei zuvor nicht bekannter Epilepsie oder erhöhter Krampfbereitschaft z. B. nach Suchtmittelentzug).

Praktische Durchführung

▶ Der Patient muß dazu motiviert werden, den Schlafentzug, d. h. das Wachbleiben für eine (ganze oder) halbe Nacht, mitzumachen.

▶ Der „partielle" Schlafentzug (das Wachbleiben in der zweiten Nachthälfte mit Wecken um 1.30 Uhr) wird von den Patienten eher akzeptiert als der „totale" Schlafentzug. Wachen in der ersten Nachthälfte ist weniger effektiv.

▶ Das Wachen fällt dem Patienten leichter, als er zuvor annimmt, auch leichter als Gesunden.

▶ Die Behandlung mit Antidepressiva sollte weitergeführt werden, jedoch: Weglassen der Medikation (Antidepressivum, Schlafmittel) am Tag vor dem Schlafentzug.

▶ Während der Wachzeit, die in der Klinik in der Regel mit mehreren Patienten verbracht wird, hat sich Beschäftigung (Gesellschaftsspiele, Gymnastik, Spazierengehen, das Einnehmen von kleinen Mahlzeiten u. a.) bewährt.

▶ Den folgenden Tag soll der Patient wie üblich verbringen. Er sollte den Tag über nicht schlafen (auch kein kleines „Nickerchen" machen) und am Abend zu gewohnter Zeit zu Bett gehen.

▶ Der Schlafentzug kann nach etwa einer Woche wiederholt werden.

Literatur

Kasper, S., H.-J. Möller (Hrsg.): Therapeutischer Schlafentzug. Klinik und Wirkmechanismen. Springer, Wien–New York 1996.
Kuhs, H., R. Tölle: Schlafentzug (Wachtherapie) als Antidepressivum, Fortschr. Neurol. Psychiat. 54 (1986) 341–355.
Rudolf, G. A. E., B. Schilgen, R. Tölle: Antidepressive Behandlung mittels Schlafentzug. Nervenarzt 48 (1978) 1–11.

5   Unterschwellige Hypoglykämie-Behandlung

Synonyma: „kleine Insulinkur", Subkomabehandlung.
Allgemeines: Im Gegensatz zur Insulinkoma-Behandlung aus der Zeit vor Einführung der Psychopharmakotherapie, die heute entbehrlich ist, wird bei der „kleinen Insulinkur" mit nur kleinen Dosen von Insulin ge-

arbeitet und damit ein hypoglykämisches Koma vermieden. Diese Behandlungsmethode ist ein zur Zeit nur noch in wenigen Kliniken angewendetes, bei körperlich gesunden Patienten risikoloses, jedoch effektives Verfahren. Eine wesentliche Besserung ist bei $^3/_4$ der so behandelten therapieresistenten Störungen erkennbar.

Indikationen: therapieresistente Depressionen und schizophrene Erkrankungen, aber auch schwere vegetative Erschöpfungs- und Versagenszustände.

Kontraindikationen: Diabetes mellitus, schwere kardiopulmonale Vorerkrankungen, schwere Leberschäden, erheblich gestörte Nahrungsaufnahme.

Praktische Durchführung

▶ Ausschluß körperlicher Erkrankungen.

▶ Vorher Erstellen eines Blutzucker-Tagesprofils (nur im Bedarfsfall oraler Glukose-Belastungstest), allgemeines Screening der Labor-Standardparameter.

▶ Aufklärung des Patienten über die Wirkungsweise, die möglichen Nebenwirkungen und Risiken der Insulinbehandlung und Einwilligung des Patienten.

▶ Am Abend vor der Behandlung nach 20.00 Uhr keine kalorienhaltigen Nahrungsmittel oder Getränke.

▶ Am Morgen gegen 7.00 Uhr, nach Blutdruck- und Pulskontrolle, Gabe von 4–8 I.E. Alt-Human-Insulin i.m., an den folgenden Tagen oder jeden 2. Tag Dosissteigerung um 2–4 I.E. Der Patient bleibt im Bett. Maximale Dosis während der Behandlung bis auf maximal 80 I.E. Alt-Human-Insulin pro Tag.

▶ Die Dosissteigerung ist abhängig vom Befinden des Patienten. Angestrebt wird eine leichte Hypoglykämie mit erkennbarem Schwitzen u.a. leichten vegetativen Symptomen und einer gewissen Müdigkeit.

▶ Ständige Gegenwart einer Pflegekraft oder eines Arztes, die mit dem Patienten sprechen und regelmäßig Blutdruck und Puls kontrollieren und dokumentieren, gleichzeitig auch die übrigen Reaktionen des Patienten (z.B. Schwitzen, Blässe, Kopfröte, Herzklopfen, Heißhunger, Müdigkeit, motorische Reaktionen u.a.) registrieren. Einschlafen des Patienten sollte vermieden werden, da er seine körperliche Reaktionen miterleben soll.

Wegen des Risikos des Auftretens eines hypoglykämischen Komas sollten immer Glukose zur i.v. Injektion und Glucagon (i.m.) bereitliegen.

▶ Bei starker Müdigkeit oder beginnender Somnolenz wird die Behandlung vorzeitig abgebrochen (s. u.)

▶ Der jeweilige hypoglykämische Zustand sollte 1 bis $1^{1}/_{2}$ Stunden andauern.

▶ Dauer der Hypoglykämiebehandlung: 4–6 Wochen.

▶ Zur Beendigung des hypoglykämischen Zustandes Trinken von Glukoselösung (1 Teelöffel pro 4 I.E. Insulin), Einnahme eines reichlichen Frühstücks. Danach erneut RR- und Pulskontrollen und bei Wohlbefinden langsames Aufstehen und Verrichtung des üblichen Tagesablaufs.

▶ Für den Fall einer hypoglykämischen Nachschwankung (z. B. bei Sport oder starker körperlicher Belastung) sollte der Patient stets ein Stück Traubenzucker bei sich tragen. Auf ein ausreichendes Mittagessen ist zu achten.

Mögliche Nebenwirkungen: Gewichtszunahme, hypoglykämisches Koma.

Wirkungsweise: nicht näher definierte vegetative und psychische Umstellung, das Erleben der Insulinwirkung, die pflegerische und ärztliche Zuwendung, die psychotherapeutische Betreuung während der geförderten Regression.

Literatur

Ruhwinkel, B., R. Tölle: Die „kleine" Insulinbehandlung bei therapieresistenten schizophrenen Störungen. Nervenarzt 65 (1994) 769–773.
Ruhwinkel, B., R. Tölle: Die „kleine" Insulinbehandlung bei therapieresistenten Depressionen. Psychiat. Prax. 22 (1995) 64–67.

6　Elektrokrampftherapie

Allgemeines: Die Elektrokrampftherapie (EKT) ist ein in der Psychiatrie seit 1938 praktiziertes Behandlungsverfahren. Es handelt sich um eine aus therapeutischen Gründen durchgeführte elektrische Auslösung eines generalisierten Krampfanfalls. Die Wirkungsmechanismen sind – ähnlich wie bei Antidepressiva und Neuroleptika – nicht vollständig geklärt.
In einer Situation therapeutischer Hilflosigkeit in den Jahren vor der Einführung der Psychopharmakotherapie ist die Elektrokrampfbehandlung durch zu häufige und – aus heutiger Sicht – nicht immer richtig indizierter Anwendung in Mißkredit geraten. Dennoch bleibt sie bis heute ein Behandlungsverfahren bei bestimmten (vitalen) Indikationen, auf das nicht verzichtet werden kann.

Die EKT ist ein effektives und anspruchsvolles Behandlungsverfahren, dessen Anwendungssicherheit in den letzten Jahren entscheidend verbessert werden konnte. Dabei ist die EKT bei strenger Indikationsstellung verschiedenen Formen der Pharmakotherapie in bezug auf die Erfolgsquoten zumindest ebenbürtig, in einigen klinischen Situationen überlegen, in manchen Situationen ist sie sogar lebensrettend.

▶ Die **Indikationen** zur EKT sind der Tabelle D.34 zu entnehmen.
 ● Bei gegebenen fraglichen Kontraindikationen muß die Indikation für eine EKT gemeinsam mit Internisten und Anästhesisten unter sorgfältiger Nutzen-Risiko-Abwägung gestellt werden.
 ● Höheres Lebensalter, ein Herzschrittmacher oder eine Gravidität sind **keine** Kontraindikationen.

▶ **Kontraindikationen**
 ● Erhöhter Hirndruck.
 ● Schwere allgemein-körperliche Erkrankungen (Herz-, Kreislauf-, hormonal bedingte Erkrankungen usw.).

Tabelle D.34: Indikation zur Elektrokrampftherapie (EKT)*

Die Indikation zur EKT als Behandlung der ersten Wahl besteht,

▶ wenn ein besonders rascher Therapieerfolg notwendig ist
▶ bei schon bekannter Pharmakoresistenz
▶ bei Unverträglichkeit der Pharmakotherapie (z. B. Gravidität, 1. Trimenon)
▶ bei dem ausdrücklichen Wunsch des Patienten

Insbesondere bei
▶ akut (lebensbedrohlicher) perniziöser Katatonie bei Schizophrenien
▶ schwerster (ggf. wahnhafter) Melancholie (endogene Depression): Stupor, Suizidalität, Nahrungsverweigerung, körperliche Erschöpfung
▶ schwerster manischer Episode

Eine Indikation zur EKT als Behandlung der zweiten Wahl besteht,

▶ wenn eine adäquate Pharmakotherapie bei den benannten Psychosen keine oder keine ausreichende Verbesserung erbrachte (Therapieresistenz)
▶ wenn gravierende Nebenwirkungen eine Fortsetzung der Pharmakotherapie unmöglich machen

Insbesondere bei:
▶ Melancholie, Manie, akuter schizophrener Psychose

* modifiziert nach den Empfehlungen der American Psychiatric Association (APA)

(aus: Folkerts, H.: Elektrokrampftherapie. „Schocktherapie" oder ein differenziertes Behandlungsverfahren? Dt. Ärztebl. 92 [1995] A-358–364)

▶ **Behandlungsrisiken**
- Die Elektrokrampftherapie hat als wesentliches Risiko nur noch das übliche Narkoserisiko. Durch moderne Technik (des Gerätes und unilateraler Elektrodenplazierung) ist das Nebenwirkungsrisiko wesentlich verringert worden. Bei Abwägung des Behandlungsrisikos ist zu bedenken: Hochdosierte medikamentöse Therapien sind ebenso risikobehaftet (→D3).

▶ **Begleiteffekte (Nebenwirkungen)**
- Nach der Behandlung evtl. vorübergehende Desorientiertheit, Schläfrigkeit, Kopfschmerzen.
- Bei einem Teil der Patienten: leichte Gedächtnisstörungen, die spätestens nach einigen Tagen oder wenigen Wochen zurückgegangen sind.
- Sehr selten retrograde oder anterograde Amnesie.

▶ **Praktische Durchführung**
- Strengste **Indikationsstellung** (s. o.).
- **Aufklärung** des Patienten über Zweck, Art und Umfang der Behandlung und Einholung seiner Einwilligung (→E1) in Gegenwart eines Zeugen (Eintragung darüber im Krankenblatt!). Bei krankheitsbedingtem Unvermögen des Patienten, zu der empfohlenen Behandlung Stellung zu nehmen bzw. in sie einzuwilligen, kann eine Betreuung (→E3) eingerichtet werden. Nur bei akut lebensbedrohlichen Zuständen darf eine EKT sofort durchgeführt werden (→E1, S. •••).
- **Voruntersuchungen:** allgemein-körperliche (→C2) und neurologische (→C3) Untersuchung, Blutdruck, Pulsfrequenz, EKG, Röntgen: Thorax, HWS, BWS, Labor: Blutstatus, Elektrolyte, Leberwerte, Blutzucker, harnpflichtige Substanzen, Augenhintergrund (Stauungspapille?), orientierender Zahnstatus, Feststellung der Händigkeit.
- **Vorangegangene oder laufende Behandlung:** Bei hochdosierter neuroleptischer (→D3.2) oder antidepressiver (→D3.3) Behandlung ist eine kurze Pause der medikamentösen Behandlung (1–2 Tage) einzuhalten.
- **Narkose:**
  - Nur von Anästhesisten durchführen lassen!
  - Nüchternheit seit mindestens 6 Stunden vor Durchführung der Narkose.
  - Prämedikation: unmittelbar vor der Behandlung 0,5 mg Atropin i. v.
  - Durchführung der Kurznarkose durch Anästhesisten, Muskelrelaxierung, Beatmung mit reinem Sauerstoff. EKG-Monitorkontrolle.
  - Einführung eines Zungengrundtubus.

– Einführung eines Gummikeils zwischen die Zähne (**cave:** Zungenverletzungen und Zungenbiß während des Krampfes!).

● **Durchführung der Elektrokrampftherapie:**
– Schon vor der Behandlung muß die Funktionsfähigkeit des Gerätes geprüft werden!
– Die EKT sollte mit einem modernen Gerät mit Kurzpulstechnik durchgeführt werden. Die Sinuswellentechnik der älteren Geräte ist überholt!
– Die Zeitdauer von Stromdurchfluß und die Stromstärke sollten so eingeteilt sein, daß die Krampfdauer motorisch 25 Sekunden, die Krampfaktivität im EEG 30 Sekunden erreicht. Das kann bei modernen Geräten durch EEG- und Oberflächen-EMG-Monitoring kontrolliert werden.
– Elektrodenplazierung: unilateral, auf der nicht dominanten Hirnseite (temporal und parietal, je nach Händigkeit, s. o.).
– Auslösen des Stromflusses: Stromfluß nicht unbedingt über die volle eingestellte Zeit belassen, sondern nur so lange, bis deutliche periphere Krampfreaktionen zu erkennen sind.

● **Nach der Behandlung:**
– Präsenz des Anästhesisten und des Psychiaters, bis der Patient wieder ansprechbar ist.
– Danach mindestens für 1 Stunde Überwachung des Patienten durch Schwester/Pfleger (Sitzwache!)
– Erste Nahrungsaufnahme nach frühestens 2 Stunden.

Literatur

Abrams, R.: Electroconvulsive Therapy. 2nd ed. Oxford University Press, Oxford–New York 1992.
American Psychiatric Association: The Practice of Elektroconvulsive Therapy: Recommendations for Treatment, Training, and Privileging. A Task Force Report of the American Psychiatric Association, Washington 1990.
Fink, M.: Convulsive Therapy. Theory and Practice. Raven Press, New York 1979.
Folkerts, H.: Elektrokrampftherapie. „Schocktherapie" oder ein differenziertes Behandlungsverfahren? Dt. Ärztebl. 92 (1995) A-358–364.
Folkerts, H.: Elektrokrampftherapie. Ein praktischer Leitfaden für die Klinik. Enke, Stuttgart 1997.

7 Physiotherapie (physikalische Therapie)

▶ **Indikationsbereiche:** alle psychiatrischen Erkrankungen in ambulanter und stationärer Behandlung. Zu bedenken ist, daß physiotherapeutische Verfahren auch in der akuten Erkrankungsphase angewendet werden können.

Im ambulanten Bereich wird von den Möglichkeiten der Physiotherapie zuwenig Gebrauch gemacht.

▶ **Zielsetzung:** körperliche Aktivierung und Erholung, vegetative Regulierung, psychosomatische Roborierung, Förderung der Selbstwahrnehmung des eigenen Organismus, Selbstbestätigung durch körperliche Leistungen, Ermutigung zur Betätigung in Gruppen, Regulierung der Lebensweise usw.

▶ **Methoden:** Kneippsche Anwendungen, medizinische Bäder, Massagen, Schwimmen, Sport und Gymnastik (einzeln und in Gruppen), Mototherapie, Wandern, Radfahren usw.

Literatur

Maurer, Y.: Physikalische Therapie in der Psychiatrie: ein Weg zur psychischen Gesundheit. Huber, Bern–Stuttgart–Toronto 1979.
Wilda-Kiesel, A. (Hrsg.): Neurologie/Psychiatrie. Kompaktlehrbuch Physiotherapie. Ullstein Medical, Berlin 1998.

8   Soziotherapie

Allgemeines: Die psychiatrische Soziotherapie ist darum bemüht, gemeinsam mit dem Patienten die zwischenmenschlichen Beziehungen zu ordnen, Probleme im sozialen Umfeld aufzugreifen und zu lösen. Sie soll korrigierend und prophylaktisch wirksam sein. Im weiteren Sinn gehören die Beschäftigungs- und Arbeitstherapie (→D6) und die Milieugestaltung im Krankenhaus ebenfalls zur Soziotherapie. Soziotherapie bemüht sich um Rehabilitation des Erkrankten in seinem alltäglichen Leben.

▶ **Indikationsbereiche:** alle psychiatrischen Erkrankungen in ambulanter und stationärer Behandlung.

▶ **Praktisches Vorgehen**
  ● Soweit die therapeutischen Maßnahmen (beratende Psychotherapie →D1, Kontakte mit Angehörigen usw.) des Arztes nicht schon ausreichen und größere Aufgaben zur Ordnung sozialer Probleme anstehen, sollte ein psychiatrisch ausgebildeter Sozialarbeiter (oder Sozialpädagoge) diese Arbeiten durchführen.
  ● In Zusammenarbeit von Patienten, Arzt und Sozialarbeiter werden Behördenangelegenheiten, sozialrechtliche Angelegenheiten (Versi-

cherungs- und Rentenfragen), Wohnungs- und Arbeitsplatzprobleme bearbeitet, Familien besucht und beraten, Freizeitbetätigungen vermittelt usw.

- Weiterhin werden Rehabilitationsmaßnahmen organisiert, der Patient wird bei der Wiedereingliederung in sein soziales Umfeld beraten und langfristig betreut.

Vorsicht hinsichtlich einer möglichen Überforderung des nicht voll leistungsfähigen Patienten durch die Soziotherapie!

9 Ergotherapie (Beschäftigungs- und Arbeitstherapie)

Beschäftigungstherapie

▶ Beschäftigungstherapie in der Psychiatrie ist handfestes Tun, aber auch musisch-kreative, kommunikative, aktivierende Ergotherapie.

▶ Die Beschäftigungstherapie zielt weniger auf Leistung und die Herstellung eines bestimmten Produktes als auf eine sinnvolle Betätigung, sie kann im Sinne einer Gestaltungstherapie mehr kreativ-schöpferisch oder im Sinne einer Werktherapie mehr handwerklich orientiert sein.

▶ Die Betätigungen reichen konkret von leichtem Handarbeiten, Basteln, Kochen usw. über kunstgewerbliche Betätigungen bis zum künstlerischen Gestalten, also in die Randbereiche der Kunst- und Maltherapie (→D10).

▶ **Therapieziele:** Primäres Ziel ist, den Erkrankten von den Symptomen und seinem krankheitsbedingt reduzierten Verhalten wieder zu einem seinem Alltag ähnlichen Umgehen mit seiner Umwelt zu führen. Dadurch erfährt der Kranke Selbstbestätigung, die ihn im Verlauf seiner Genesung stützt und ruhende Kräfte mobilisiert.
Weiterhin Wiedergewinn der Freude an eigener Tätigkeit, systematische Beschäftigung mit einer Sache, einem Gegenstand, Förderung von Konzentration und Aufmerksamkeit, Entwicklung eigener kreativer Impulse und Initiativen, Förderung und Erleichterung von Kommunikation über die Beschäftigung mit einem Gegenstand oder in einer Arbeitsgruppe.

▶ **Indikationsbereiche:** alle psychiatrischen Erkrankungen, auch in der akuten Krankheitsphase.

Arbeitstherapie

▶ Arbeitstherapie verwendet Arbeit als therapeutisches Instrument. Sie ist eine funktionell übende, strukturierende Ergotherapie, einschließ-

D

lich Belastungserprobung, die sich an den Maßstäben von Leistung, Belastung, Bewertung und Belohnung orientiert.

▶ Die anzubietende Arbeit unterscheidet sich in nichts von der im normalen Arbeitsleben, ist lediglich hinsichtlich der durch sie an den Patienten gestellten Anforderungen dem aktuellen Leistungsvermögen angepaßt.

▶ Es handelt sich bei der Arbeit nicht um eine spielerische, zeitausfüllende Betätigung, sondern um konkrete Betätigungen in handwerklichen, landwirtschaftlichen, industriellen, bürotechnischen u.a. Bereichen.

▶ Am Gewinn aus der geleisteten Arbeit soll der Patient beteiligt werden.

▶ Arbeitstherapie ist häufig verhaltenstherapeutisch orientiert und organisiert.

▶ **Indikationsbereiche:** alle psychiatrischen Erkrankungen, jedoch weniger in der Akutbehandlungs- als in der Rehabilitationsphase im weitesten Sinn.

▶ **Therapieziele:** ähnlich denen für die Beschäftigungstherapie. Im wesentlichen Heranführung des Patienten an die normale Lebens- und Arbeitssituation.

Literatur

Aernout, J. R.: Arbeitstherapie, 6. Aufl. Beltz, Weinheim 1995.

Jentschura, G., H.-W. Janz (Hrsg.): Beschäftigungstherapie. Grundlagen und Praxis, 2 Bde. Thieme, Stuttgart 1979.

Jerosch-Herold, C., Marotzki, B. M. Hack, P. Weber (Hrsg.): Konzeptionelle Modelle für die ergotherapeutische Praxis. Springer, Berlin–Heidelberg–New York 1999.

Lempke, G.: Beschäftigungstherapie in der Psychiatrie. Thieme, Stuttgart–New York 1989.

10 Kunst- und Musiktherapie

10.1 Kunsttherapie

Allgemeines: Der Kunsttherapie, d.h. dem therapeutischen Einsatz von Kunst, liegt die Erfahrung zugrunde, daß es oft nicht genügt, eine Krankheit zu behandeln, indem man Krankhaftes zu beseitigen versucht (Therapie i.e.S.), sondern daß es außergewöhnlich hilfreich ist, zugleich Gesundes im Patienten zu wecken und zu fördern und damit seine Selbstheilungskräfte zu stärken.

Kunsttherapie wird seit ca. 50 Jahren praktiziert; sie wurde von Gedanken der Psychoanalyse S. Freuds in starkem Maße stimuliert. Der positive therapeutische Einfluß künstlerischen Handelns (hier Malen, Zeichnen, Modellieren u. a.) auf den kranken Menschen ist eine Wiederentdeckung für die in diesem Jahrhundert fast ausschließlich naturwissenschaftlich geprägte Medizin.

Indikationsbereiche: alle psychiatrischen Erkrankungen in ambulanter und stationärer Behandlung.

▶ Kunsttherapie wird von dazu speziell ausgebildeten Kunsttherapeuten als Einzeltherapie, aber auch in der Gruppe praktiziert.

▶ **Praktisches Vorgehen:**
- Kunsttherapie wird in der Klinik im Rahmen eines umfassenden Behandlungskonzeptes neben anderen therapeutischen Verfahren eingesetzt.
- Im Idealfall hat der Therapeut einen atelierähnlichen Raum, in dem die Materialien offensichtlich zum Gebrauch einladen.
- Dem Patienten muß deutlich gemacht werden, daß an ihn keinesfalls Anforderungen an die sogenannte künstlerische Qualität des Gestaltens herangetragen werden.
- Der Kunsttherapeut hat primär die Aufgabe, den Patienten produktiv werden zu lassen.
- Der Patient wird zum Gestalten (ggf. gemeinsam mit dem Therapeuten) angeregt, wird unmerklich geführt und entwickelt dann möglicherweise langsam seine (ihm oft nicht bewußten) kreativen Fähigkeiten. Oder er nimmt, wenn er sich selbst noch nicht zu aktivem Handeln imstande sieht, durch das Betrachten von Kunstwerken, durch Reflexion und Gespräch Dimensionen der Kunst und deren Wirkung auf sich selbst wahr.
- Die zur Verfügung stehenden Medien können variieren. Ihre Auswahl wird individuell angepaßt.

▶ **Therapieziele:**
- Über die zu Anfang vielleicht nur betrachtende oder rezeptive Beschäftigung mit Kunst zu eigenem künstlerischen Gestalten zu gelangen und damit Erfahrungen zu machen, die für den Patienten neu sind oder wiederentdeckt werden.
- Dadurch Ablenkung von Krankheitserfahrungen, Förderung von Kommunikation, Bestätigung oder Stärkung des Selbstwerterlebens und Öffnung des Patienten für weitere, dann spezielle psychotherapeutische Gespräche.
- Für den Therapeuten haben Form und Ausdruckscharakter des Gestalteten auch diagnostischen Wert.

D

10.2 Musiktherapie

Allgemeines: Musiktherapie ist die auf bestimmten theoretischen Vorstellungen und praktischen Erfahrungen beruhende systematische und gezielte Anwendung von Musik zu Heilzwecken. Sie wird von dazu speziell ausgebildeten Musiktherapeuten ausgeübt und ist als Teil eines therapeutischen Gesamtkonzeptes eine Bereicherung des Behandlungsrepertoires.

Indikationsbereiche: alle psychiatrischen Erkrankungen in ambulanter und stationärer Behandlung.

▶ **Therapieziele:** emotionale Umstimmung, regulierende, aktivierende oder lösende Wirkung, Förderung sozial-kommunikativen Verhaltens bis hin zur Aktivierung kreativen Gestaltens, Wiedergewinnung oder Neuentwicklung von Interessen und Erweiterung der Erlebnisfähigkeit.

▶ **Formen der Musiktherapie:**
* Rezeptive Musiktherapie: Der Patient hört allein oder in einer Gruppe ein Musikstück von einem Tonträger.
* Aktive Musiktherapie: Der Patient wird selbst kreativ, d. h. „produktiv", tätig, oder er spielt „reproduktiv" bekannte Kompositionen.
* Die „produktive" Musiktherapie hat die praktisch größere Bedeutung, weil der Patient beim freien Improvisieren (ohne technische Beherrschung des Instrumentes und ohne musikalische Vorbildung) spontan reagieren, sich „ausagieren" und seine Emotionen über das Medium Musik ausdrücken kann.

▶ Das **Instrumentarium** (Minimalausstattung: Orff-Instrumente) sollte vielfältig sein. Es sollte in einem Musiktherapieraum dem Patienten ins Auge fallen und zu aktivem Musizieren einladen.

▶ **Praktisches Vorgehen:** In grundsätzlich gleicher Weise wie bei der Kunsttherapie beschrieben (s. o.).

▶ **Therapieziele:** emotionale Umstimmung, regulierende, aktivierende oder lösende Wirkung, Förderung sozial-kommunikativen Verhaltens bis hin zur Aktivierung kreativen Gestaltens, Wiedergewinnung oder Neuentwicklung von Interessen und Erweiterung der Erlebnisfähigkeit.

Literatur

Dannecker, K.: Kunsttherapie. Dt. Ärztebl. 88 (1991) B-861–863.
Dreifuß-Kattan, E.: Praxis der klinischen Kunsttherapie. Huber, Bern–Stuttgart–Toronto 1986.
Harrer, G. (Hrsg.): Grundlagen der Musiktherapie und Musikpsychologie. Fischer, Stuttgart 1982.

Harrer, G.: Musiktherapie. In: Faust, V. (Hrsg.): Psychiatrie. Ein Lehrbuch für Klinik, Praxis und Beratung. Fischer, Stuttgart – Jena – New York 1995.

Peters, U. H.: Die Künste in der psychiatrischen Therapie. Fundamenta Psychiatrica 5 (1991) 59 – 67.

Seidenberg, G., W. Pittrich (Hrsg.): Impulse der Kunst. Innovationen in kunst- und kreativtherapeutischer Praxis (Video – Film und Buch). Pabst-Verlag, Lengerich 1994.

Strobel, W., G. Huppmann: Musiktherapie: Grundlagen – Formen – Möglichkeiten. 3. Aufl. Hogrefe, Göttingen 1997.

11 Ambulante, teilstationäre und stationäre Behandlung

Allgemeines: Die Frage nach der Möglichkeit einer ambulanten oder der Notwendigkeit einer stationären Behandlung ist nicht generell, sondern nur von Fall zu Fall in der jeweiligen konkreten Situation zu beantworten. Die Struktur der psychiatrischen Krankenversorgung in Deutschland (Tab. D.35) bietet heute die Möglichkeiten einer differenzierten Therapie, die jedoch regional unterschiedlich gegeben sind.

▶ In den letzten Jahrzehnten ist die Zahl der stationären Behandlungsplätze erheblich zugunsten einer „extramuralen" Therapie reduziert worden. Gleichzeitig ist die Infrastruktur der alten psychiatrischen Großkrankenhäuser im Sinne einer modernen aktiven psychiatrischen Therapie verändert worden. An zahlreichen Allgemeinkrankenhäusern werden psychiatrische Abteilungen eingerichtet, die eine „gemeindenahe" Behandlung der Patienten ermöglichen. Tageskliniken, Übergangswohnheime, betreutes Wohnen, spezielle Arbeitsrehabilitation für psychisch Kranke, ambulante psychiatrische Pflege, Tagesstätten, psychosoziale Zentren, Patientenclubs u. a. spielen eine zunehmend größere Rolle in der patientenorientierten gemeindenahen Betreuung. Dieses alles hat sich als ausgesprochen effektiv erwiesen. Die psychisch Kranken können mehr als früher am allgemeinen sozialen Leben teilnehmen.

▶ **Voraussetzungen für eine ambulante Behandlung**
- Leichte bis mittelschwere Erkrankungen.
- Kooperationsfähigkeit des Patienten.
- Fehlende akute Suizidgefährdung.
- Möglichkeiten und Bereitschaft der Angehörigen, den Kranken zu Hause zu betreuen.
- Konstante Erreichbarkeit des behandelnden Arztes (oder seines Stellvertreters).

▶ **Absolute Indikation für eine stationäre Behandlung**
- Schwere und schwerste Erkrankungen mit fehlender Krankheitseinsicht, Wahn, Unruhe, Erregung, Angst, Bewußtseinsstörungen usw.

Tabelle D.35: Das Angebot psychiatrischer Einrichtungen in einem „Standard-versorgungsgebiet" (Bericht über die Lage der Psychiatrie in der Bundesrepublik Deutschland, 1975).

Das Vorfeld psychiatrischer und psychotherapeutisch/psychosomatischer sowie rehabilitativer Dienste	
allgemeine professionelle und nichtprofessionelle Beratung in den Bereichen: Erziehung, Seelsorge, Rechtspflege, Gesundheitsämter, Arbeitsverwaltung und Sozialversicherung, Sozialarbeit	Beratungsstellen, praktische Ärzte und Ärzte für Allgemeinmedizin

Ambulante Dienste
niedergelassene Nervenärzte
niedergelassene ärztliche und nicht-ärztliche Fachpsychotherapeuten
Beratungsstellen für Kinder, Jugendliche und Eltern

Ambulante Dienste an Krankenhauseinrichtungen	*Halbstationäre Dienste*	*Stationäre Dienste*
ambulante Dienste an psychiatrischen Behandlungszentren	Tageskliniken und Nachtkliniken	psychiatrische Abteilungen an Allgemeinkrankenhäusern
psychotherapeutisch/ psychosomatische Polikliniken	Tageskliniken und Nachtkliniken für besondere Patientengruppen	psychotherapeutisch/ psychosomatische Abteilungen an psychiatrischen Krankenhäusern und Allgemeinkrankenhäusern
Fachambulanzen		gerontopsychiatrische Abteilungen
		Assessment-Units für psychisch kranke alte Menschen

- Akute Suizidgefahr.
- Fehlen von betreuenden Angehörigen oder Bekannten (auch bei mittelschweren Erkrankungen).

▶ Zur Frage der **Einweisung eines Patienten gegen seinen erklärten Willen** mit Hilfe der behördlich-richterlichen Unterbringung →E2.

▶ **Verhalten des Arztes,** wenn eine stationäre Behandlung nicht zu vermeiden ist:
   - Ruhiges und bestimmtes Verhalten gegenüber dem Patienten (und seinen Angehörigen).

psychosoziale Kontaktstellen
Fachärzte anderer Disziplinen

niedergelassene Psychagogen (Kinder- und Jugendlichen-
psychotherapeuten)
psychosoziale Versorgungseinrichtungen (in unterversorgten Gebieten)

Komplementäre Dienste	Spezielle rehabilitative Dienste	Dienste für Behinderte
Übergangsheime	Werkstätten für Behinderte	Einrichtung zur Früher-kennung, Frühdiagnose und Frühbehandlung
Wohnheime für besondere Patientengruppen	beschützende Arbeits-plätze	
beschützende Wohn-gruppen und Wohnungen		Sonderkindergärten
Familienpflege		Sonderschulen
Tagesstätten		Sonderklassen
Patientenclubs		Wohnangebote
Einrichtungen für Schwerst- und Mehrfach-behinderte		Bildungs-, Freizeit- und Erholungsstätten

- Die Gründe für die stationäre Einweisung sollten mit dem Patienten und den Angehörigen offen besprochen werden, so daß ggf. eine Behandlung auf freiwilliger Basis erfolgen kann.
- Kontaktaufnahme des einweisenden Arztes mit dem stationär behandelnden Psychiater:
  – Abklärung der Frage, ob eine Aufnahme möglich ist.
  – Kurze Beschreibung der aktuellen Situation (mit psychischem Befund, →C4).
  – Bericht über in der letzten Zeit erfolgte Behandlungen (Gabe von Psychopharmaka, Dauer der Behandlung, Höhe der Dosis usw.).

- Vor der Einweisung evtl. Sedierung des beunruhigten oder erregten Patienten, z. B. mit Valium® 5–10 mg p.o. oder i.m. In Notfallsituationen siehe Kapitel A.

▶ **Alternative** zur ambulanten oder stationären Behandlung: die **tagesklinische („teilstationäre") Behandlung.**
- Es handelt sich in gewisser Weise um eine klinische Behandlung ohne Krankenbett.
- In der tagesklinischen Behandlung sind die Behandlungssituation und die Lebenssituation des Patienten eng miteinander verknüpft.
- Der Patient verbringt nur einen Teil seiner Zeit (ca. 40 Stunden in der Woche) in der tagesklinischen Behandlung. Seine sozialen Bindungen bleiben weitgehend aufrechterhalten. Er verliert nicht den Kontakt zu den Alltagsereignissen.
- **Indikationen:** Alle Formen seelischer Erkrankungen können in der Tagesklinik behandelt werden. Sie hat ihre Grenzen dort, wo die absoluten Indikationen für die stationäre Behandlung (s. o.) gegeben sind.
- **Voraussetzungen beim Patienten:**
  - Die Bereitschaft, sich auf tagesklinische Behandlung einzulassen.
  - Die sozialen Verhältnisse (leistungsrechtliche Situation, Wohnbedingungen, familiäres und weiteres Umfeld).
  - Die Fähigkeit, das tagesklinische Angebot mit hinlänglicher Regelmäßigkeit wahrzunehmen, insbesondere die tägliche An- und Abfahrzeit zu bewältigen.
  - Das Vermögen, mit den Anforderungen umzugehen, die sich im Rahmen der Behandlung und zugleich im privaten Bereich ergeben.
- **Behandlungsziele:** Unter Beibehaltung der psychosozialen Beziehungen die Bearbeitung aktueller Lebens- und Krankheitskonflikte, die Förderung sozialkompetenten Verhaltens durch Leben in einem therapeutischen Milieu, in dem alle Möglichkeiten der klinischen Psychiatrie gegeben sind.

Literatur

Becker, T.: Gemeindepsychiatrie. Thieme, Stuttgart–New York 1998.

Bundesministerium für Jugend, Familie, Frauen und Gesundheit (Hrsg.): Leitfaden zur tagesklinischen Behandlung. Kohlhammer, Stuttgart–Berlin–Köln–Mainz 1986.

Eikelmann, B.: Gemeindenahe Psychiatrie. Tageskliniken und Übergangseinrichtungen. Urban & Schwarzenberg, München 1991.

Eikelmann, B., Th. Reker, M. Albers (Hrsg.): Die psychiatrische Tagesklinik. Thieme, Stuttgart–New York 1999.

Expertenkommission der Bundesregierung: Empfehlungen der Expertenkommission der Bundesregierung zur Reform der psychiatrischen Versorgung – Zusammenfassung. Psychosoziale Umschau 3 (1988) 4–28.

E Rechtsfragen

1 Der Arzt-Patient-Vertrag; Patientenaufklärung; Einwilligung in ärztliche Behandlung; Einsichtsrecht in die Krankenakte; Schweigepflicht

Der Arzt-Patient-Vertrag

▶ Auf der Ebene der Rechtsprechung besteht zwischen dem Arzt und dem Patienten ein Vertrag (Dienstvertrag gemäß § 611 BGB). Dieser gilt dann schon als geschlossen, wenn der Patient zu erkennen gibt, daß er den Arzt in Anspruch nehmen will und dieser das Ansinnen des Patienten akzeptiert, indem er ihm, z. B. in einer Notfallsituation, einen Rat gibt. Im Rahmen dieses Arzt-Patient-Vertrages, der für die gesamte Zeit des gemeinsamen Umgangs gilt, ist der Arzt verpflichtet
  - zu gewissenhafter Untersuchung,
  - zu sorgfältiger Behandlung,
  - zu ärztlichen Aufzeichnungen und
  - ggf. zur Ausstellung von Zeugnissen und Attesten.

Patientenaufklärung

▶ Es ist eine berechtigte Forderung der medizinischen Ethik, daß ein Patient über die vom Arzt im Rahmen der Diagnostik und Therapie geplanten Maßnahmen aufgeklärt wird. Nach geltender Rechtsprechung besteht eine ärztliche Aufklärungspflicht.

▶ Das Aufklärungsgespräch muß durch den Arzt erfolgen.

▶ Die Aufklärung muß individuell in einem Gespräch mit dem Patienten erfolgen. Formulare dienen nur der Vorbereitung und Dokumentation des erfolgten Gespräches.

E

▶ Der Arzt muß den Patienten über die Grundzüge, d. h. über die Art, die Tragweite, die Dringlichkeit, den Verlauf und mögliche Folgen, der vorgesehenen Untersuchung oder Behandlung und deren Risiken, nicht jedoch über alle Einzelheiten aufklären.

▶ Stehen mehrere wissenschaftlich anerkannte Methoden ernsthaft zur Auswahl, müssen diese Alternativen dem Patienten dargestellt werden.

▶ Die Aufklärung hat zu einem Zeitpunkt zu erfolgen, in dem der Patient noch im vollen Besitz seiner Erkenntnis- und Entscheidungsfähigkeit ist. Sofern die Dringlichkeit der Maßnahmen es zuläßt, muß dem Patienten eine Überlegungsfrist eingeräumt werden.

▶ Das Maß der gebotenen Aufklärung steht in einem umgekehrten Verhältnis zur Dringlichkeit der diagnostischen oder therapeutischen Maßnahme: Je weniger dringend und medizinisch notwendig diese ist, um so mehr muß aufgeklärt werden, auch über fernliegende Risiken.

▶ Die Aufklärung muß in einer für den Patienten behutsamen und verständlichen Weise erfolgen.

▶ Bei geschäftsunfähigen oder nur beschränkt geschäftsfähigen Patienten muß das Aufklärungsgespräch mit den gesetzlichen Vertretern oder deren Beauftragten geführt werden (→E3).

▶ Psychisch Kranke und geistig Behinderte sind angepaßt an ihre geistig-seelische Verfassung und Leistungsfähigkeit aufzuklären, wenn und soweit sie in der Lage sind, die Bedeutung, die Tragweite und die Risiken des diagnostischen oder therapeutischen Eingriffes zu verstehen. Anderenfalls ist das Gespräch mit den gesetzlichen Vertretern (Betreuer, früher: Vormund, Pfleger, →E3) zu führen.

▶ Zu beachten ist, daß die Einwilligungsfähigkeit nicht dem zivilrechtlichen Begriff der Geschäftsfähigkeit (§§ 104 ff. BGB) gleichzusetzen ist. Es kommt nur auf die sog. natürliche Einsichtsfähigkeit an.

▶ Die Durchführung der Aufklärung ist in der Krankenakte (→C6) schriftlich niederzulegen. Der Arzt hat die Beweispflicht dafür, daß das Aufklärungsgespräch lege artis erfolgt ist. Der Arzt kann sich vom Patienten durch Unterschrift bestätigen lassen, daß das Aufklärungsgespräch durchgeführt worden ist. Eine Alternative dazu besteht darin, daß das Gespräch in Gegenwart eines Zeugen erfolgt, der dieses schriftlich bestätigt.

Einwilligung in ärztliche Behandlung

▶ Nach dem Aufklärungsgespräch gibt der Patient (oder sein gesetzlicher Vertreter) seine Einwilligung oder lehnt die vorgeschlagenen diagnostischen oder therapeutischen Maßnahmen ab. Die Entscheidung kann schriftlich niedergelegt und durch Unterschrift bestätigt werden, oder es ist ein Zeuge zugegen. Der Sachverhalt muß in der Krankenakte (→C6) vermerkt werden.

▶ Bei z. B. bewußtseinsgestörten oder hochakut psychotischen Patienten sind ärztlich indizierte und unaufschiebbare (!) Maßnahmen, die im Interesse des Patienten zur Herstellung seiner Gesundheit erforderlich sind, durch die sog. mutmaßliche Einwilligung gerechtfertigt. Juristisch handelt es sich dann um eine Geschäftsführung ohne Auftrag gemäß §§ 677–681 BGB.
  ● Es empfiehlt sich jedoch ein Gespräch mit den dem Patienten besonders nahe stehenden Personen.
  ● Auch zuvor schriftlich von dem Patienten gegebene Erklärungen können ein Indiz für seinen mutmaßlichen Willen sein.

▶ Bei Suizidpatienten ist aus der Suizidhandlung, auch wenn ein Abschiedsbrief vorliegt, in dem der Patient ausdrücklich eine Behandlung und damit einen Lebensrettungsversuch verbietet, kein mutmaßlicher Wille insofern abzuleiten, daß der Arzt keine Hilfeleistung zu erbringen hat.

▶ In einer Notfallsituation ist der Arzt bei einem bewußtlosen Patienten zur Hilfeleistung verpflichtet. Anderenfalls macht er sich der unterlassenen Hilfeleistung schuldig (§ 323 c StGB).

▶ Solange ein Patient bei Bewußtsein ist und erkennbar eine Einsichts- und Einwilligungsfähigkeit vorliegt, ist der Wille des Patienten zu respektieren. Ist der Arzt davon überzeugt, daß eine Behandlungsindikation vorliegt, ist intensive Überzeugungsarbeit zu leisten. Diese muß erbracht werden, wenn er später nicht zivil- und strafrechtlich wegen unterlassener Hilfeleistung belangt werden will. Wichtig ist die Dokumentation!

E

Einsichtsrecht des Patienten in die Krankenakte

▶ Die sorgfältige Dokumentation der Ergebnisse von Diagnostik und Therapie in einer Krankenakte (→C6) wird dem Patienten als Bestandteil einer sorgfältigen Behandlung vom Arzt geschuldet.

▶ Nach höchstrichterlicher Rechtsprechung hat der Patient das Recht auf Einsicht in sein Krankenblatt.

▶ Das Einsichtsrecht besteht erst nach Abschluß der Behandlung.

▶ Für das Einsichtsrecht in das psychiatrische Krankenblatt ergeben sich nach der Rechtsprechung jedoch folgende Besonderheiten:
  ● Zwar hat der Patient das Recht auf Einsicht in die Unterlagen, die die objektivierbaren Befunde sowie die Protokolle der Behandlungs-

maßnahmen (insbesondere körperliche Befunde und Medikation) betreffen,

- doch ist der Psychiater nicht gezwungen, Einsicht in die von ihm im Krankenblatt schriftlich niedergelegten Aufzeichnungen zu gewähren. Gründe: In den Aufzeichnungen können subjektive Wertungen des Arztes eine große Rolle spielen. Es werden häufig Berichte von und/oder über Angehörige(n) und/oder andere(n) Personen referiert (mögliche Verletzung der Rechte Dritter!). Es kann die Besorgnis bestehen, daß die Kenntnis des Inhaltes der Aufzeichnungen dem Patienten unter therapeutischen Gesichtspunkten schaden könnte.

▶ Es liegt im pflichtgemäßen Ermessen des Arztes, ob Niederschriften über eine Exploration, Anamnese oder Gesprächsprotokolle dem Patienten zugänglich gemacht werden.

▶ Für die Praxis ergibt sich daraus folgendes sinnvolle Vorgehen: Bittet ein Patient um Einsicht in sein Krankenblatt, sollten ihm die objektiven Befunde gezeigt werden. Über die vom Arzt gemachten Aufzeichnungen kann nach aller Erfahrung ein Gespräch mit dem Patienten geführt werden, dessen Inhalt sein Informationsbedürfnis befriedigt.

Schweigepflicht

▶ Die Schweigepflicht des Arztes und des medizinischen Personals ist nach § 300 StGB geregelt. Jede Offenbarung eines unter das ärztliche Berufsgeheimnis fallenden „fremden Geheimnisses" gegenüber unbefugten Außenstehenden kann bestraft werden, es sei denn, der geschäftsfähige Patient oder sein gesetzlicher Vertreter haben dazu ihre Einwilligung gegeben.

▶ Das gilt auch für die Schweigepflicht des Arztes und des medizinischen Personals gegenüber Angehörigen (Ehegatten, Kindern, Verwandten, Bekannten, Mitarbeitern oder Dienstvorgesetzten). Gerade in der Psychiatrie sind die dem Arzt oder dem medizinischen Personal anvertrauten Informationen sorgfältig aufzubewahren, da deren Nutzung durch Unbefugte für den Patienten in der Zeit nach der Behandlung möglicherweise Nachteile mit sich bringen könnte.

▶ Gegenüber den gesetzlichen Krankenversicherungsträgern sind die behandelnden Ärzte zu unmittelbaren Auskünften verpflichtet, nicht jedoch zur Herausgabe von Behandlungs- und Entlassungsberichten (diese sind in der Regel allein für die nachbehandelnden Ärzte bestimmt), soweit diese zur Durchführung der gesetzlichen Aufgaben der Krankenkassen und des vertrauensärztlichen Dienstes notwendig sind.

▶ Gegenüber privaten Krankenversicherungsträgern besteht keine unmittelbare Auskunftspflicht.

- Im Rahmen einer „Nebenpflicht" aus dem Behandlungsvertrag zwischen Patienten und Arzt ist dieser jedoch auch zur Auskunft verpflichtet, falls der Patient sie benötigt oder wünscht.
- Es ist zu raten, daß für jede Auskunft auf eine Anfrage einer Versicherung oder Behörde von dem Patienten eine Einverständniserklärung erbeten wird, auch immer dann, wenn von dem Auskunftsersuchenden auf eine generelle Entbindung des Arztes von der Schweigepflicht zu seinen Gunsten verwiesen wird.

Literatur

Einsicht des Patienten in die Krankenunterlagen. Stellungnahme der DGPN. Spektrum der Psychiatrie und Nervenheilkunde 12 (1983) 56–60.

Heim, W. (Hrsg.): Ärztliche Aufklärungspflicht. Dtsch. Ärzteverlag, Köln 1984.

Helmchen, H.: Die Beurteilung der Einwilligungsfähigkeit aus ärztlicher Sicht. Z. ärztl. Fortb. 86 (1992) 773–777.

Hollmann, A.: Herausgabe von Krankenhausentlassungsberichten an den Medizinischen Dienst. Dtsch. med. Wschr. 116 (1991) 674–675.

Nedopil, N.: Behandlungsmöglichkeiten bei nicht einwilligungsfähigen Patienten. In: Reimer, H. (Hrsg.): Versorgungsstrukturen in der Psychiatrie. Springer, Berlin–Heidelberg–New York 1994.

Neubauer, H.: Kriterien für die Einwilligungsfähigkeit bei psychisch Kranken. Psychiat. Prax. 20 (1993) 166–171.

Pietzcker, A., H. Helmchen: Schweigepflicht und Datenschutz in der Psychiatrie. In: Kisker, K. P., H. Lauter, J.-E. Meyer, C. Müller, E. Strömgren (Hrsg.): Psychiatrie der Gegenwart 9. Brennpunkte der Psychiatrie. Diagnostik, Datenerhebung, Krankenversorgung, 3. Aufl. Springer, Berlin–Heidelberg–New York–London–Paris–Tokyo–Hong Kong 1989.

Rudolf, G. A. E., H. R. Röttgers: Rechtsfragen in der Psychiatrie. Deutscher Universitäts Verlag, Wiesbaden 1997.

Saß, H.: Zur Frage des Einsichtsrechts in Krankenunterlagen bei psychiatrischen Patienten. Nervenheilkunde 11 (1992) 273–277.

Wagner, H.-J.: Rechtsmedizinische Aspekte im Notfalldienst. In: Heller, A. (Hrsg.): Der Arzt im Notfalldienst. 2. Aufl. Schattauer, Stuttgart–New York 1993.

Wolfslast, G.: Juristische Aspekte der Diagnose und Therapie psychischer Störungen. In: Faust, V. (Hrsg.): Psychiatrie. Ein Lehrbuch für Klinik, Praxis und Beratung. Fischer, Stuttgart–Jena–New York 1995.

E

2 Behördlich-richterliche Unterbringung

Allgemeines: Gemäß Artikel 2 des Grundgesetzes für die BRD ist die Freiheit der Person garantiert. Ihre Einschränkung ist nur aufgrund eines förmlichen Gesetzes unter Einschaltung des Richters gestattet (Art. 104, 2

GG). Die Unterbringung gefährdeter oder gefährlicher psychisch Kranker wird nicht bundeseinheitlich, sondern nach Ländergesetzen geregelt. In den wesentlichen Punkten stimmen die jeweiligen Landesgesetze überein: Bei Unterzubringenden müssen eine Krankheit und eine ernsthafte Gefahr für den Kranken selbst oder für die Allgemeinheit gegeben sein. Eine Unterbringung in einer geschlossenen Anstalt darf nur erfolgen, wenn keine andere Behandlungsmöglichkeit besteht. Die Weigerung, sich behandeln zu lassen, reicht für sich allein zur Einweisung nicht aus.

„Gemeinlästigkeit" ist kein Einweisungsgrund!

▶ In der Praxis sollte durch ärztlichen Einsatz, durch Mitwirkung der Angehörigen und anderer Vertrauenspersonen, durch evtl. Einschaltung von sozialpsychiatrischen Diensten und nach vorheriger Rücksprache mit dem aufnehmenden Krankenhaus die Situation so gestaltet werden, daß der Patient sich letztlich doch zu einer Behandlung auf freiwilliger Basis entschließen kann.

▶ Grundsätzlich ist jeder approbierte Arzt verpflichtet, den Einweisungsvorgang durch ein Kurzgutachten einzuleiten, wenn die Situation es erfordert.

▶ Dieses Kurzgutachten wird der Ordnungsbehörde zugeleitet, die eine gerichtliche Entscheidung herbeiführt.

▶ Ist eine behördlich-richterliche Unterbringung nicht zu umgehen, ist in groben Zügen folgendermaßen zu verfahren:
  • Dem Antrag auf Unterbringung muß ein ärztliches (Kurz-)Gutachten oder Zeugnis beigefügt werden (als Beispiel s. Tab. E.1).
  • Das Gutachten muß für den speziellen Zweck der behördlich-richterlichen Unterbringung erstattet sein.
  • Die Art und das Ausmaß der Störung müssen deutlich erkennbar sein (Verhaltensauffälligkeiten, körperlicher und psychischer Befund, →C2, C3, C4).
  • Es müssen die Gründe für die Annahme einer Eigen- und/oder Fremdgefährdung sowie das Ausmaß der naheliegenden Gefahr genannt werden.

▶ Bei unmittelbarer Gefahr kann die sofortige Einweisung in eine sog. geschlossene Station erfolgen, veranlaßt durch den Arzt (und die Ordnungsbehörde), noch bevor ein Richter den Unterbringungsbeschluß erstellt hat.

▶ Die Unterbringung wird von einem Richter angeordnet, wenn dieser sich vom Vorliegen der Voraussetzungen für die Unterbringung überzeugt hat.

Tabelle E.1: Muster eines ärztlichen Zeugnisses für die stationäre Einweisung eines Patienten im Rahmen der behördlichrichterlichen Unterbringung.

(Abdruck des Arztstempels)   48149 Münster den _____

Ärztliches Zeugnis

für die Unterbringung in einer geschlossenen Anstalt gemäß den Bestimmungen des Gesetzes über Hilfen und Schutzmaßnahmen bei psychischen Krankheiten (PsychKG) vom 2. 12. 1969 (GV. NW. S. 872/SG V. NW. 2128)

Auf Grund meiner Untersuchungen vom _____ – und eigener vorausgegangener Behandlung seit dem _____ (ggf. diesen Zwischensatz streichen) – wird festgestellt, daß _____

_____

geboren am: _____ in _____
wohnhaft in: _____
Familienstand: _____ Krankenkasse: _____
an psychischen Störungen von Krankheitswert erkrankt ist. Es handelt sich um:

Nach medizinischen Gesichtspunkten liegt eine Psychose – eine psychische Störung, die in ihrer Auswirkung einer Psychose gleichkommt – eine Suchtkrankheit – Schwachsinn vor (Nichtzutreffendes bitte streichen!).

Aus den nachfolgend genannten Gründen ist durch das krankheitsbedingte Verhalten des/der Untersuchten gegen sich bzw. andere eine gegenwärtige Gefahr für die öffentliche Ordnung und Sicherheit gegeben, die nicht anders abgewendet werden kann (bitte kurz die Gründe schildern):

Zur Abwendung der vorstehend beschriebenen, durch die vorgenannten psychischen Störungen bedingten Gefahr ist die Unterbringung in einer geschlossenen psychiatrischen Fachabteilung erforderlich. Die Unterbringung muß sofort erfolgen (diesen Satz bitte ggf. streichen).
Als nächster Angehöriger ist bekannt: _____

_____

_____
(Unterschrift des Arztes)

(Je eine Ausfertigung ist bestimmt für das Städt. Ordnungsamt, für das Amtsgericht, für den Arzt der geschlossenen psychiatrischen Fachabteilung und für den ausstellenden Arzt zum Verbleib bei dessen Krankenakten)

An die
Stadtverwaltung Münster (Westf.)
als örtliche Ordnungsbehörde

E

▶ Im gerichtlichen Verfahren hat der Betroffene ein Recht auf Anwesenheit einer Vertrauensperson.

▶ Gegen die Unterbringung kann sich der Betroffene durch „sofortige Beschwerde" wehren, und zwar auch dann, wenn er geschäftsunfähig ist. Die Überprüfung wird vom zuständigen Landgericht vorgenommen.

▶ Erklärt sich ein Betroffener während des Verfahrens mit der Unterbringung einverstanden und ist davon auszugehen, daß er diese Erklärung nicht in Kürze widerrufen wird, darf eine Unterbringung nicht angeordnet werden.

▶ Eine routinemäßige Anwendung der gesetzlichen Unterbringungsmöglichkeiten ist obsolet.

▶ Die Aufhebung der behördlich-richterlichen Unterbringung ist nach Rücksprache mit dem Gericht auch während der im Beschluß des Gerichtes über die Dauer der Unterbringung festgesetzten Zeit möglich.

▶ Die Verfahrensweisen für eine ggf. notwendige Verlängerung der Unterbringungszeit regeln die jeweiligen Landesgesetze.

> Aus ärztlich-therapeutischen Gründen ist nur äußerst zurückhaltend von der behördlich-richterlichen Unterbringung Gebrauch zu machen.

Behandlung während der behördlich-richterlichen Unterbringung

▶ Die behördlich-richterliche Unterbringung berechtigt als solche nicht zur Behandlung gegen den Willen des Patienten („Zwangsbehandlung"). Es bedarf der speziellen gesetzlichen Regelung nach den (auf Länderebene) entsprechenden Gesetzen. Das ist jedoch unterschiedlich geregelt. Wie einige Gesetze hervorheben, ist während der Unterbringung die nach den anerkannten Regeln der ärztlichen Kunst gebotene, rechtlich zulässige Heilbehandlung vorzunehmen. Auch der zwangsweise untergebrachte Patient muß aufgeklärt werden (→E1).

▶ Der einsichtsfähige Untergebrachte hat wie jeder andere Patient das Recht, die Behandlung einer Krankheit abzulehnen.

▶ Bei nicht einsichtsfähigen Patienten ist wie oben (S. 255) zu verfahren.

▶ Zulässig ist nach einigen Ländergesetzen eine zwangsweise Behandlung zur Heilbehandlung der sog. Anlaßkrankheit, d.h. der Krankheit oder Störung, die zur Unterbringung geführt hat. Diese darf also nur auf eine Beseitigung des Unterbringungsgrundes ausgerichtet sein.

▶ Bei vitaler Indikation kann auf die Einwilligung verzichtet werden, wenn sie nicht rechtzeitig eingeholt werden kann, ohne das Leben und die Gesundheit des Untergebrachten erheblich zu gefährden (S. 255).

▶ Nach höchstrichterlicher Rechtsprechung hat die sog. Zwangsbehandlung aber auch Grenzen:
  ● Schwerwiegende, für Leben und Gesundheit des Betroffenen gefährliche oder zu Persönlichkeitsveränderungen führende Eingriffe sind nicht zulässig. Das sind z. B. Entnahmen von Liquor oder Eingriffe mit Vollnarkose, EKT (→D6) und psychochirurgische Eingriffe, aber auch die Behandlung mit Neuroleptika* (→D3.2). Die genannten Eingriffe und Behandlungen dürfen nur mit Einwilligung des Patienten oder seines gesetzlichen Vertreters nach hinreichender Aufklärung vorgenommen werden.

> Um in der Praxis richtig zu handeln, muß nach den in dem jeweiligen Bundesland geltenden Gesetz verfahren werden. Bei Unsicherheit sollte immer der Rat des zuständigen Unterbringungsrichters eingeholt werden.

---

* Hierbei handelt es sich mit Sicherheit um eine revisionsbedürftige juristische Entscheidung, die offenbar auf fehlender fachlicher Information des Gerichtes beruht. Nicht die Behandlung mit einem Neuroleptikum ist persönlichkeitsverändernd, sondern die mit diesem behandelte Krankheit.

E

Literatur

Bauer, M., H. Berger: Rechtsprobleme bei der Einweisung und Behandlung von akut Kranken mit einem Anhang zu Pflegschaft und Entmündigung. In: Kisker, K. P., H. Lauter, J.-E. Meyer, C. Müller, E. Strömgren (Hrsg.): Psychiatrie der Gegenwart. 2. Krisenintervention, Suizid, Konsiliarpsychiatrie, 3. Aufl. Springer, Berlin–Heidelberg–New York–Tokyo 1986.

Baumann, J.: Unterbringung und Freiheitsentziehung. In: Göppinger, H., H. Witter (Hrsg.): Handbuch der forensischen Psychiatrie. Springer, Berlin–Heidelberg–New York 1972.

Faure, H., G. Heinz: Noteinweisung in das psychiatrische Krankenhaus. Rechtliche Folgen der geschlossen-stationären Unterbringung aus ärztlicher Sicht. Dtsch. Ärztebl. 85 (1988) 2084–2086.

Rüping, H.: Therapie und Zwang bei untergebrachten Patienten. Juristenzeitung 21 (1982) 744–749.

Wolfslast, G.: Juristische Aspekte der Diagnose und Therapie psychischer Störungen. In: Faust, V. (Hrsg.): Psychiatrie. Ein Lehrbuch für Klinik, Praxis und Beratung. Fischer, Stuttgart–Jena–New York 1995.

3 Betreuung (früher: Pflegschaft und Vormundschaft)

Die Gesetzesbestimmungen über Pflegschaft und Vormundschaft waren nach altem Recht nach §§ 1909 ff. bzw. § 6 BGB geregelt. Ab dem 1. 1. 1992 gilt das neue Betreuungsgesetz – BtG, das die rechtlichen Bestimmungen über Pflegschaft wie Vormundschaft ablöste. In den zurückliegenden Jahren sind die Pflegschafts- wie die Vormundschaftsfälle systematisch unter dem Aspekt des Betreuungsrechtes überprüft und umgewandelt worden. Zwar mögen durch Übergangsbestimmungen noch ältere Regelungen rudimentär Bedeutung haben, doch werden die alten Gesetzesregelungen in der zukünftigen psychiatrischen Praxis kaum mehr Relevanz haben.
Mit dem am 1. 1. 1992 in Kraft getretenen „Gesetz zur Reform des Rechts der Vormundschaft und Pflegschaft für Volljährige (Betreuungsgesetz – BtG)" vom 12. 9. 1990 wurden die bis dahin geltenden Gesetzesvorschriften über Pflegschaft und Entmündigung abgeschafft und durch neue Vorschriften ersetzt. Im Bürgerlichen Gesetzbuch mußten zahlreiche Veränderungen vorgenommen werden. Die wesentlichen neuen Gesetzesvorschriften finden sich in den §§ 1896 ff.

▶ Danach bestellt das Vormundschaftsgericht auf Antrag oder von Amts wegen einen Betreuer, wenn dieser
  • volljährig ist,
  • unter einer psychischen Krankheit oder einer körperlichen, geistigen oder seelischen Behinderung leidet,
  • seine Angelegenheiten ganz oder teilweise nicht zu besorgen vermag und
  • die Erforderlichkeit der Betreuung gegeben ist.

▶ Eine Betreuung kann auch dann eingerichtet werden, wenn der zu Betreuende dieser Maßnahme nicht zustimmt.

▶ Die Betreuung ist nicht erforderlich, soweit die Angelegenheiten des Volljährigen durch einen Bevollmächtigten oder durch andere Hilfen, bei denen kein gesetzlicher Vertreter bestellt wird, ebenso gut wie durch einen Betreuer besorgt werden können.

▶ Gleichzeitig bestimmt das Vormundschaftsgericht den Aufgabenbereich, für den der Betreuer zuständig sein soll.

▶ Die Anordnung der Betreuung allein hindert den Betreuten nicht, eigenständig seine Angelegenheiten zu regeln. Die Geschäftsfähigkeit wird nach Inkrafttreten des BtG völlig unabhängig nach § 104, 2 BGB zu beurteilen sein (→E4).
  • Aber auch nach dem neuen Recht wird in bestimmten Fällen eine Beschränkung des Handlungsspielraumes von Betreuten möglich

sein, und zwar durch einen sogenannten Einwilligungsvorbehalt (§ 1903, 1 BGB):

- Danach ist ein Betreuer für Handlungen, die unter den Einwilligungsvorbehalt fallen, auf die Zustimmung des Betreuers angewiesen, „soweit dies zur Abwendung einer erheblichen Gefahr für die Person oder das Vermögen des Betreuten erforderlich ist".
- Das Vormundschaftsgericht ordnet an, daß der Betreute zu einer Willenserklärung, die den Aufgabenkreis des Betreuers betrifft, dessen Einwilligung bedarf.

▶ Wenn die Rechte eines Betroffenen erheblich beeinträchtigt werden, gibt es Ausnahmen von der Regelung, daß der Betreuer im Interesse des Patienten für diesen Willenserklärungen abgeben kann. Nur wenn vom Gericht ausdrücklich angeordnet wurde (§ 1896 BGB), dürfen Entscheidungen
- über den Fernmeldeverkehr,
- über die Entgegennahme, das Öffnen und Anhalten der Post
vom Betreuer getroffen werden.

▶ Weiterhin bedürfen z.B.
- die Kündigung eines Mietverhältnisses,
- eine Wohnungsauflösung oder
- das Eingehen eines Vertrages, der zu wiederkehrenden Leistungen verpflichtet,
jeweils der Genehmigung des Vormundschaftsgerichtes (§ 1907 BGB).

▶ Hinsichtlich der Einwilligung in ärztliche Behandlung (S. 255 und S. 260) muß bei Betreuten beachtet werden,
- daß ein Patient rechtskräftig in eine bestimmte Behandlung einwilligen kann, obwohl das Gericht bezüglich der Gesundheitsfürsorge einen Einwilligungsvorbehalt ausgesprochen hat.

▶ Bei einwilligungsunfähigen Patienten bedürfen ärztliche Behandlungen dann der vormundschaftlichen Genehmigung, wenn durch die Untersuchung, die Heilbehandlung oder den ärztlichen Eingriff die begründete Gefahr besteht, daran zu sterben oder schweren, längerdauernden Schaden zu erleiden (§ 1904 BGB).
- Über die Frage, welche ärztlichen Handlungen einer vormundschaftlichen Zustimmung bedürfen, wird z.Z. auf juristischer Ebene lebhaft diskutiert.
- Im psychiatrischen Bereich ist an folgende Behandlungen zu denken:
  - Langzeitbehandlungen, die über die Dauer der ursprünglichen (akuten) Erkrankung hinaus weitergeführt werden sollen, z.B. die Prophylaxe mit Lithiumsalzen oder Antikonvulsiva (→D3.3.3, S. 229 ff.) oder die Langzeitbehandlung mit Neuroleptika (→D3.2.3, S. 207 ff.).

E

- Weiterhin bei der Behandlung mit Clozapin (s. S. 206 f.).
- Auch die Elektrokrampftherapie (→D6, S. 240 ff.) wird in diesem Zusammenhang diskutiert.

● Eine vormundschaftliche Genehmigung ist dann allerdings nicht erforderlich, wenn die Behandlung im Rahmen einer Notfallsituation (s. S. 255) durchgeführt werden muß.

▶ Muß im Rahmen einer Betreuung eine freiheitsentziehende Maßnahme (z. B. die Unterbringung in einer geschlossenen Abteilung) durchgeführt werden, ist eine Zustimmung des Vormundschaftsgerichtes erforderlich (§ 1906 BGB).

● Der Richter wird dann zustimmen, wenn
  - aufgrund einer psychischen Krankheit oder geistigen oder seelischen Behinderung des Betreuten die Gefahr besteht, daß er sich selbst tötet oder erheblichen gesundheitlichen Schaden zufügt, oder
  - wenn eine Untersuchung des Gesundheitszustandes, eine Heilbehandlung oder ein ärztlicher Eingriff notwendig sind, die ohne die Unterbringung des Betreuten nicht durchgeführt werden können, oder der Betreute aufgrund einer psychischen Krankheit oder geistigen oder seelischen Behinderung die Notwendigkeit der Unterbringung nicht erkennen oder nicht einsichtig handeln kann.

● In einem Notfall muß die Genehmigung unverzüglich nachgeholt werden.

● Diese rechtlichen Vorschriften gelten auch dann, wenn ein Betreuter, der sich in einer Anstalt, einem Heim oder einer sonstigen Einrichtung aufhält, ohne untergebracht zu sein, und ihm durch medizinische Verrichtungen, (sedierende) Medikamente oder in anderer Weise über einen längeren Zeitraum oder regelmäßig die Freiheit entzogen werden soll.

▶ Für die Einrichtung einer Betreuung ist eine ärztliche Begutachtung erforderlich, in der die Fragen der Notwendigkeit einer Betreuung und eines ggf. erforderlichen Einwilligungsvorbehaltes beantwortet werden müssen.

● Geht es um eine Unterbringungsmaßnahme im Rahmen der Betreuung, ist von dem Gutachter eine fachliche Qualifikation (als Facharzt für Psychiatrie oder als Arzt mit Erfahrungen in der Psychiatrie) verlangt.

● Geht es um Untersuchung und Heilbehandlung oder einen ärztlichen Eingriff bei einem einwilligungsunfähigen, betreuten Patienten, darf das Gutachten nicht von dem Arzt erstellt werden, der die Untersuchung oder Behandlung durchführt.

▶ In dem Gutachten sind die in Tabelle E.2 aufgeführten Punkte verständlich und für den Richter nachvollziehbar darzulegen.

Tabelle E.2: Inhaltliche Anforderungen an ein Gutachten im Rahmen des Betreuungsrechtes.

1. Art, Umfang und Zeitpunkt der eigenen Untersuchungen sowie Angaben der Quellen, auf welche sich das Gutachten stützt
2. Darstellung des Sachverhaltes
3. Klinische Diagnose und Subsumption unter einen Begriff des § 1896 Abs. 1. BGB
4. Auswirkung der Krankheit auf die Fähigkeit, bestimmte Angelegenheiten zu regeln
5. Angaben über den zu regelnden Aufgabenkreis – Ausnahmen vom Regelungsbedarf
6. Ggf. Notwendigkeit eines Einwilligungsvorbehaltes für bestimmte Aufgabenkreise – voraussichtliche Dauer des Einwilligungsvorbehaltes
7. Ggf. Notwendigkeit einer geschlossenen Unterbringung zum Zwecke einer Untersuchung des Gesundheitszustandes (§ 1906 Abs. 1 Nr. 2 BGB) oder um eine Gefahr vom Betroffenen abzuwenden (§ 1906 Abs. 1 Nr. 1 BGB)
8. Ggf. Vorliegen der Voraussetzungen für Geschäftsunfähigkeit
9. Grundsätzlich muß in jedem Betreuungsgutachten auch Stellung genommen werden, ob durch die Anhörung des Betroffenen vor Gericht und durch die Mitteilung des Gutachteninhaltes und des Betreuungsbeschlusses gesundheitliche Schäden für den Probanden zu befürchten sind. Das Gericht ist nämlich verpflichtet, dem zu Betreuenden den Gerichtsbeschluß und die Gründe, die zu dem Gerichtsbeschluß führen, mitzuteilen, falls durch diese Mitteilung nicht ein Schaden für den Betroffenen zu erwarten ist (§ 70g FGG).

nach: Nedopil 1995.

Literatur

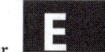

Diederichsen, U.: Zivilrecht. Juristische Voraussetzungen. In: Venzlaff, U., K. Foerster (Hrsg.): Psychiatrische Begutachtung. Fischer, Stuttgart–Jena–New York 1994.

Foerster, K.: Psychiatrische Begutachtung im Zivilrecht. In: Venzlaff, U., K. Foerster (Hrsg.): Psychiatrische Begutachtung, 2. Aufl. Fischer, Stuttgart–Jena–New York 1994.

Mende, W.: Auswirkungen des neuen Betreuungsgesetzes im Vergleich zur bisherigen Rechtslage. Nervenheilkunde 11 (1992) 269–272.

Nedopil, N.: Forensisch-psychiatrische Aspekte des Betreuungsrechts – Grundlagen und Erfahrungen. Krankenhauspsychiatrie 6 (1995) 74–78.

Nedopil, N.: Exkurs: Das neue Betreuungsgesetz und seine Auswirkungen auf die Therapie mit Psychopharmaka. In: Riederer, P., G. Laux, W. Pöldinger (Hrsg.): Neuropsychopharmaka. Ein Therapie-Handbuch, Bd. 1: Allgemeine Grundlagen der Pharmakopsychiatrie. Springer, Wien–New York 1992.

Oefele, K. von: Forensisch-psychiatrische Gesichtspunkte des neuen Betreuungsrechts (mir vollständigem Gesetzestext). Tilia, Klingenmünster 1992.

Schmidt, G., F. Böker: Betreuungsrecht, 2. Aufl. Rehm, München 1993.

4 Geschäfts- und Testierfähigkeit

Allgemeines: Die Privatautonomie eines Menschen, d. h. ob, mit wem und mit welchem Inhalt er Verträge abschließt, ist durch Artikel 2, Abs. 1 GG garantiert. Geschäfts- und Testierfähigkeit sind vom Gesetz (BGB) nicht definiert. Dagegen regelt das BGB, wann Geschäfts- und Testierfähigkeit nicht vorliegen.

▶ § 104 BGB: „Geschäftsunfähig ist: 1. wer nicht das siebente Lebensjahr vollendet hat; 2. wer sich in einem die freie Willensbestimmung ausschließenden Zustand krankhafter Störung der Geistestätigkeit befindet, sofern nicht der Zustand seiner Natur nach ein vorübergehender ist."

▶ § 105 BGB: „(1) Die Willenserklärung eines Geschäftsunfähigen ist nichtig.
(2) Nichtig ist auch eine Willenserklärung, die im Zustande der Bewußtlosigkeit oder vorübergehenden Störung der Geistestätigkeit abgegeben wird."

▶ § 2229, 4 BGB: „Wer wegen krankhafter Störung der Geistestätigkeit, wegen Geistesschwäche oder wegen Bewußtseinsstörungen nicht in der Lage ist, die Bedeutung einer von ihm abgegebenen Willenserklärung einzusehen und nach dieser Einsicht zu handeln, kann ein Testament nicht errichten."

▶ **Folgendes ist zu beachten:**
- Äußerungen zur Geschäfts- und Testierfähigkeit sollten nur in einem ausführlichen (psychiatrischen) Gutachten abgegeben werden.
- Zuerst ist (wenn möglich durch persönliche Untersuchung) zu prüfen, ob eine krankhafte Störung der Geistestätigkeit, eine Geistesschwäche oder eine Bewußtseinsstörung zum Zeitpunkt des Abschlusses eines Rechtsgeschäftes oder der Erstellung eines Testamentes vorliegen und welches Ausmaß sie haben.
- Bei der Beurteilung der Geschäftsfähigkeit geht es nicht um psychodynamische Interpretationen bezüglich des Ablaufs eines Rechtsgeschäftes, auch nicht um die Erörterung fehlender „Widerstandsfähigkeit" gegenüber einem Geschäftspartner, es sei denn, diesen Feststellungen liegt eine schwer ausgeprägte psychopathologische Symptomatik zugrunde.
- Nur wenn die „normale Bestimmbarkeit durch vernünftige Erwägungen" *zweifelsfrei* nicht gegeben ist und das als erwiesen gelten kann, darf von Geschäfts- und/oder Testierunfähigkeit ausgegangen werden.
- Zweifel an der Geschäfts- und Testierfähigkeit oder nur die Wahrscheinlichkeit des Vorliegens von Geschäfts- und Testierunfähigkeit reichen nicht aus.

- Eine graduell abgestufte oder relative Geschäftsunfähigkeit, die sich an der Schwierigkeit der einzelnen Rechtsgeschäfte orientiert, wird allgemein abgelehnt.
- Eine sog. partielle Geschäftsunfähigkeit wird von der Rechtsprechung dagegen anerkannt (z. B. bei krankhafter Eifersucht bei allen die Ehe angehenden Fragen oder isolierten Wahnbildungen für die Bereiche des Wahns).
- Fühlt sich der zur Geschäfts- und Testierfähigkeit befragte Arzt unsicher, sollte er einen erfahrenen Kollegen zur Erstellung eines Gutachtens veranlassen.

Literatur

Diederichsen, U.: Zivilrecht: Juristische Voraussetzungen, 2. Aufl. In: Venzlaff, U., K. Foerster (Hrsg.): Psychiatrische Begutachtung. Fischer, Stuttgart–Jena–New York 1994.

Foerster, K.: Zur Beurteilung der Testierfähigkeit. In: Möller, H.-K., A. Rohde (Hrsg.): Psychische Krankheit im Alter. Springer, Berlin–Heidelberg–New York 1993.

Foerster, K.: Psychiatrische Begutachtung im Zivilrecht. In: Venzlaff, U., K. Foerster (Hrsg.): Psychiatrische Begutachtung, 2. Aufl. Fischer, Stuttgart–Jena–New York 1994.

Rasch, W.: Die Beurteilung der Geschäftsfähigkeit aus ärztlicher Sicht. Z. ärztl. Fortb. 86 (1992) 767–782.

Schmudlach, H.: Die Beurteilung der Geschäftsfähigkeit aus juristischer Sicht. Z. ärztl. Fortb. 86 (1992) 771–773.

5 Verhandlungs-, Vernehmungs- und Prozeßfähigkeit

Der behandelnde Arzt eines psychisch Kranken kann gelegentlich gefragt werden, ob dieser verhandlungs-, vernehmungs- oder prozeßfähig ist.

E

▶ **Verhandlungsfähigkeit** für einen Strafprozeß bedeutet, daß der Patient in der Lage ist, in und außerhalb der Gerichtsverhandlung seine Interessen vernünftig wahrzunehmen, die Verteidigung in verständiger und verständlicher Weise zu führen sowie Prozeßerklärungen abzugeben und entgegenzunehmen.
Im Zivilprozeß wird die Fähigkeit vorausgesetzt, daß der Patient in eigener Person wirksam mit dem Gegner und dem Gericht im Prozeß zu verhandeln in der Lage ist.

▶ **Vernehmungsfähigkeit** setzt die Fähigkeit voraus, einer Vernehmung zu folgen, Fragen in ihrem Sinngehalt aufzunehmen und in freier Willensentschließung und Willensbetätigung Antworten und Erklärungen in verständlicher Form abzugeben.

▶ **Prozeßfähigkeit** ist die Fähigkeit, einen Prozeß selbst oder durch einen selbst bestellten Vertreter zu führen, also Prozeßhandlungen wirksam selbst vorzunehmen oder vornehmen zu lassen. Prozeßfähigkeit setzt Geschäftsfähigkeit (→E4, s. S. 266 f.) voraus. Wie bei dieser gibt es auch eine partielle Prozeßunfähigkeit (z. B. bei isolierter Wahnbildung).

▶ Verhandlungs-, Vernehmungs- und Prozeßfähigkeit sind Rechtsbegriffe. Ob sie bei einem speziellen Krankheitsbild anzuwenden sind, hat jeweils das Gericht zu entscheiden.

▶ Der sachverständige Arzt hat hierfür nur die Grundlagen zu liefern, indem er Angaben über die Auswirkungen einer festgestellten Erkrankung auf die Verhandlungs-, Vernehmungs- und Prozeßfähigkeit macht. Dazu gehören Feststellungen über

- die Diagnose,
- die Ätiopathogenese der Erkrankung,
- deren voraussichtliche Dauer unter Berücksichtigung aller Behandlungsmöglichkeiten sowie
- den Einfluß der Krankheitssymptome auf die im Rahmen des jeweiligen Rechtsbegriffes geforderten Fähigkeiten.

Literatur

Diederichsen, U.: Zivilrecht. Juristische Voraussetzungen. In: Venzlaff, U., K. Foerster (Hrsg.): Psychiatrische Begutachtung, 2. Aufl. Fischer, Stuttgart–Jena–New York 1994.
Foerster, K.: Psychiatrische Begutachtung im Zivilrecht. In: Venzlaff, U., K. Foerster (Hrsg.): Psychiatrische Begutachtung, 2. Aufl. Fischer, Stuttgart–Jena–New York 1994.
Schulte, R.-M.: Die Begutachtung der Haft-, Verhandlungs- und Vernehmungsfähigkeit. In: Venzlaff, U., K. Foerster (Hrsg.): Psychiatrische Begutachtung, 2. Aufl. Fischer, Stuttgart–Jena–New York 1994.

6   Schuldfähigkeit

Allgemeines: Gelegentlich kommt es vor, daß auch der überwiegend nur in der Praxis tätige Psychiater zur Frage der Schuldfähigkeit eines Patienten Stellung nehmen soll. In der Regel werden mit derartigen Begutachtungsfragen jedoch nur psychiatrische Sachverständige beauftragt, die in diesem Bereich zwischen klinischer Psychiatrie und Rechtsprechung (forensische Psychiatrie) besondere Erfahrungen haben. Der behandelnde Arzt kann aber als sog. sachverständiger Zeuge vernommen werden. Die wesentlichen Gesetzesbestimmungen sollten bekannt sein:

- § 20 StGB: „Schuldunfähigkeit wegen seelischer Störungen. Ohne Schuld handelt, wer bei Begehung der Tat wegen einer krankhaften seelischen Störung, wegen einer tiefgreifenden Bewußtseinsstörung oder wegen Schwachsinn oder einer schweren anderen seelischen

Abartigkeit unfähig ist, das Unrecht der Tat einzusehen und nach dieser Einsicht zu handeln."

- § 21 StGB: „Ist die Fähigkeit des Täters, das Unrecht der Tat einzusehen oder nach dieser Einsicht zu handeln, aus einem der in § 20 bezeichneten Gründe bei Begehung der Tat erheblich vermindert, so kann die Strafe nach § 49 Abs. 1 gemindert werden."

Die weitere Behandlung psychisch kranker Rechtsbrecher ist nach den §§ 63 und 64 StGB geregelt.

Für Jugendliche (15.–18. Lebensjahr) gilt das Jugendgerichtsgesetz (JGG), insbesondere die §§ 3, 7 und 10 JGG; für Heranwachsende (19.–21. Lebensjahr) sind die §§ 105 und 106 JGG relevant.

Literatur

Rasch, W.: Forensische Psychiatrie. 2. Aufl. Kohlhammer, Stuttgart – Berlin – Köln – Mainz 1999.

Venzlaff, U., K. Foerster (Hrsg.): Psychiatrische Begutachtung, 2. Aufl. Fischer, Stuttgart – Jena – New York 1994.

7 Die Eignung zum Führen von Kraftfahrzeugen

Allgemeines: Bei Bewerbern um eine Fahrerlaubnis der Klassen 1 bis 4 wird vom Gesetz davon ausgegangen, daß Eignung nach Erreichen eines bestimmten Lebensalters bis zum Beweis des Gegenteils vorliegt. Nicht die Eignung, sondern die Nichteignung zum Führen eines Kraftfahrzeuges muß nachgewiesen werden.

▶ Gutachten zu dieser Frage werden bei erheblichem Zweifel an der Fahreignung durch die Straßenverkehrsbehörden angefordert. Als Beweismittel gelten Gutachten des Technischen Überwachungsvereins (TÜV) und von anderen amtlich zugelassenen Untersuchungsstellen. Die Grundlagen der Begutachtung sind in der StVZO geregelt.

▶ Dem behandelnden Arzt wird öfter von seinem Patienten (oder dessen Angehörigen) die Frage gestellt, ob bei ihm trotz Erkrankung und/oder Behandlung Fahrtüchtigkeit gegeben ist.

- In der Regel hilft in einem solchen Fall informelle Beratung, ohne daß sogleich behördliche Maßnahmen notwendig werden.
- Die Erfahrung zeigt, daß sich die meisten Patienten an die Ratschläge ihres Arztes halten.

▶ Es kann aber vorkommen, daß der Arzt von sich aus Bedenken hinsichtlich der Fahrtüchtigkeit eines Patienten hat und er annehmen muß, daß der Patient trotz Erkrankung und/oder Behandlung weiter mit einem Kraftfahrzeug fährt.

- Dann ist dringend Aufklärung und Belehrung des Patienten indiziert.

- Das gilt insbesondere dann, wenn nicht nur die berechtigten Belange des Patienten, sondern auch die Gefährdung der allgemeinen Verkehrssicherheit zu berücksichtigen sind.

- Ist der Erkrankte trotz intensiven ärztlichen Bemühens unbelehrbar und uneinsichtig, wird der Arzt letztlich doch gezwungen sein, behördliche Maßnahmen zu veranlassen.

▶ Zur **Frage der Fahrtauglichkeit** gelten folgende Überlegungen:

- Während einer akuten Psychose ist die Fahreignung ausgeschlossen.

- In der Regel verzichten die Patienten auf das Fahren; anderenfalls müssen Arzt und Angehörige dafür Sorge tragen, daß der Patient Autoschlüssel und Führerschein abgibt.

- Nach abgelaufener Psychose ist davon auszugehen, daß die Fahreignung wiederhergestellt ist.

- In Zweifelsfällen ist eine eingehende psychiatrische Untersuchung durchzuführen, wobei psychopathologische (Rest-)Symptome, Verlaufseigenheiten der Erkrankung und medikamentenbedingte Nebenwirkungen berücksichtigt werden müssen.

- Folgende Bereiche müssen geprüft werden: psycho-pathologischer Befund (→C4), allgemein-körperlicher (→C2) und neurologischer (→C3) Befund, testpsychologischer Befund (→C5), insbesondere die Wahrnehmung und die sensomotorischen Reaktionen.

- Ergibt die sorgfältige Untersuchung, daß erhebliche Einschränkungen in den genannten Bereichen vorhanden sind, muß von Fahruntüchtigkeit ausgegangen werden.

- Die Beratung und/oder Begutachtung eines Patienten zu Fragen der Verkehrstüchtigkeit erfordern ein differenziertes Vorgehen, wobei evtl. erforderliche Warte- und Karenzzeiten auf den Einzelfall abgestimmt werden müssen.

- Bei nicht-psychotischen seelischen Erkrankungen ist in gleicher Weise vorzugehen.

Literatur

Barbey, I.: Verkehrspsychiatrie. In: Venzlaff, U., K. Foerster (Hrsg.): Psychiatrische Begutachtung, 2. Aufl. Fischer, Stuttgart–Jena–New York 1994.
Krankheit und Kraftverkehr, Begutachtungs-Leitlinien des Gemeinsamen Beirates für Verkehrsmedizin beim Bundesminister für Verkehr und beim Bundesminister für Gesundheit. Bearbeitet von *H. Lewrenz* und *B. Friedel.* Bonn 1996.

8 Schwangerschaftsabbruch aus psychiatrischer Indikation

▶ Der Abbruch einer Schwangerschaft ist in der Regel rechtswidrig, aber unter bestimmten Bedingungen straffrei. Lediglich dann ist ein Schwangerschaftsabbruch durch einen Arzt nicht rechtswidrig (§ 218a, Abs. 1), wenn eine der zwei **Indikationen** festgestellt wurde:
- Eugenische Indikation (bis zum Ende der 22. Woche nach Konzeption) entsprechend § 218a Abs. 3 StGB.
- Medizinische Indikation (zeitlich unbegrenzt) entsprechend § 218a Abs. 2 StGB.
- Die frühere „Notlagenindikation" gibt es nach dem Gesetz nicht mehr. Auch die „kriminologische Indikation" ist im Gesetzestext nicht mehr ausdrücklich aufgeführt.

▶ Für den Psychiater bedeutsam ist allein die **medizinische Indikation,** die zunehmend seltener gestellt wird und dann gegeben sein kann, wenn
- die Schwangere einwilligt,
- der Abbruch der Schwangerschaft unter Berücksichtigung der gegenwärtigen und zukünftigen Lebensverhältnisse der Schwangeren nach ärztlicher Erkenntnis angezeigt ist, um eine Gefahr für das Leben und die Gefahr einer schwerwiegenden Beeinträchtigung des körperlichen oder seelischen Gesundheitszustandes der Schwangeren abzuwenden, und
- die Gefahr nicht auf eine andere, für die Betroffene zumutbare Weise abgewendet werden kann.

▶ Bei der **Indikationsstellung** zum Schwangerschaftsabbruch aus psychiatrischen Gründen sind immer auch folgende **Risiken** sorgfältig abzuwägen:
- Risiken entstehen einerseits durch das Austragen der Schwangerschaft, andererseits aber auch durch frühe und/oder späte Komplikationen durch den operativen Eingriff.
- Aus psychiatrischer Sicht ist vor allem an seelische Folgeerscheinungen des Schwangerschaftsabbruches zu denken, z.B. an Reue-, Schuld- und Minderwertigkeitsgefühle sowie Straf- und Zukunftsängste, die wiederum Ausgangspunkte krankhafter seelischer Entwicklungen werden können. Es können auch Folgen für die Partnerschaft auftreten.
- Andererseits zeigt die überwiegende Mehrzahl der Frauen nach einer Schwangerschaftsunterbrechung keine krankhaften seelischen Folgeerscheinungen.

E

▶ Unbedingt wichtig ist eine intensive Beratung der Schwangeren (und möglichst auch ihres Partners) vor und auch nach dem Abbruch der Schwangerschaft.

Literatur

Mende, W.: Schwangerschaftsabbruch aus psychiatrischer Indikation. In: Venzlaff, U. (Hrsg.): Psychiatrische Begutachtung. Fischer, Stuttgart–New York 1986.
Metzger, R., R. Pfeiffer: Interruptio – Indikation: Psychische Folgen und Beratungsgespräch. In: Faust, V. (Hrsg.): Psychiatrie. Ein Lehrbuch für Klinik, Praxis und Beratung. Fischer, Stuttgart–Jena–New York 1995.

9　Sozialversicherungsrechtliche Aspekte

▶ Hinsichtlich der Fragen, die im Zusammenhang mit der Gesetzlichen Krankenversicherung, dem Kassenarztrecht, der Gesetzlichen Unfallversicherung, der Rentenversicherung und den anderen Gesetzen des Sozialrechtes auftreten, hat der Arzt entsprechend dem Behandlungsvertrag mit dem Patienten seine ärztlichen Pflichten gegenüber dem Patienten wie gegenüber dem jeweiligen Versicherungsträger und den die Rechtspflege im Sozialrecht ausübenden Institutionen gewissenhaft zu erfüllen.

▶ In Tabelle E.3 ist eine Übersicht über sozialrechtliche Fragen und gesetzliche Grundlagen zusammengestellt.

▶ Wichtig erscheint aus der praktischen Erfahrung, daß evtl. zu erstattende Gutachten sorgfältig und unter Berücksichtigung der entsprechenden Anhaltspunkte für die Erstattung von Gutachten in den einzelnen Sozialrechtsbereichen erstellt werden.

Tabelle E.3: Übersicht über sozialrechtliche Fragestellungen und gesetzliche Grundlagen.

Fragestellung	Auftraggeber	Definition	rechtliche Regelung
Arbeits-unfähigkeit	Krankenkasse im Streitfall: Sozialgericht	AU liegt vor, wenn der Versicherte wegen seiner Krankheit nicht oder nur mit der Gefahr, seinen Zustand zu verschlimmern, fähig ist, seiner bisher ausgeübten oder einer ähnlich gearteten leichteren Erwerbstätigkeit nachzugehen.	§ 44 SGB V BSG 26, 288

Tabelle E.3: Fortsetzung.

Fragestellung	Auftraggeber	Definition	rechtliche Regelung
Erwerbs-unfähigkeit	Rentenver-sicherungs-träger im Streitfall: Sozialgericht	EU liegt bei einem Versicherten vor, der infolge von Krankheit oder anderen Gebrechen oder von Schwäche seiner körperlichen oder geistigen Kräfte auf nicht absehbare Zeit eine Erwerbstätigkeit in gewisser Regelmäßigkeit nicht mehr ausüben kann oder nicht mehr als nur geringfügige Einkünfte durch Erwerbstätigkeit erzielen kann.	§ 1247 RVO BSG 43, 75
Berufs-unfähigkeit	Rentenver-sicherungs-träger im Streitfall: Sozialgericht	BU liegt bei einem Versicherten vor, dessen Erwerbstätigkeit infolge von Krankheit oder anderen Gebrechen oder Schwäche seiner körperlichen oder geistigen Kräfte auf weniger als die Hälfte derjenigen eines körperlich und geistig gesunden Versicherten mit ähnlicher Ausbildung und gleichwertigen Kenntnissen und Fähigkeiten herabgesunken ist.	§ 1246 RVO
Dienst-unfähigkeit	Dienstherr im Streitfall: Verwaltungs-gericht	Der Beamte auf Lebenszeit ist in den Ruhestand zu versetzen, wenn er infolge eines körperlichen Gebrechens oder wegen Schwäche seiner körperlichen und geistigen Kräfte zur Erfüllung seiner Dienstpflichten dauernd unfähig (dienstunfähig) ist.	§ 42 BBG
Minderung der Erwerbs-fähigkeit (MdE)	Unfallver-sicherungs-träger im Streitfall: Sozialgericht	Die MdE ist der teilweise Verlust der Erwerbsfähigkeit. Erwerbsfähigkeit i.S. der gesetzlichen Unfallversicherung ist die Möglichkeit, seine Arbeitskraft auf dem „allgemeinen Arbeitsmarkt" wirtschaftlich zu verwerten.	§ 580 RVO
Grad der Behin-derung (GdB)	Versorgungs-amt im Streitfall: Sozialgericht	Behinderung ist die Auswirkung einer nicht nur vorübergehenden Funktionsbeeinträchtigung, die auf einem regelwidrigen körperlichen, geistigen oder seelischen Zustand beruht. Schwerbehinderte sind Personen mit einem „Grad der Behinderung von wenigstens 50".	§ 2a SchwbG § 1 SchwbG

E

(aus: Foerster 1994)

▶ Es ist dem Patienten nicht zuzumuten, wegen wenig sorgfältig erstatteter Gutachten eine Serie von Gutachtenuntersuchungen über sich ergehen lassen zu müssen.

▶ Zu Einzelfragen der Begutachtung muß auf die **Spezialliteratur** (s. u.) verwiesen werden.

Literatur

Bundesministerium für Arbeit und Sozialordnung: Anhaltspunkte für die ärztliche Gutachtertätigkeit im sozialen Entschädigungsrecht und nach dem Schwerbehindertengesetz. Bonn 1996.

Erlenkämper, A.: Sozialrecht für Mediziner. Thieme, Stuttgart–New York 1981.

Foerster, K.: Psychiatrische Begutachtung im Sozialrecht. In: Venzlaff, U., K. Foerster (Hrsg.): Psychiatrische Begutachtung, 2. Aufl. Fischer, Stuttgart–Jena–New York 1994.

Schulte, R.-M.: Soziale Hilfen für psychisch Kranke und geistig Behinderte. In: Venzlaff, U., K. Foerster (Hrsg.): Psychiatrische Begutachtung, 2. Aufl. Fischer, Stuttgart–Jena–New York 1994.

Verband deutscher Rentenversicherungsträger: Sozialmedizinische Begutachtung in der gesetzlichen Rentenversicherung. 5. Aufl. Fischer, Stuttgart–Jena–New York 1995.

Zeit, T., W. Wiester: Die psychiatrische Anamnese, der psychische Befund und ihre Relevanz für die Beweisfragen im psychiatrischen Gutachten vor dem Sozialgericht. Nervenarzt 66 (1995) 197–206.

1   Internationale Klassifikation der psychiatrischen Krankheiten WHO, ICD (= International Classification of Diseases)

Nachfolgend sind die alte, nicht mehr aktuelle 9. und die jetzt verbindliche 10. Revision der ICD aufgeführt.

Z. Z. befindet sich das diagnostische Zuordnen (Klassifizieren) in einer Übergangsphase, die noch einige Jahre dauern wird. Traditionelle diagnostische Zuordnungen und Umschreibungen von Krankheitsbildern werden von manchmal völlig neuen Bezeichnungen und begrifflichen Fassungen psychiatrischer Krankheitsbilder abgelöst. Das macht Ärzten der mittleren und älteren Generation Schwierigkeiten.

Aus diesem Grund sind **Referenztabellen** erarbeitet worden, die die alten Diagnosen den neuen diagnostischen Begriffen und umgekehrt gegenüberstellen. Sie erleichtern das Verständnis und den Einstieg in die neue ICD-10.

▶ Freyberger, H. J., E. Schulte-Markwort, H. Dilling: Referenztabellen der WHO zum Kapitel V (F) der 10. Revision der Internationalen Klassifikation der Krankheiten (ICD–10): ICD-9 versus ICD-10. Fortschr. Neurol. Psychiat. 61 (1993) 109–127.

▶ Freyberger, H. J., E. Schulte-Markwort, H. Dilling: Referenztabellen der WHO zum Kapitel V (F) der 10. Revision der Internationalen Klassifikation der Krankheiten (ICD-10): ICD-10 versus ICD-9. Fortschr. Neurol. Psychiat. 61 (1993) 128–143.

1.1   ICD-9 (9. Revision)

(Zu benutzen mit einem Manual: Degkwitz, R., H. Helmchen, G. Kockott, W. Mombour [Hrsg.]: Diagnosenschlüssel und Glossar psychiatrischer Erkrankungen, 5. Aufl. Springer, Berlin–Heidelberg–New York 1980.)

290–299 Psychosen

290–294 Organische Psychosen

290	senile und präsenile organische Psychosen
.0	einfache senile Demenz
.1	präsenile Demenz
.2	senile Demenz mit depressiven oder paranoidem Erscheinungsbild
.3	senile Demenz mit akutem Verwirrtheitszustand
.4	arteriosklerotische Demenz
.8	andere senile und präsenile organische Psychosen
.9	nicht näher bezeichnete senile und präsenile organische Psychosen
291	Alkoholpsychosen
.0	Delirium tremens
.1	alkoholisches Korsakow-Syndrom (Korsakow-Psychose)
.2	andere Alkoholdemenz
.3	Alkohol-Halluzinose
.4	pathologischer Rausch
.5	alkoholischer Eifersuchtswahn
.8	andere Alkoholpsychosen
.9	nicht näher bezeichnete Alkoholpsychosen
292	Drogenpsychosen
.0	Drogenentzugssyndrom
.1	drogeninduzierte paranoide und/oder halluzinatorische Zustandsbilder
.2	pathologischer Drogenrausch
.8	andere Drogenpsychosen
.9	nicht näher bezeichnete Drogenpsychosen
293	vorübergehende organische Psychosen (akute exogene Reaktionstypen)
.0	akuter Verwirrtheitszustand
.1	subakuter Verwirrtheitszustand
.8	andere vorübergehende organische Psychosen
.9	nicht näher bezeichnete vorübergehende organische Psychosen
294	andere (chronische) organische Psychosen
.0	(nichtalkoholische) Korsakow-Psychose oder Korsakow-Syndrom
.1	Demenz bei an anderer Stelle klassifizierten Krankheitsbildern
.8	andere (chronische) organische Psychosen
.9	nicht näher bezeichnete (chronische) organische Psychosen

295–299 Andere Psychosen

295 schizophrene Psychosen
  .0 Schizophrenia simplex
  .1 hebephrene Form
  .2 katatone Form
  .3 paranoide Form
  .4 akute schizophrene Episode
  .5 latente Schizophrenie
  .6 schizophrene Rest- und Defektzustände
  .7 schizoaffektive Psychosen
  .8 andere Schizophrenieformen
  .9 nicht näher bezeichnete Schizophrenieformen

296 affektive Psychosen
  .0 endogene Manie, bisher nur monopolar
  .1 endogene Depression, bisher nur monopolar
  .2 Manie im Rahmen einer zirkulären Verlaufsform einer manisch-depressiven Psychose
  .3 Depression im Rahmen einer zirkulären Verlaufsform einer manisch-depressiven Psychose
  .4 Mischzustand im Rahmen einer zirkulären Verlaufsform einer manisch-depressiven Psychose
  .5 zirkuläre Verlaufsform einer manisch-depressiven Psychose ohne Angaben über das vorliegende Zustandsbild
  .6 andere und nicht näher bezeichnete manisch-depressive Psychosen
  .8 andere affektive Psychosen
  .9 nicht näher bezeichnete affektive Psychosen

297 paranoide Syndrome
  .0 einfache paranoide Psychose
  .1 Paranoia
  .2 Paraphrenie
  .3 induzierte Psychose
  .8 andere paranoide Syndrome
  .9 nicht näher bezeichnete paranoide Syndrome

298 andere nichtorganische Psychosen
  .0 reaktive depressive Psychose
  .1 reaktiver Erregungszustand
  .2 reaktiver Verwirrtheitszustand
  .3 akute paranoide Reaktion
  .4 psychogene Psychose mit paranoider Symptomatik
  .8 andere und nicht näher bezeichnete reaktive Psychosen
  .9 nicht näher bezeichnete Psychose

299 typische Psychosen des Kindesalters
  .0 frühkindlicher Autismus
  .1 desintegrative Psychose
  .8 andere Psychosen des Kindesalters
  .9 nicht näher bezeichnete Psychosen des Kindesalters

F

300–316 Neurosen, Persönlichkeitsstörungen (Psychopathien) und andere nicht-psychotische psychische Störungen

300 Neurosen
- .0 Angstneurose
- .1 hysterische Neurose
- .2 Phobie
- .3 Zwangsneurose
- .4 neurotische Depression
- .5 Neurasthenie
- .6 neurotisches Depersonalisationssyndrom
- .7 hypochondrische Neurose
- .8 andere Neurosen
- .9 nicht näher bezeichnete Neurosen

301 Persönlichkeitsstörungen (Psychopathien, Charakterneurosen)
- .0 paranoide Persönlichkeit
- .1 cyclothyme (thymopathische) Persönlichkeit
- .2 schizoide Persönlichkeit
- .3 erregbare Persönlichkeit
- .4 anankastische Persönlichkeit
- .5 hysterische Persönlichkeit
- .6 asthenische Persönlichkeit
- .7 Persönlichkeitsstörung mit vorwiegend soziopathischem oder asozialem Verhalten
- .8 andere Persönlichkeitsstörungen
- .9 nicht näher bezeichnete Persönlichkeitsstörungen

302 sexuelle Verhaltensabweichungen und Störungen
- .0 Homosexualität
- .1 Sodomie
- .2 Pädophilie
- .3 Transvestismus
- .4 Exhibitionismus
- .5 Transsexualität
- .6 Störungen der psychosexuellen Identität
- .7 Frigidität und Impotenz
- .8 andere sexuelle Verhaltensabweichungen und Störungen
- .9 nicht näher bezeichnete sexuelle Verhaltensabweichungen und Störungen

303 Alkoholabhängigkeit

304 Medikamenten-/Drogenabhängigkeit
- .0 Morphintyp
- .1 Barbiturattyp
- .2 Cocain
- .3 Cannabis
- .4 Amphetamintyp und andere Psychostimulanzien
- .5 Halluzinogene
- .6 Abhängigkeit von anderen Medikamenten/Drogen
- .7 Polytoxikomanie einschließlich des Morphintyps

.8 Polytoxikomanie ohne Morphintyp
.9 nicht näher bezeichnete Medikamenten-/Drogenabhängigkeit

305 Drogen- und Medikamentenmißbrauch ohne Abhängigkeit
.0 Alkoholmißbrauch
.1 Nikotinmißbrauch
.2 Cannabismißbrauch
.3 Halluzinogenmißbrauch
.4 Mißbrauch von Barbituraten und Tranquilizern
.5 Mißbrauch vom Morphintyp
.6 Mißbrauch vom Cocaintyp
.7 Mißbrauch vom Amphetamintyp
.8 Mißbrauch von Antidepressiva
.9 anderer, kombinierter und nicht näher bezeichneter Medikamenten-/Drogen-
  mißbrauch

306 Körperliche Funktionsstörungen psychischen Ursprungs
.0 Muskulatur und Skelettsystem
.1 Atmungsorgane
.2 Herz- und Kreislaufsystem
.3 Haut
.4 Magen-Darm-Trakt
.5 Urogenitalsystem
.6 endokrines System
.7 Sinnesorgane
.8 andere funktionelle Störungen psychischen Ursprungs
.9 näher bezeichnete funktionelle Störungen psychischen Ursprungs

307 Spezielle, nicht anderweitig klassifizierbare Symptome oder Syndrome
.0 Stammeln und Stottern
.1 Anorexia nervosa
.2 Tics
.3 wiederholte stereotype Bewegungen
.4 spezifische Schlafstörungen
.5 andere nicht näher bezeichnete Eßstörungen
.6 Enuresis
.7 Enkopresis
.8 Psychalgie
.9 andere und nicht näher bezeichnete spezifische Symptome oder Syndrome, die
  nicht anderweitig klassifiziert werden können

308 Psychogene Reaktion (akute Belastungsreaktion)
.0 akute Belastungsreaktion mit vorherrschender emotionaler Störung
.1 akute Belastungsreaktion mit vorherrschender Bewußtseinsstörung
.2 akute Belastungsreaktion mit vorherrschender psychomotorischer Störung
.3 andere akute Belastungsreaktion
.4 Mischformen
.9 nicht näher bezeichnete akute Belastungsreaktion

309 Psychogene Reaktion (Anpassungsstörung)
.0 kurzdauernde depressive Reaktion

F

.1   länger dauernde depressive Reaktion
.2   Anpassungsstörung mit vorwiegend emotionaler Symptomatik
.3   Anpassungsstörung vorwiegend im Sozialverhalten
.4   Anpassungsstörung im Sozialverhalten mit emotionaler Symptomatik
.8   andere Anpassungsstörungen
.9   nicht näher bezeichnete Anpassungsstörungen

310 Spezifische nichtpsychotische Störungen nach Hirnschädigungen
.0   Frontalhirn-Syndrom
.1   Intelligenz- oder Persönlichkeitsveränderung anderer Typologie
.2   postkontusionelles Syndrom
.8   andere spezifische nichtpsychotische Störungen nach Hirnschädigungen
.9   nicht näher bezeichnete spezifische, nichtpsychotische psychische Störungen
     nach Hirnschädigungen

311 Anderweitig nicht klassifizierbare depressive Zustandsbilder

312 Anderweitig nicht klassifizierbare Störungen des Sozialverhaltens
.0   Störungen des Sozialverhaltens mit Sozialisation (ohne Gruppe)
.1   Störungen des Sozialverhaltens mit Sozialisation (in Gruppe)
.2   Störungen des Sozialverhaltens mit Zwangscharakter
.3   Störungen des Sozialverhaltens mit emotionaler Symptomatik
.8   andere Störungen des Sozialverhaltens
.9   nicht näher bezeichnete Störungen des Sozialverhaltens

313 Spezifische emotionale Störungen des Kindes- und Jugendalters
.0   mit Angst und Furchtsamkeit
.1   mit Niedergeschlagenheit und Unglücklichsein
.2   mit Empfindsamkeit, Scheu und Abkapselung
.3   mit Beziehungsschwierigkeiten
.8   andere oder Mischformen
.9   nicht näher bezeichnete spezifische emotionale Störungen des Kindes- und
     Jugendalters

314 Hyperkinetisches Syndrom des Kindesalters
.0   Störung von Aktivität und Aufmerksamkeit
.1   hyperkinetisches Syndrom mit Entwicklungsrückstand
.2   hyperkinetisches Syndrom mit Störung des Sozialverhaltens
.8   andere hyperkinetische Syndrome des Kindesalters
.9   nicht näher bezeichnete hyperkinetische Syndrome des Kindesalters

315 Umschriebene Entwicklungsrückstände
.0   umschriebene Lese-Rechtschreibschwäche
.1   umschriebene Rechenschwäche
.2   andere umschriebene Lernschwächen
.3   umschriebener Rückstand in der Sprech- und Sprachentwicklung
.4   umschriebener Rückstand in der motorischen Entwicklung
.5   Mischform
.8   andere umschriebene Entwicklungsrückstände
.9   nicht näher bezeichnete umschriebene Entwicklungsrückstände

316   Anderweitig klassifizierte Erkrankungen, bei denen psychische Faktoren eine Rolle spielen (psychosomatische Erkrankungen im engeren Sinne)

317–319 Oligophrenien

317   Leichter Schwachsinn

318   Andere Ausprägungsgrade des Schwachsinns
  .0   deutlicher Schwachsinn
  .1   schwerer Schwachsinn
  .2   hochgradiger Schwachsinn

319   nicht näher bezeichneter Schwachsinn

1.2   ICD-10 (10. Revision)

(Zu benutzen mit einem Manual: Weltgesundheitsorganisation: Internationale Klassifikation psychischer Störungen. ICD-10 Kapitel V [F]. Klinisch-diagnostische Leitlinien. 2. Aufl. Hrsgg. von H. Dilling, W. Mombour und M. H. Schmidt. Huber, Bern–Göttingen–Toronto 1997.)

F0	**Organische, einschließlich symptomatischer psychischer Störungen**

F00   *Demenz bei Alzheimer'scher Erkrankung*
  F00.0   Demenz bei Alzheimer'scher Erkrankung mit frühem Beginn (Typ 2)
  F00.1   Demenz bei Alzheimer'scher Erkrankung mit spätem Beginn (Typ 1)
  F00.2   Demenz bei Alzheimer'scher Erkrankung, atypische oder gemischte Form
  F00.9   nicht näher bezeichnete

F01   *vaskuläre Demenz*
  F01.0   vaskuläre Demenz mit akutem Beginn
  F01.1   Multiinfarktdemenz (vorwiegend kortikal)
  F01.2   subkortikale vaskuläre Demenz
  F01.3   gemischte (kortikale und subkortikale) vaskuläre Demenz
  F01.8   andere
  F01.9   nicht näher bezeichnete

F02   *Demenz bei andernorts klassifizierten Erkrankungen*
  F02.0   Demenz bei Pick'scher Erkrankung
  F02.1   Demenz bei Creutzfeldt-Jakob'scher Erkrankung
  F02.2   Demenz bei Huntington'scher Erkrankung
  F02.3   Demenz bei Parkinson'scher Erkrankung
  F02.4   Demenz bei Erkrankung durch das Humane Immundefizienzvirus (HIV)
  F02.8   Demenz bei andernorts klassifizierten Krankheitsbildern

F03   *nicht näher bezeichnete Demenz*
       Die fünfte Stelle beschreibt das klinische Erscheinungsbild einer Demenz (F00–F03) mit zusätzlichen Symptomen:
  F0x.x0   ohne zusätzliche Symptome

F

F0x.x1	andere Symptome, vorwiegend wahnhaft
F0x.x2	andere Symptome, vorwiegend halluzinatorisch
F0x.x3	andere Symptome, vorwiegend depressiv
F0x.x4	andere gemischte Symptome

F04	*organisches amnestisches Syndrom, nicht durch Alkohol oder psychotrope Substanzen bedingt*

F05	*Delir, nicht durch Alkohol oder psychotrope Substanzen bedingt*
F05.0	Delir ohne Demenz
F05.1	Delir bei Demenz
F05.8	anderes
F05.9	nicht näher bezeichnetes

F06	*andere psychische Störungen aufgrund einer Schädigung oder Funktionsstörung des Gehirns oder einer körperlichen Erkrankung*
F06.0	organische Halluzinose
F06.1	organische katatone Störung
F06.2	organische wahnhafte (schizophreniforme) Störungen
F06.3	organische affektive Störungen
.30	organische manische Störung
.31	organische bipolare Störung
.32	organische depressive Störung
.33	organische gemischte affektive Störung
F06.4	organische Angststörung
F06.5	organische dissoziative Störung
F06.5	organische emotional labile (asthenische) Störung
F06.7	leichte kognitive Störung
F06.8	andere näher bezeichnete
F06.9	nicht näher bezeichnete

F07	*Persönlichkeits- und Verhaltensstörungen aufgrund einer Erkrankung, Schädigung oder Funktionsstörung des Gehirns*
F07.0	organische Persönlichkeitsstörung
F07.1	postenzephalitisches Syndrom
F07.2	organisches Psychosyndrom nach Schädelhirntrauma
F07.8	andere
F07.9	nicht näher bezeichnete

F09	*nicht näher bezeichnete organische oder symptomatische psychische Störungen*

F1	**Psychische und Verhaltensstörungen durch psychotrope Substanzen**

F10	*Störungen durch Alkohol*

F11	*Störungen durch Opioide*

F12	*Störungen durch Cannabinoide*

F13	*Störungen durch Sedativa oder Hypnotika*

F14	*Störungen durch Kokain*

F15	*Störungen durch andere Stimulanzien einschließlich Koffein*
F16	*Störungen durch Halluzinogene*
F17	*Störungen durch Tabak*
F18	*Störungen durch flüchtige Lösungsmittel*
F19	*Störungen durch multiplen Substanzgebrauch und Konsum anderer psychotroper Substanzen*

Die vierte und fünfte Stelle beschreiben das klinische Erscheinungsbild:

F1x.0	akute Intoxikation
.00	ohne Kontraindikationen
.01	mit Verletzung oder anderer körperlicher Schädigung
.02	mit anderer medizinischer Komplikation
.03	mit Delir
.04	mit Wahrnehmungsstörungen
.05	mit Koma
.06	mit Krampfanfällen
.07	pathologischer Rausch
F1x.1	schädlicher Gebrauch
F1x.2	Abhängigkeitssyndrom
.20	gegenwärtig abstinent
.21	gegenwärtig abstinent, aber in beschützender Umgebung
.22	gegenwärtig Teilnahme an einem ärztlich überwachten Ersatzdrogenprogramm (z. B. Methadon)
.23	gegenwärtig abstinent, aber in Behandlung mit aversiven oder hemmenden Medikamenten (z. B. Naloxon oder Disulfiram)
.24	gegenwärtiger Substanzgebrauch
.25	ständiger Substanzgebrauch
.26	episodischer Substanzgebrauch
F1x.3	Entzugssyndrom
.30	ohne Komplikationen
.31	mit Krampfanfällen
F1x.4	Entzugssyndrom mit Delir
.40	ohne Krampfanfälle
.41	mit Krampfanfällen
F1x.5	psychotische Störung
.50	schizophreniform
.51	vorwiegend wahnhaft
.52	vorwiegend halluzinatorisch
.53	vorwiegend polymorph
.54	vorwiegend depressive Symptome
.55	vorwiegend manische Symptome
.56	gemischt
F1x.6	durch Alkohol oder psychotrope Substanzen bedingtes amnestisches Syndrom
F1x.7	durch Alkohol oder psychotrope Substanzen bedingter Restzustand und verzögert auftretende psychotische Störung

F

.70	Nachhallzustände (flashbacks)
.71	Persönlichkeits- oder Verhaltensstörung
.72	affektives Zustandsbild
.73	Demenz
.74	andere anhaltende kognitive Beeinträchtigung
.75	verzögert auftretende psychotische Störung
F1x.8	andere durch Alkohol oder psychotropische Substanzen bedingte psychische oder Verhaltensstörungen
F1x.9	nicht näher bezeichnete durch Alkohol oder psychotrope Substanzen bedingte psychische oder Verhaltensstörung

F2   **Schizophrenie, schizotype und wahnhafte Störungen**

F20   *Schizophrenie*
F20.0	paranoide Schizophrenie
F20.1	hebephrene Schizophrenie
F20.2	katatone Schizophrenie
F20.3	undifferenzierte Schizophrenie
F20.4	postschizophrene Depression
F20.5	schizophrenes Residuum
F20.6	Schizophrenia simplex
F20.8	andere Schizophrenie
F20.9	nicht näher bezeichnete Schizophrenie

Verlaufsbilder
F20.x0	kontinuierlich
F20.x1	episodisch, mit zunehmendem Residuum
F20.x2	episodisch, mit stabilem Residuum
F20.x3	episodisch remittierend
F20.x4	unvollständige Remission
F20.x5	vollständige Remission
F20.x8	andere
F20.x9	Beobachtungszeitraum weniger als ein Jahr

F21   *schizotype Störung*

F22   *anhaltende wahnhafte Störungen*
F22.0	wahnhafte Störung
F22.8	andere anhaltende wahnhafte Störungen
F22.9	nicht näher bezeichnete

F23   *vorübergehende akute psychotische Störungen*
F23.0	akute polymorphe psychotische Störung ohne Symptome einer Schizophrenie
.00	ohne akute Belastung
.01	mit akuter Belastung
F23.1	akute polymorphe psychotische Störung mit Symptomen einer Schizophrenie
.10	ohne akute Belastung
.11	mit akuter Belastung
F23.2	akute schizophreniforme psychotische Störung
.20	ohne akute Belastung
.21	mit akuter Belastung

F23.3 andere akute vorwiegend wahnhafte psychotische Störung
.30 ohne akute Belastung
.31 mit akuter Belastung
F23.8 andere akute vorübergehende psychotische Episode
F23.9 nicht näher bezeichnete akute vorübergehende psychotische Episode

F24 *induzierte wahnhafte Störung*

F25 *schizoaffektive Störungen*
F25.0 schizomanische Störung
F25.1 schizodepressive Störung
F25.2 gemischte schizoaffektive Störung
F25.8 andere
F25.9 nicht näher bezeichnete

F28 *andere nichtorganische psychotische Störungen*

F29 *nicht näher bezeichnete nichtorganische Psychose*

F3 **Affektive Störungen**

F30 *manische Episode*

F30.0 Hypomanie
F30.1 Manie ohne psychotische Symptome
F30.2 Manie mit psychotischen Symptomen
F30.8 andere
F30.9 nicht näher bezeichnete

F31 *bipolare affektive Störung*
F31.0 gegenwärtig hypomanische Episode
F31.1 gegenwärtig manische Episode, ohne psychotische Symptome
F31.2 gegenwärtig manische Episode, mit psychotischen Symptomen
F31.3 gegenwärtig mittelgradige oder leichte depressive Episode
.30 ohne somatische Symptome
.31 mit somatischen Symptomen
F31.4 gegenwärtig schwere depressive Episode ohne psychotische Symptome
F31.5 gegenwärtig; schwere depressive Episode mit psychotischen Symptomen
F31.6 gegenwärtig gemischte Episode
F31.7 gegenwärtig remittiert
F31.8 andere
F31.9 nicht näher bezeichnete

F32 *depressive Episode*
F32.0 leichte depressive Episode
.00 ohne somatische Symptome
.01 mit somatischen Symptomen
F32.1 mittelgradige depressive Episode
.10 ohne somatische Symptome
.11 mit somatischen Symptomen
F32.2 schwere depressive Episode ohne psychotische Symptome
F32.3 schwere depressive Episode mit psychotischen Symptomen

F

F32.8   andere
F32.9   nicht näher bezeichnete

F33   *rezidivierende depressive Störungen*
F33.0   gegenwärtig leichte Episode
  .00   ohne somatische Symptome
  .01   mit somatischen Symptomen
F33.1   gegenwärtig mittelgradige Episode
  .10   ohne somatische Symptome
  .11   mit somatischen Symptomen
F33.2   gegenwärtig schwere Episode ohne psychotische Symptome
F33.3   gegenwärtig schwere Episode mit psychotischen Symptomen
F33.4   gegenwärtig remittiert
F33.8   andere
F33.9   nicht näher bezeichnete

F34   *anhaltende affektive Störungen*
F34.0   Zyklothymia
F34.1   Dysthymia
F34.8   andere
F34.9   nicht näher bezeichnete

F38   *andere affektive Störungen*
F38.0   andere einzelne affektive Störungen
  .00   gemischte affektive Episode
F38.1   andere rezidivierende affektive Störungen
  .10   rezidivierende kurze depressive Störung
F38.8   andere näher bezeichnete

F39   *nicht näher bezeichnete affektive Störungen*

F4   **neurotische, Belastungs- und somatoforme Störungen**

F40   *phobische Störung*
F40.0   Agoraphobie
  .00   ohne Panikstörung
  .01   mit Panikstörung
F40.1   soziale Phobien
F40.2   spezifische (isolierte) Phobien
F40.8   andere
F40.9   nicht näher bezeichnete

F41   *andere Angststörungen*
F41.0   Panikstörung (episodisch paroxysmale Angst)
F41.1   generalisierte Angststörung
F41.2   Angst und depressive Störung, gemischt
F41.3   andere gemischte Angststörungen
F41.8   andere näher bezeichnete
F41.9   nicht näher bezeichnete

F42   *Zwangsstörung*
F42.0   vorwiegend Zwangsgedanken oder Grübelzwang

F42.1 vorwiegend Zwangshandlungen (Zwangsrituale)
F42.2 Zwangsgedanken und -handlungen, gemischt
F42.8 andere
F42.9 nicht näher bezeichnete

F43   Reaktion auf schwere Belastungen und Anpassungsstörungen
F43.0 akute Belastungsreaktion
F43.1 posttraumatische Belastungsstörung
F43.2 Anpassungsstörungen
  .20 kurze depressive Reaktion
  .21 länger depressive Reaktion
  .22 Angst und depressive Reaktion, gemischt
  .23 mit vorwiegender Beeinträchtigung von anderen Gefühlen
  .24 mit vorwiegender Störung des Sozialverhaltens
  .25 mit gemischter Störung von Gefühlen und Sozialverhalten
  .28 andere spezifische Anpassungsstörung
F43.8 andere
F43.9 nicht näher bezeichnete

F44   dissoziale Störungen (Konversionsstörungen)
F44.0 dissoziative Amnesie
F44.1 dissoziative Fugue
F44.2 dissoziativer Stupor
F44.3 Trance und Besessenheitszustände
F44.4 dissoziative Bewegungsstörungen
F44.5 dissoziative Krampfanfälle
F44.6 dissoziative Sensibilitäts- und Empfindungsstörungen
F44.7 dissoziative Störungen (Konversionsstörungen), gemischt
F44.8 andere
  .80 Ganser-Syndrom
  .81 multiple Persönlichkeit
  .82 vorübergehende dissoziative Störungen (Konversionsstörungen) in der Kindheit und Jugend
  .88 andere näher bezeichnete
F44.9 nicht näher bezeichnete

F45   somatoforme Störungen
F45.0 Somatisierungsstörung
F45.1 undifferenzierte Somatisierungsstörung
F45.2 hypochrondrische Störung
F45.3 somatoforme autonome Funktionsstörung
  .30 kardiovaskuläres System
  .31 oberer Gastrointestinaltrakt
  .32 unterer Gastrointestinaltrakt
  .33 respiratorisches System
  .34 Urogenitalsystem
F45.4 anhaltende somatoforme Schmerzstörung
F45.8 andere
F45.9 nicht näher bezeichnete

F

F48   *andere neurotische Störungen*
F48.0   Neurasthenie (Erschöpfungssyndrom)
F48.1   Depersonalisations-, Derealisationssyndrom (-störung)
F48.8   andere näher bezeichnete
F48.9   nicht näher bezeichnete

F5   **Verhaltensauffälligkeiten mit körperlichen Störungen und Faktoren**

F50   *Eßstörungen*
F50.0   Anorexia nervosa
F50.1   atypische Anorexia nervosa
F50.2   Bulimia nervosa
F50.3   atypische Bulimia nervosa
F50.4   Eßattacken bei anderen psychischen Störungen
F50.5   Erbrechen bei anderen psychischen Störungen
F50.8   andere
F50.9   nicht näher bezeichnete

F51   *nicht-organische Schlafstörungen*
F51.0   nicht-organische Insomnie
F51.1   nicht-organische Hypersomnie
F51.2   nicht-organische Störung des Schlaf-Wach-Rhythmus
F51.3   Schlafwandeln
F51.4   Pavor nocturnus
F51.5   Alpträume (Angstträume)
F51.8   andere
F51.9   nicht näher bezeichnete

F52   *sexuelle Funktionsstörungen, nicht verursacht durch eine organische Störung oder Erkrankung*
F52.0   Mangel oder Verlust von sexuellem Verlangen
F52.1   sexuelle Aversion und mangelnde sexuelle Befriedigung
  .10   sexuelle Aversion
  .11   mangelnde sexuelle Befriedigung
F52.2   Versagen genitaler Reaktionen
F52.3   Orgasmusstörung
F52.4   Ejaculatio praecox
F52.5   nicht-organischer Vaginismus
F52.6   nicht-organische Dyspareunie
F52.7   gesteigertes sexuelles Verlangen
F52.8   andere
F52.9   nicht näher bezeichnete

F53   *psychische oder Verhaltensstörungen im Wochenbett, nicht andernorts klassifizierbar*
F53.0   leichte psychische Störungen im Wochenbett, nicht andernorts klassifizierbar
F53.1   schwere psychische Störungen im Wochenbett, nicht andernorts klassifizierbar
F53.8   andere

F53.9   nicht näher bezeichnete

F54   *psychische Faktoren und Verhaltenseinflüsse bei andernorts klassifizierten Erkrankungen*

F55   *Mißbrauch von Substanzen, die keine Abhängigkeit hervorrufen*
F55.0   Antidepressiva
F55.1   Laxanzien
F55.2   Analgetika
F55.3   Antazida
F55.4   Vitamine
F55.5   Steroide oder Hormone
F55.6   bestimmte pflanzliche oder Naturheilmittel
F55.8   andere
F55.9   nicht näher bezeichnete

F59   *nicht näher bezeichnete Verhaltensauffälligkeiten mit körperlichen Störungen und Faktoren*

F6   **Persönlichkeits- und Verhaltensstörungen**

F60   *spezifische Persönlichkeitsstörungen*

F60.0   paranoide Persönlichkeitsstörung
F60.1   schizoide Persönlichkeitsstörung
F60.2   dissoziale Persönlichkeitsstörung
F60.3   emotional instabile Persönlichkeitsstörung
   .30   impulsiver Typus
   .31   Borderline-Typus
F60.4   histrionische Persönlichkeitsstörung
F60.5   anankastische (zwanghafte) Persönlichkeitsstörung
F60.6   ängstliche (vermeidende) Persönlichkeitsstörung
F60.7   abhängige Persönlichkeitsstörung
F60.8   andere
F60.9   nicht näher bezeichnete

F61   *kombinierte und andere Persönlichkeitsstörungen*
F61.0*   kombinierte Persönlichkeitsstörungen
F61.1*   störende Persönlichkeitsänderungen, nicht klassifizierbar in F60 oder F62

* Diese vierstellige Kodierung kommt in der Kurzfassung des Kapitels V (F) in der Gesamtausgabe der ICD-10 nicht vor.

F

F62   *andauernde Persönlichkeitsänderungen, nicht Folge einer Schädigung oder Erkrankung des Gehirns*
F62.0   andauernde Persönlichkeitsänderung nach Extrembelastung
F62.1   andauernde Persönlichkeitsänderung nach psychischer Erkrankung
F62.8   andere
F62.9   nicht näher bezeichnete

F63   *abnorme Gewohnheiten und Störungen der Impulskontrolle*
F63.0   pathologisches Spielen

F63.1	pathologische Brandstiftung (Pyromanie)
F63.2	pathologisches Stehlen (Kleptomanie)
F63.3	Trichotillomanie
F63.8	andere
F63.9	nicht näher bezeichnete

F64   *Störungen der Geschlechtsidentität*
F64.0	Transsexualismus
F64.1	Transvestitismus unter Beibehaltung beider Geschlechtsrollen
F64.2	Störung der Geschlechtsidentität des Kindesalters
F64.8	andere
F64.9	nicht näher bezeichnete

F65   *Störungen der Sexualpräferenz*
F65.0	Fetischismus
F65.1	fetischistischer Transvestitismus
F65.2	Exhibitionismus
F65.3	Voyeurismus
F65.4	Pädophilie
F65.5	Sadomasochismus
F65.6	multiple Störungen der Sexualpräferenz
F65.8	andere
F65.9	nicht näher bezeichnete

F66   *psychische und Verhaltensprobleme in Verbindung mit der sexuellen Entwicklung und Orientierung*
F66.0	sexuelle Reifungskrise
F66.1	ichdystone Sexualorientierung
F66.2	sexuelle Beziehungsstörung
F66.8	andere psychosexuelle Entwicklungsstörungen
F66.9	nicht näher bezeichnete

Die fünfte Stelle bezeichnet die sexuelle Orientierung:
F6x.x0	Heterosexualität
F6x.x1	Homosexualität
F6x.x2	Bisexualität

F68   *andere Persönlichkeits- und Verhaltensstörungen*
F68.0	Entwicklung körperlicher Symptome aus psychischen Gründen
F68.1	artifizielle Störung (absichtliches Erzeugen oder Vortäuschen von körperlichen oder psychischen Symptomen oder Behinderungen)
F68.8	andere näher bezeichnete

F69   *nicht näher bezeichnete Persönlichkeits- und Verhaltensstörung*

F7   **Intelligenzminderung**

F70   *leichte Intelligenzminderung*

F71   *mittelgradige Intelligenzminderung*

F72   *schwere Intelligenzminderung*

F73   *schwerste Intelligenzminderung*

| F78 | *andere Intelligenzminderung* |

F78 *andere Intelligenzminderung*

F79 *nicht näher bezeichnete Intelligenzminderung*

Mit der vierten Stelle kann das Ausmaß der begleitenden Verhaltensstörung beschrieben werden:

F7x.0 keine oder minimale Verhaltensstörung
F7x.1 eindeutige Verhaltensstörung, betreuungs- oder behandlungsbedürftig
F7x.8 andere
F7x.9 nicht näher bezeichnete

F8 Entwicklungsstörungen

F80 *umschriebene Entwicklungsstörungen des Sprechens und der Sprache*

F80.0 Artikulationsstörung
F80.1 expressive Sprachstörung
F80.2 rezeptive Sprachstörung
F80.3 erworbene Aphasie mit Epilepsie (Landau-Kleffner-Syndrom)
F80.8 andere
F80.9 nicht näher bezeichnete

F81 *umschriebene Entwicklungsstörungen schulischer Fertigkeiten*
F81.0 Lese- und Rechtschreibstörung
F81.1 isolierte Rechtschreibstörung
F81.2 Rechenstörung
F81.3 kombinierte Störung schulischer Fertigkeiten
F81.8 andere
F81.9 nicht näher bezeichnete

F82 *umschriebene Entwicklungsstörung der motorischen Funktionen*

F83 *kombinierte umschriebene Entwicklungsstörung*

F84 *tiefgreifende Entwicklungsstörungen*
F84.0 frühkindlicher Autismus
F84.1 atypischer Autismus
F84.2 Rett-Syndrom
F84.3 andere desintegrative Störung des Kindesalters
F84.4 hyperkinetische Störung mit Intelligenzminderung und Bewegungsstereotypien
F84.5 Asperger-Syndrom
F84.8 andere
F84.9 nicht näher bezeichnete

F88 *andere Entwicklungsstörungen*

F89 *nicht näher bezeichnete Entwicklungsstörung*

F9 Verhaltens- und emotionale Störungen mit Beginn in der Kindheit und Jugend

F90 *hyperkinetische Störungen*
F90.0 einfache Aktivitäts- und Aufmerksamkeitsstörung

F90.1 hyperkinetische Störung des Sozialverhaltens
F90.8 andere
F90.9 nicht näher bezeichnete

F91   *Störung des Sozialverhaltens*
F91.0 auf den familiären Rahmen beschränkte Störung des Sozialverhaltens
F91.1 Störung des Sozialverhaltens bei fehlenden sozialen Bindungen
F91.2 Störung des Sozialverhaltens bei vorhandenen sozialen Bindungen
F91.3 Störung des Sozialverhaltens mit oppositionellem, aufsässigem Verhalten
F91.8 andere
F91.9 nicht näher bezeichnete

F92   *kombinierte Störung des Sozialverhaltens und der Emotionen*
F92.0 Störung des Sozialverhaltens mit depressiver Störung
F92.8 andere
F92.9 nicht näher bezeichnete

F93   *emotionale Störungen des Kindesalters*
F93.0 emotionale Störung mit Trennungsangst des Kindesalters
F93.1 phobische Störung des Kindesalters
F93.2 Störung mit sozialer Überempfindlichkeit des Kindesalters
F93.3 emotionale Störung mit Geschwisterrivalität
F93.8 andere
F93.9 nicht näher bezeichnete

F94   *Störungen sozialer Funktionen mit Beginn in der Kindheit und Jugend*
F94.0 elektiver Mutismus
F94.1 reaktive Bindungsstörung des Kindesalters
F94.2 Bindungsstörung des Kindesalters mit Enthemmung
F94.8 andere
F94.9 nicht näher bezeichnete

F95   *Ticstörungen*
F95.0 vorübergehende Ticstörung
F95.1 chronische motorische oder vokale Ticstörung
F95.2 kombinierte vokale und multiple motorische Tics (Tourette-Syndrom)
F95.8 andere
F95.9 nicht näher bezeichnete

F98   *andere Verhaltens- und emotionale Störungen mit Beginn in der Kindheit und Jugend*
F98.0 Enuresis
F98.1 Enkopresis
F98.2 Fütterstörung im frühen Kindesalter
F98.3 Pica im Kindesalter
F98.4 stereotype Bewegungsstörung
F98.5 Stottern (Stammeln)
F98.6 Poltern
F98.8 andere näher bezeichnete
F98.9 nicht näher bezeichnete

F99   *nicht näher bezeichnete psychische Störung*

2 Psychopharmaka (Präparate, Arzneimittelinteraktionen)

2.1 Tranquilizer und Hypnotika (Auswahl nach Roter Liste 1999)*

Handels-namen	generic name	Handelsformen	Tagesdosis in mg (ambulant)	Abendliche Einzeldosis in mg
Benzodiazepine (alphabetisch)				
Adumbran/ Praxiten	Oxazepam	Tabl. à 10, 15 (Praxiten) bzw. 50 mg (forte)	10–40	10
Dalmadorm	Flurazepam	Tabl. à 30 mg		15–30
Demetrin	Prazepam	Tabl. à 10 mg	10–30	
Frisium	Clobazam	Tabl. à 10 bzw. 20 mg	20–40	
Halcion	Triazolam	Tabl. à 0,125 bzw. 0,25 mg		0,25
Lendormin	Brotizolam	Tabl. à 0,25 mg		0,125–0,25
Lexotanil	Bromazepam	Tabl. à 6 mg	3–6	3–6
Librium	Chlordiazepoxid	Tabl. à 25 mg	5–50	5–25
Medazepam AWD	Medazepam	Tab. à 10 mg	10–30	
Mogadan	Nitrazepam	Tabl. à 5 mg/ Tropfen: 20 Tr. = 5 mg		5
Noctamid	Lormetazepam	Tabl. à 0,5, 1 bzw. 2 mg		0,5–2,0
Planum/ Remestan	Temazepam	Kaps. à 10 (mite) bzw. 20 mg		20
Rivotril	Clonazepam	Tabl. à 0,5 bzw. 2 mg Tr.: 2,5 mg = 25 Tr.= 1 ml Amp. à 1 mg/1 ml	2–5	
Rohypnol	Flunitrazepam	Tabl. à 1 mg		0,5–2,0
Sonin	Laprazolam	Tbl. à 1 mg		0,5–2
Tafil	Alprazolam	Tabl. à 0,5 bzw. 1 mg	0,5–1,5	
Tavor	Lorazepam	Tabl. à 0,5, 1,0 bzw. 2,5 mg 2 mg (Tabs) Amp.: 1 ml/2 mg	2–5	1–2

F

* modifiziert nach: Tölle, R.: Psychiatrie, 11. Aufl. Springer, Berlin–Heidelberg–New York u.a. 1996.

Handels-namen	generic name	Handelsformen	Tagesdosis in mg (ambulant)	Abendliche Einzeldosis in mg
Tranxilium	Dikaliumchlor-azepat	Kaps. à 5, 10, 20 bzw. 50 mg Amp.: à 50 bzw. 100 mg	10–20	5–10
Tranxilium N	Nordazepam	24 Tr. = 5 mg	5–10	
Trecalmo	Clotiazepam	Tabl. à 5, 10 bzw. 20 mg	5–15	5–20
Valium	Diazepam	Tabl. à 2,5 bzw. 10 mg Amp.: à 10 mg Supp. à 5 bzw. 10 mg 30 Tr. = 10 mg (Valiquid 0,3)	4–20	5–10
Andere Tranquilizer (alphabetisch)				
Atarax	Hydroxyzin	Dr. à 10 bzw. 25 mg	30–75	
Bespar	Buspiron	Tabl. à 5 bzw. 10 mg	15–30	
Insidon	Opipramol	Dr. à 50 mg	75–150	
Stilnox	Zolpidem	Tabl. à 10 mg	5–15	
Ximovan	Zoplicon	Tabl. à 7,5 mg	3,75–7,5	

2.2 Neuroleptika (nach Roter Liste 1999)*
(Depot-Neuroleptika s. Tab. D.15, S. 210 f.)

Handels-namen (Auswahl)	generic name	Handels-formen	Klin. Behandlung akuter Psychosen		Langzeit-therapie
			i. v. Einzeldosis in mga	p. o. Tagesdosis in mg	Tagesdosis p. o. in mg
Phenothiazine mit aliphatischen Seitenketten					
Protactyl	Promazin	Dr. à 25, 50, 100 mg Suspension: 5 ml/50 mg Amp.: 1 ml/50 mg, 2 ml/100 mg	50–100		100–300

---

* modifiziert nach: Tölle, R.: Psychiatrie. 11. Aufl. Springer, Berlin–Heidelberg–New York u.a. 1996.

Handels-namen (Auswahl)	generic name	Handels-formen	Klin. Behandlung akuter Psychosen i. v. Einzeldosis in mg(a)	p. o. Tagesdosis in mg	Langzeit-therapie Tagesdosis p. o. in mg
Neurocil	Levome-promazin	Tabl. à 25 bzw. 100 mg Tropfen: 10 Tr. = 10 mg Amp.: 1 ml/25 mg	25–75	100–300	

Phenothiazine mit Piperidylseitenkette

Handels-namen (Auswahl)	generic name	Handels-formen	i. v. Einzeldosis in mg(a)	p. o. Tagesdosis in mg	Langzeit Tagesdosis p. o. in mg
Melleril	Thio-ridazin	Dr. à 25 bzw. 100 mg Tabl. à 30 (retard) bzw. 200 mg (retard) Tropfen: 10 Tr. = 10 mg		150–600	100–300

Phenothiazine mit Piperazinylseitenketten

Handels-namen (Auswahl)	generic name	Handels-formen	i. v. Einzeldosis in mg(a)	p. o. Tagesdosis in mg	Langzeit Tagesdosis p. o. in mg
Taxilan	Perazin	Dr. à 25 bzw. 100 mg Tropfen: 10 Tr. = 20 mg Amp.: 2 ml/50 mg	50–100	150–600	100–300
Jatro-neural	Triflu-perazin	Kaps. à 2 mg (retard)		10–40	5–15
Decentan	(Chlor)-per-phenazin	Dr. à 4, Tabl. à 8 mg Tropfen: 10 Tr. = 2 mg	10–20	20–64	(12–32)
Dapotum	Fluphen-azin	Tabl. à 5 mg Tropfen: 10 Tr. = 2 mg Amp.: 1 ml/10 mg	10–14	4–20	(2–8)
Lyogen	Fluphen-azin	Tabl. à 1 bzw. 4 mg Tropfen: 10 Tr. = 1 mg bzw. 4 mg (forte) Amp.: 1 ml/1 mg bzw. 5 mg		4–10	4–20
Lyogen retard		Dr. à 3 bzw. 6 mg			

F

| Handels-namen (Auswahl) | generic name | Handels-formen | Klin. Behandlung akuter Psychosen | | Langzeit-therapie Tagesdosis p. o. in mg |
			i. v. Einzeldosis in mga	p. o. Tagesdosis in mg	
Thioxanthene					
Truxal	Chlorpro-thixen	Dr. à 15 bzw. 50 mg Saft: 5 ml = 100 mg Tropfen: 1 ml (16 Tr.) = 20 mg Amp.: 1 ml/50 mg	50–100	200–600	100–250
Ciatyl	Clopen-thixol	Tabl. à 25 mg	25	50–150	(20–50)
Ciatyl-Z	Zuclopen-thixol	Tabl. à 2, 10 bzw. 25 mg Tropfen: 1 ml = 20 mg	50	15–70	5–25
Fluanxol	Flupen-tixol	Dr. à 0,5 bzw. 5 mg Tropfen: 10 Tr. = 10 mg		2–15	(1–2)
Weitere trizyklische Neuroleptika					
Dominal forte	Prothi-pendyl	Dr. à 40 mg, Tabl. à 80 mg, Amp.: 2 ml/40 mg	40–120	200–800	160–400
Leponex[b]	Clozapin	Tabl. à 25 bzw. 100 mg Amp.: 2 ml/50 mg	50–100	200–400	150–300
Nipolept	Zotepin	Dr. à 25, 50 bzw. 100 mg		100–400	75–150
Butyrophenonderivate					
Haldol	Halo-peridol	Tabl. à 1, 2, 5, 10 bzw. 20 mg Tropfen: 10 Tr. = 1 bzw. 5 mg (forte) Amp.: 1 ml/ 5 mg	5–10	3–20	(1–6)

| Handels-namen (Auswahl) | generic name | Handels-formen | Klin. Behandlung akuter Psychosen i. v. | | Langzeit-therapie |
			Einzeldosis in mga	Tagesdosis in mg	Tagesdosis p. o. in mg
Impromen/ Tesoprel	Brom-peridol	Tabl. à 5 mg Tropfen: 20 Tr. = 2 mg	5–10	3–20	(1–6)
Triperidol	Triflu-peridol	Tropfen: 20 Tr. = 1 mg	1–2,5	2–6	(1–3)
Dipiperon	Pipam-peron	Tabl. à 40 mg Saft: 5 ml/ 20 mg		120–360	80–160
Glianimon	Benpe-ridol	Tabl. à 2,5 bzw. 10 mg Tropfen: 20 Tr. = 2 mg Amp.: 2 ml/2 mg	0,5–1,5	2–10	(0,5–4)
Eunerpan	Melperon	Dr. à 25 bzw. 100 mg, Amp.: 2 ml/50 g, Saft: 5 ml = 25 mg		100–300	50–150
Andere Neuroleptika					
Orap	Pimozid	Tabl. à 1 bzw. 4 mg (forte)		4–8	1–4
Dogmatil/ Neogama/ Meresa	Sulpirid	Kaps. à 50 mg Tabl. à 200 mg (forte), Amp.: 2 ml/100 mg (Dogmatil) 3 ml/100 mg (Meresa)			200–600
Risperdal	Rispe-ridon	Tabl. à 1, 2, 3 bzw. 4 mg			3–6
Seroquel	Quetiapin	Tabl. à 25, 100 bzw. 200 mg		300–450	300–450
Solian	Amisulprid	Tabl. à 50 bzw. 200 mg		400–800	100–300
Zyprexa	Olanzapin	Tabl.à 5, 7,5 bzw. 10 mg		10–20	5–20

a Im allgemeinen i. m. und i. v. verwendbar (s. Packungsprospekt);
b nur beschränkt verfügbar.

2.3 Antidepressiva
(alphabetische Ordnung, nach Roter Liste 1999)*

Handelsnamen (Auswahl)	generic name	Handelsformen	Tagesdosis p. o. in mg
Anafranil[a]	Clomipramin	Dr. à 10 bzw. 25 mg Tabl. à 75 mg (retard) Amp.: 2 ml/25 mg	50–150
Aponal[a]/ Sinquan[a]	Doxepin	Dr. à 5, 10 bzw. 25 mg Tabl. à 50, 75, 100 mg	75–200
Aurorix[d]	Moclobemid	Tabl. à 150 mg	300–600
Cipramil[b]	Citalopram	Tabl. à 20 mg	20–60
Edronax[c]	Reboxetin	Tabl. à 4 mg	8
Equilibrin[a]	Amitriptylin-oxid	Tabl. à 30, 60, 90 bzw. 120 mg	60–100
Fevarin[b]	Fluvoxamin	Tabl. à 50 bzw. 100 mg	100–250
Fluctin[b]	Fluoxtin	Kaps. à 20 mg	20
Gamonil[a]	Lofepramin	Tabl. à 35 bzw. 70 mg	70–210
Idom[a]	Dosulepin	Kaps. à 25 mg (mite) Dr. à 75 mg	50–150
Jatrosom N[d]/	Tranylcypromin	Tabl. à 5 mg (Parnate) bzw. Dr. à 10 mg	10–30
Ludiomil[c]	Maprotilin	Dr. à 10, 25, 50 bzw. 75 mg Amp.: 5 ml/25 mg	75–200
Nefadar[c]	Nefazodon	Tabl. à 100, 200 bzw. 300 mg	400–600
Nortrilen[a]	Nortriptylin	Dr. à 10 bzw. 25 mg	50–100
Noveril[a]	Dipenzepin	Dr. à 40 (mite), 80 bzw. 240 mg (retard) Amp.: 6 ml/120 mg	120–360
Pertofran[a]	Desipramin	Dr. à 25 mg	50–150
Remergil[c]	Mirtazapin	Tabl. à 30 bzw. 45 mg	30–45

Handelsnamen (Auswahl)	generic name	Handelsformen	Tagesdosis p. o. in mg
Saroten[a]	Amitriptylin	Dr. à 10 bzw. 25 mg Kaps. (retard) à 25, 50 bzw. 75 mg Tabs (retard) à 75 mg Amp.: 2 ml/50 mg	75–200
Seroxat[b]/ Tagonis[b]	Paroxetin	Tabl. à 20 mg	20–30
Stangyl[a]	Trimipramin	Tabl. à 25 bzw. 100 mg (Tabs) Tropfen: 10 Tr. = 10 mg Amp.: 2 ml/25 mg	75–200
Thombran[c]	Trazodon	Kaps. à 25 (mite), 50 bzw. 100 mg (Tabs) Amp.: 5 ml/50 mg	150–400
Tofranil[a]	Imipramin	Dr. à 10 (mite), 25 bzw. 50 mg Amp.: 2 ml/25 mg	75–200
Tolvin[c]	Mianserin	Tabl. à 10 bzw. 30 mg	20–80
Trevilor[c]	Venlafaxin	Tabl. à 37,5, 50, 75 bzw. 75 mg retard	150–375
Vivalan[c]	Viloxazin	Tabl. à 10 bzw. 30 mg Amp.: 5 ml/100 mg (pro Infusion)	150–300
Zoloft/Gladem[b]	Sertralin	Tabl. à 50 bzw. 100 mg	50–200

* Modifiziert nach: Tölle, R.: Psychiatrie. 11. Aufl. Springer, Berlin–Heidelberg–New York 1996.
[a] Trizyklische Verbindungen
[b] Selektive Serotonin-Reuptake-Inhibitoren (SSRI)
[c] Tetrazyklische und andere Antidepressiva
[d] Monoaminoxidase-Hemmer (MAOH)

F

2.4 Arzneimittelinteraktionen

2.4.1 Tranquilizer und Hypnotika (Benzodiazepine)

nach: *Dietmaier, O.:* Benzodiazepin-Tranquilizer. Klinik. In: Riederer, P., G. Laux,
W. Pöldinger (Hrsg.): Neuropsychopharmaka. Ein Therapie-Handbuch,
Bd. 2. Tranquilizer und Hypnotika. Springer, Wien–New York 1995.

Wechselwirkung mit	Interaktionsmechanismus
Alfentanil	Unbekannt (es gibt jedoch Hinweise auf synergistische Effekte an zentralen Opiat- und Benzodiazepinrezeptoren und darauf folgende Vasodilatation)
Antazida	Resorptionsverzögerung
Carbamazepin	Enzyminduktion
Cimetidin	Enzyminhibition (nur bei Benzodiazepinen, die durch Hydroxylierung oder N-Desalkylierung metabolisiert werden, z.B. Diazepam, Flurazepam, Alprazolam oder Triazolam)
Cisaprid	Resorptionsbeschleunigung
Clozapin	Unbekannt
Disulfiram	Enzyminhibition
Erythromycin	Enzyminhibition
Estrogene	s. Kontrazeptiva, orale
Ethanol	Enzyminhibition; synergistische Effekte am GABA-Benzodiazepinrezeptor-Komplex
Fentanyl	s. Alfentanil

Klinischer Effekt	Mögliche Procedere
Blutdruckabfall, Apnoe, Hypoxämie (insb. bei höheren Opioidkonzentrationen)	Opioide eher niedrig dosieren; genaue Überwachung des Patienten, insb. der Blutgaswerte
Verzögerter Wirkungseintritt des Benzodiazepins, jedoch keine Beeinflussung der Steady-state-Plasmaspiegel	Zeitlich getrennte Einnahme
Erniedrigte Benzodiazepin-Plasmaspiegel (Fallbericht)	Evtl. Benzodiazepindosis erhöhen
Verlängerte Benzodiazepin-Halbwertszeiten; evtl. verstärkte Benzodiazepinwirkung	Evtl. Benzodiazepine verwenden, die durch Konjugation verstoffwechselt werden (z.B. Oxazepam, Lorazepam oder Temazepam); Ranitidin, Famotidin oder Nizatidin als H$_2$-Blocker einsetzen
Schnellere maximale Benzodiazepin-Plasmaspiegel	Keine besonderen Maßnahmen erforderlich
Schwerer Blutdruckabfall, Atemdepression, Kreislaufkollaps, ausgeprägte Sedierung und Ataxie	Sorgfältige Überwachung des Patienten insbesondere in den ersten 48 Stunden einer Kombinationstherapie
Verlängerte Benzodiazpezin-Halbwertszeiten; evtl. verstärkte Benzodiazepinwirkung	Benzodiazepindosis reduzieren oder Benzodiazepine einsetzen, die durch Konjugation metabolisiert werden (z.B. Oxazepam, Lorazepam) bzw. Triazolobenzodiazepine (z.B. Alprazolam) verwenden
Erhöhte Benzodiazepin-Plasmaspiegel, verlängerte Benzodiazepin-Halbwertszeiten; evtl. verstärkte Benzodiazepinwirkung	Benzodiazepindosis reduzieren
Verstärkte ZNS-Dämpfung	Kombination meiden

F

Wechselwirkung mit	Interaktionsmechanismus
Fluoxetin	Enzyminhibition
Isoniazid	Enzyminhibition
Josamycin	s. Erythromycin
Kontrazeptiva, orale	Enzyminhibition (bei Benzodiazepinen, die oxidativ metabolisiert werden; für Benzodiazepine, die durch Konjugation verstoffwechselt werden, wird ein induktiver Mechanismus diskutiert)
Narkosemittel	s. Alfentanil
Östrogene	s. Kontrazeptiva, orale
Omeprazol	Enzyminhibition
Phenytoin	Verzögerte Phenytoinmetabolisierung infolge von Enzyminhibition durch Benzodiazepine
Probenecid	Verzögerte Metabolisierung von Benzodiazepinen, die durch Konjugation verstoffwechselt werden
Propoxyphen	Enzyminhibition bei Benzodiazepinen, die oxidativ metabolisiert werden
Rifampicin	Enzyminduktion
Sufentanil	s. Alfentanil
Theophyllin	Rezeptorenantagonismus
Troleandomycin	s. Erythromycin
Valproinsäure	Enzyminhibition

Klinischer Effekt	Mögliche Procedere
Erhöhte Benzodiazepin-Plasmaspiegel, verlängerte Benzodiazepin-Halbwertszeiten; evtl. verstärkte Benzodiazepinwirkung	Keine Dosisanpassung erforderlich, da die psychomotorischen Effekte des Benzodiazepins unverändert bleiben
Erhöhte Benzodiazepin-Plasmaspiegel, verlängerte Benzodiazepin-Halbwertszeiten; evtl. verstärkte Benzodiazepinwirkung	Evtl. Benzodiazepindosis reduzieren
Erhöhte Benzodiazepin-Plasmaspiegel, verlängerte Benzodiazepin-HWZ; evtl. verstärkte Benzodiazepinwirkung	Evtl. Benzodiazepindosis reduzieren
Erhöhte Benzodiazepin-Plasmaspiegel, verlängerte Benzodiazepin-Halbwertszeiten; evtl. verstärkte Benzodiazepinwirkung (Sedierung, Ataxie)	Evtl. Benzodiazepindosis reduzieren
Erhöhte Phenytoin-Plasmaspiegel und dadurch bedingte Intoxikationsgefahr	Phenytoinspiegel überwachen und ggf. Dosis reduzieren
Erhöhte Benzodiazepin-Plasmaspiegel, verlängerte Benzodiazepin-Halbwertszeiten; evtl. verstärkte Benzodiazepinwirkung	Evtl. Benzodiazepindosis reduzieren
Erhöhte Benzodiazepin-Plasmaspiegel, verlängerte Benzodiazepin-Halbwertszeiten; evtl. verstärkte Benzodiazepinwirkung	Evtl. Benzodiazepindosis reduzieren bzw. z.B. Lorazepam verwenden
Erniedrigte Benzodiazepin-Plasmaspiegel	Evtl. Benzodiazepindosis erhöhen
Abschwächung der Benzodiazepinwirkung	Genaue Patientenbeobachtung, evtl. Benzodiazepindosis erhöhen
Erhöhte Benzodiazepin-Plasmaspiegel, verlängerte Benzodiazepin-Halbwertszeiten; evtl. verstärkte Benzodiazepinwirkung	Evtl. Benzodiazepindosis reduzieren

F

Wechselwirkung mit	Interaktionsmechanismus
Zentraldämpfende Pharmaka (u.a. Antihistaminika, Barbiturate, Antidepressiva, Hypnotika, Neuroleptika)	Synergistische Effekte am GABA-Benzodiazepinrezeptor-Komplex
Zidovudin	Unbekannt

2.4.2 Neuroleptika

nach: *Dietmaier, O.:* Interaktionen. In: Riederer, P., G. Laux, W. Pöldinger (Hrsg.): Neuropsychopharmaka, Bd. 4. Neuroleptika. 2. Aufl. Springer Wien–New York 1998.

Wechselwirkung mit	Interaktionsmechanismus
ACE-Hemmer (z.B. Captopril. Enalapril)	Synergismus
Adrenalin	Alpha-Rezeptoren-Antagonismus
Adsorbentien (Kohle, Kaolin, Pektin)	Adsorption, Komplexbildung
Alizaprid	s. Metoclopramid
Alkohol	Synergistischer Effekt an zentralen Rezeptoren
	Enzyminduktion
Anacida	Adsorption, Komplexbildung
Antiarrhythmika	s. Chinidin

Klinischer Effekt	Mögliche Procedere
Verstärkte ZNS-Dämpfung	Kombination meiden bzw. vermehrte Nebenwirkungen insb. im Berufsleben und Verkehr beachten
Kopfschmerzen	Bei Kopfschmerzen unter kombinierter Benzodiazepin-Zidovudin-Therapie sollte ein Benzodiazepin-Absetzversuch unternommen werden

Klinischer Effekt	Mögliche Procedere
Verstärkter blutdrucksenkender Effekt (hier Einzelfallbericht: Chlorpromazin in Kombination mit Captopril)	Engmaschige Blutdrucküberwachung insb. bei Kombination mit Phenothiazinen und Clozapin
Synkope (hier: Clozapin in Kombination mit Enalapril)	Evtl. geringeres Risiko bei Kombination mit Butyrophenonen
Blutdruckabfall, Reflextachykardie	Blutdrucküberwachung
	Evtl. geringes Risiko bei Neuroleptika mit niedriger Affinität zu Alpha-Rezeptoren wie z.B. Haloperidol
Verminderte enterale Resorption, dadurch evtl. abgeschwächte Wirkung bzw. verspäteter Wirkungseintritt	Verabreichung in zeitlichem Abstand (ca. 1–2 Std.)
Verstärkte Sedierung/ZNS-Dämpfung	Alkohol meiden
Reduzierte Neuroleptika-Plasmaspiegel (bei chronischem Gebrauch)	
Verminderte enterale Resorption, dadurch evtl. abgeschwächte Wirkung bzw. verspäteter Wirkungseintritt	Verabreichung in zeitlichem Abstand (ca. 1–2 Std.)

F

Wechselwirkung mit	Interaktionsmechanismus
Anticholinergika (z.B.Biperiden, Benztropin, Metixen, Trihexiphenidyl u.a.)	Additiver anticholinerger Effekt
	Resorptionsstörungen
Antidepressiva, serotonin-selektive	Enzyminhibition
Antidepressiva, trizyklische	Enzyminhibition
	Synergistische anticholinerge Effekte
	Synergismus
Antihistaminika (z.B. Diphenhydramin, Doxylamin, Promethazin	s. Anticholinergika
Antikoagulantien	Verlängerung der Halbwertzeit des Antikoagulans, vermutlich bedingt durch verzögerte Metabolisierung
Antiparkinsonsmittel	s. Anticholinergika
Astemizol	s. Terfenadin
Barbiturate	Beschleunigte Metabolilierung des Neuroleptikums durch Enzyminduktion (insb. bei längerfristiger Gabe bzw. Barbituraten mit längerer HWZT wie z.B. Phenobarbital)
	Synergistischer Effekt an zentralen Rezeptoren
Benzodiazepine	Synergistischer Effekt an zentralen Rezeptoren

Klinischer Effekt	Mögliche Procedere
Verstärkte anticholinerge Nebenwirkungen (z.b. Munddrockenheit, Obstipation, Miktionsstörungen bis hin zum Delir v.a. bei geriatrischen Patienten)	Vorsicht v.a. bei Kombination mit Phenothiazinen und Clozapin!
Fragliche Abschwächung der Neuroleptikawirkung (hier: Chlorpromazin)	
Erhöhte Neuroleptikaspiegel, dadurch vermehrt Nebenwirkungen bis hin zu Sinus-Bradykardie, Krampfanfälle, schwere extrapyramidalen Nebenwirkungen und Delir (Einzelfälle)	Dosisreduktion: serotonin-selektive Antipressiva, falls erforderlich, absetzen; evtl. Citalopram verwenden (inhibiert CYP-2D6 nur sehr gering); Fluvoxamin, Clozapin!
Erhöhte Antidepressiva- und/ oder Neuroleptikaspiegel, dadurch vermehrt Nebenwirkungen wie z.b. Hypotonie, Sedierung und anticholinerge Effekte	Evtl. Dosisreduktion
Verstärkte anticholinerge Nebenwirkungen bis hin zu Harnverhalt, Ileus und Delir	Umsetzen auf nicht-trizyklische Antidepressiva, insb. bei Kombination mit Clozapin
Erhöhtes Risiko einer QT-Verlängerung (hier: in Kombination mit Sertindol, Pimozid, Thioridazin)	Kombination meiden; EKG-Kontrolle
Verstärkung der gerinnngshemmenden Wirkung	Prothrombinzeit regelmäßig überwachen, evtl. Dosisreduktion des Antikoagulans
Niedrigere Neuroleptika-Plasmaspiegel, dadurch geringerer antipsychotischer Effekt möglich	Kombination meiden
Verstärkte Sedierung ZNS-Dämpfung, verstärkte Blutdrucksenkung möglich	
Verstärkte Sedierung	Pharmakodynamische Interaktion vielfach erwünscht und sinnvoll, z.B.zur Therapie einer Neuroleptika-induzierten Akathisie

F

Wechselwirkung mit	Interaktionsmechanismus
Benzodiazepine (Fortsetzung)	
Betablocker (z.B. Propranolol, Metoprolol, Pindolol)	Enzyminhibition
Bromocriptin	Rezeptorantagonismus
Bromoprid	s. Metoclopramid
Carbamazepin	Beschleunigte Metabolisierung des Neuroleptikums (hier Halopridol und Clozapin) durch Enzyminduktion
	Synergismus (hier Kombination mit Clozapin)
Chinidin	Synergismus
Cimetidin	pH-bedingte Resorptionsstörungen
	Enzyminhibition
Clonidin	Antagonistischer Effekt an zentralen adrenergen Rezeptoren
Clozapin	Enzyminhibition

Klinischer Effekt	Mögliche Procedere
In Kombination mit Clozapin in Einzelfällen übermäßige Sedierung, Schwindel, Ataxie, Delir, Atemstillstand	Routinemäßige Kombination mit Clozapin nicht empfehlenswert, jedoch möglicherweise bei speziellen Krankheitssymptomen wie katatonen Syndromen oder schwerer psychotischer Angst sinnvoll
	Bei Kombination mit Clozapin verstärkte Beachtung übermäßiger ZNS-Depression
Wechselseitige Hemmung der Metabolisierung, dadurch höhere Plasmaspiegel. Verstärkte Neuroleptikawirkung und -nebenwirkungen. Verstärkung der Blutdrucksenkung	Verstärkte Beachtung möglicher unerwünschter Wirkungen insb. bei Kombination mit Phenothiazinen, evtl. Dosisreduktion
	Mit Haloperidol möglicherweise geringere Intraktion
Gegenseitige Wirkungsabschwächung	Kombination meiden
Reduzierte Neuroleptika-Plasmaspiegel	Ggf. Dosisanpassung
Anstieg des Leukopenie-Granulozytopenierisikos bei Kombination mit Clozapin	Die Kombination mit Clozapin ist wegen potentiell blutbildschädigender Wirkung nicht empfehlenswert
Malignes neuroleptisches Syndrom bei Kombination mit Clozapin (Kasuistik)	
Erhöhtes Risiko einer QT-Verlängerung (hier: in Kombination mit Sertindol, Pimozid, Thioridazin)	Kombination meiden; EKG-Kontrolle
Abschwächung der Neuroleptikawirkung	Evtl. Dosisanpassung
Hemmung der Metabolisierung, dadurch erhöhte Neuroleptikaspiegel und vermehrte Nebenwirkungen möglich	H_2-Blocker mit geringerer Enzym-inhibitorischer Wirkung wie z.B. Ranitidin oder Famotidin verwenden
Abschwächung der antihypertensiven Wirkung	Kombination meiden bzw. engmaschige Blutdrucküberwachung und ggf. Dosisanpassung des Clonidin
	Butyrophenone (z.B. Haloperidol) scheinen sich zu interagieren
Erhöhte Clozapinspiegel (hier: in Kombination mit Risperidon bzw. Fluvoxamin) Verstärkte Nebenwirkungen bis hin zu deliranten Episoden und Krampfanfällen insb. in Kombination mit niederpotenten bzw. trizyklischen Substanzen	Bei Kombination von Clozapin mit anderen Neuroleptika sowie Fluvoxamin evtl. Plasmaspiegelbestimmung. Die Kombination mit niederpotenten bzw. trizyklischen Neuroleptika ist nicht empfehlenswert. Bei gemeinsamer Gabe mit hochpotenten Neuroleptika sollten Butyrophenone zum Einsatz kommen

F

Wechselwirkung mit	Interaktionsmechanismus
Clozapin (Fortsetzung)	
Enfluran	Unbekannt
Guanethidin	Antagonistischer Effekt an adrenergen Rezeptoren
Itraconazol	s. Ketoconazol
Kaffee, Tee	Gerbstoff-induzierte Ausfällung
Ketoconazol	Enzyminhibition
Levodopa	Rezeptorantagonismus
Lusurid	Rezeptorantagonismus
Lithium	Unbekannt
Maprotilin	Enzyminhibition (?)
Methyldopa	Antagonistischer Effekt an zentralen adrenergen Rezeptoren
	Peripher sympatholytische Wirkung
	Verstärkter zentraler Dopaminanatagonismus
Metoclopramid, Alizaprid, Bromoprid	Verstärkte zentrale antidopaminerge Effekte
Mianserin	Synergismus in Kombination mit Clozapin

Klinischer Effekt	Mögliche Procedere
	Von einer Kombination mit trizyklischenDepotneuroleptika sollte wegen des erhöhten Risikos einer Blutzellschädigung sowie der fehlendenSteuerbarkeit im Falle einer Agrenulozytose grundsätzlich abgesehen werden
Blutdrucksenkung	
Abschwächung der antihypertensiven Wirkung	Kombination meiden bzw. engmaschige Blutdrucküberwachung und ggf. Dosisanpassung des Guanethidins
Abgeschwächte Neuroleptikawirkung (insb. bei Phenothiazinen)	Übermäßigen Kaffee- und Teegenuß vermeiden
Erhöhtes Risiko einer QT-Verlängerung (hier: in Kombinatio mit Sertindol)	Kombination meiden: EKG-Kontrolle
Gegenseitige Wirkungsabschwächung	Kombination meiden
Gegenseitige Wirkungsabschwächung	Kombination meiden
Vermehrte Neuroleptika- und oder Lithium-Nebenwirkungen, auch extrapyramidalmotorische Störungen bis hin zu Neurotoxizität und Delir	Kombination u.a. bei schizoaffektiven Psychosen bewährt: auf potentielle Interaktionen achten, Insb. bei Clozapin!
In Kombination mit Clozapin kasuistisch Konvulsionen. Agranulozytose und malignes Neuroleptikasyndrom beschrieben	
Erhöhte Maprotilin- und oder Neuroleptikaspiegel, dadurch Senkung der Krampfschwelle möglich	Dosierung im oberen Bereich vermeiden
Abschwächung der antihypertensiven Wirkung	Kombination meiden bzw. engmaschige Blutdrucküberwachung und ggf. Dosisanpassung von Methyldopa
Jedoch auch vermehrter Blutdrucksenkender Effekt beobachtet	
In Einzelfällen Neurotoxizität (Demenz)	
Verstärkte extrapyramidal-motorische Nebenwirkungen	Als Prokinetika weniger ZNS-gängige, bzw. geringer antidopaminerg wirksame Substanzen wie Domperidon oder Cisaprid einsetzen
Anstieg des Leukopenie-Granulozytopenierisiko	Kombination Mianserin-Clozapin meiden

F

Wechselwirkung mit	Interaktionsmechanismus
Noradrenalin	Alpha-Rezeptoren-Antagonismus
Pergolid	Rezeptorantagonismus
Phenobarbital	s. Barbiturate
Phenytoin	Beschleunigter Metabolismus durch Enzyminduktion
Rauchen	Enzyminduktion
Rifampicin	Enzyminduktion
Serotonin-selektive Antidepressiva	s. Antidepressiva, serotonin-selektive
Tacrin	Rezeptorantagonismus
Terfenadin	Synergismus
Trazodon	Enzyminhibition
Trizyklische Antidepressiva	s. Antidepressiva trizyklische
Valproinsäure	Enzyminhibition
Zentraldämpfende Pharmaka (z.B. Schlaf-, Schmerz-, Beruhigungs-, Narkosemittel)	Additive Wirkung
Zotepin	Unbekannt

Klinischer Effekt	Mögliche Procedere
Blutdruckabfall, Reflextachykardie	Blutdrucküberwachung Evtl. geringeres Risiko bei Neuroleptika mit niedriger Affinität zu Alpha-Rezeptoren wie z.B. Haloperidol
Gegenseitige Wirkungsabschwächung	Kombination meiden
Wechselseitige Beeinflussung der Plasmaspiegel: Reduzierte Haloperidol- bzw. Clozapinspiegel durch Phenytoin	Ggf. Neuroleptikadosis erhöhen
Reduzierte Phenytoinspiegel durch Phenothiazine	Phenytoinspiegel überwachen und ggf. anpassen
Reduzierte Neuroleptika-Plasmaspiegel	Bei verringerter Neuroleptikawirkung evtl. Dosiserhöhung
Reduzierte Neuroleptika-Plasmaspiegel	Bei verringerter Neuroleptikawirkung evtl. Dosiserhöhung
Wirkungsabschwächung	Neuroleptika mit geringer anticholinerger Wirkkomponente einsetzen wie z.B. Haloperidol oder Melperon
Erhöhtes Risiko einer QT-Verlängerung (hier: in Kombination mit Sertindol, Pimozid, Thioridazin)	Kombination meiden: EKG-Kontrolle
Erhöhte Trazodonspiegel (hier: in Kombination mit Thioridazin), Blutdrucksenkung (hier: in Kombination mit Phenothiazinen)	Phenothiazine eher meiden
Höhere Valproinsäure-Plasmaspiegel durch Chlorpromazin	Valproinsäurespiegel überwachen Interaktion eher bei Phenothiazinen zu erwarten, da Haloperidol keine Inhibition verursachte
Verstärkte Sedierung, Analgesie und Anästhesie bis hin zu Atemdepression	Kombination meiden: vermehrte Nebenwirkungen insb. im Berufsleben und Verkehr beachten
Auslösung Epilepsie-ähnlicher Krampfanfälle möglich	Bei Kombination von Zotepin mit anderen Neuroleptika regelmäßige EEG-Kontrollen

F

2.4.3 Antidepressiva

A. Trizyklische Antidepressiva

nach: *Dietmeier, O.:* Trizyklische Antidepressiva. Klinik. In: Riederer, P., G. Laux,
W. Pöldinger (Hrsg.): Neuropsychopharmaka. Ein Therapie-Handbuch, Bd. 3. Antidepressiva und Phasenprophylaktika. Springer, Wien–New York 1993.

Wechselwirkung mit	Interaktionsmechanismus
Adrenalin	Verstärkung der noradrenergen Aktivität durch Hemmung der Wiederaufnahme von Noradrenalin aus dem synaptischen Spalt
Alkohol	Zentrale Rezeptoren-Interaktion Beschleunigte Metabolisierung des Antidepressivums durch enzyminduktive Wirkung von Alkohol
Altretamin	Unbekannt
Antiarrhythmika	s. Chinidin
Anticholinergika (z.B. Parkinsonmittel, Anti-histaminika, Antiemetika, Neuroleptika)	Acetylcholinrezeptor-Interaktion
Antihistaminika	s. Anticholinergika
Antikoagulanzien	Verlängerung der Halbwertszeit des Antikoagulans, vermutlich bedingt durch verzögerte Metabolisierung
Antiparkinsonmittel	s. Anticholinergika
Appetitzügler	s. Sympathomimetika
Baclofen	Acetylcholinrezeptor-Interaktion
Barbiturate	Beschleunigte Metabolisierung des Antidepressivums durch Enzyminduktion. Zentrale Rezeptoren-Interaktion
Carbamazepin	Beschleunigte Metabolisierung des Antidepressivums durch Enzyminduktion
Chinidin	Trizyklische Antidepressiva besitzen selbst antiarrhyth-mische Wirkungen, die denen der Klasse-I-Anti-arrhythmika ähnlich sind

Klinischer Effekt	Mögliche Procedere
Verstärkung der blutdrucksteigernden Wirkung	Bei art. Hypotonie Dihydroergotamin einsetzen. In der Zahnheilkunde Felypressin oder Lokalanästhetika ohne Zusatz von Vasokonstringens verwenden
Verstärkte Sedierung/ZNS-Dämpfung	Alkohol meiden
Reduzierte Antidepressiva-Plasmaspiegel	Evtl. Dosisanpassung
Schwere orthostatische Hypotonie	Absetzen des Antidepressivums
Verstärkung der anticholinergen Effekte (z.B. Darm-Blasen-Atonie, Glaukom, Delirgefahr v.a. bei geriatrischen Patienten)	Bes. Beachtung entsprechender Nebenwirkungen und evtl. Dosisanpassung. Einsatz nicht-trizyklischer Antidepressiva (außer Maprotilin)
Verstärkung der gerinnungshemmenden Wirkung	Prothrombinzeit regelmäßig überwachen, evtl. Dosisreduktion des Antikoagulans
Verstärkung der anticholinergen Effekte, Kurzzeitgedächtnis-Lücken	Einsatz nicht-trizyklischer Antidepressiva
Reduzierte Antidepressiva-Plasmaspiegel	Kombination meiden
Verstärkte Sedierung/ ZNS-Dämpfung	
Reduzierte Antidepressiva-Plasmaspiegel	Ggf. Dosisanpassung
Verlängerte Überleitungszeiten im EKG (PQ- u. QRS-Verlängerung). Cave: kardiotoxische Wirkungen bei Überdosierungen	Dosisverringerung der Antiarrhythmika (insbesondere der Klasse-IA-Substanzen Chinidin, Procainamid und Disopyramid)

F

Wechselwirkung mit	Interaktionsmechanismus
Cimetidin	Verzögerte Metabolisierung des Antidepressivums durch Cytochrom-P 450-Inhibition des Cimetidins
Clonidin	Antagonisierung des Clonidin-Effektes an α-Adrenorezeptoren durch trizyklische Antidepressiva
Disopyramid	s. Chinidin
Disulfiram	Verzögerte Metabolisierung des Antidepressivums durch Disulfiram. Durch synergistischen Effekt erhöhte Monoamin-, insb. Dopaminspiegel
Epinephrin	s. Adrenalin
Estrogene	Verzögerte Metabolisierung des Antidepressivums durch Steroide
Fluoxetin	Verzögerte Metabolisierung des trizyklischen Antidepressivums
Fluvoxamin	Verzögerte Metabolisierung des trizyklischen Antidepressivums
Guanabenz	s. Guanethidin
Guanethidin	Antagonisierung der Wirkung von Guanethidin an α-Adrenorezeptoren
Guanfacin	s. Guanethidin
Hexamethylmelamin	s. Altretamin
Hypnotika	s. Zentraldämpfende Pharmaka
Kaffee, Tee	Beschleunigte Metabolisierung der Antidepressiva
Levodopa	Reduzierte Resorptionsrate von Levodopa wegen verringerter Magenmotilität durch anticholinerge Effekte trizykl. Antidepressiva
Levothyroxin	s. Schilddrüsenhormone
Liothyronin	s. Schilddrüsenhormone
Lithium	Bisher unbekannt; eine verstärkte serotonerge Aktivität wird vermutet
Lokalanästhetika	s. Adrenalin
Kontrazeptiva, orale	s. Estrogene

Klinischer Effekt	Mögliche Procedere
Erhöhte Antidepressiva-Plasmaspiegel	Plasmaspiegel-Überwachung und evtl. Dosisreduktion des Antidepressivums oder z.B. Ranitidin o. Famotidin verwenden
Abschwächung der antihypertensiven Wirkung	Anstelle von Clonidin Thiazid-Diuretika oder Betablocker einsetzen; alternativ anstelle trizykl. Antidepressiva Mianserin o. Maprotilin verwenden
Erhöhte bzw. toxische Plasmaspiegel des Antidepressivums. Hirnorganisches Psychosyndrom	Kombination meiden
Erhöhte Antidepressiva-Plasmaspiegel. Evtl. verstärkte Nebenwirkungen	Antidepressiva eher niedriger dosieren
Erhöhte Trizyklika-Plasmaspiegel	Trizyklika eher niedriger dosieren
Erhöhte Trizyklika-Plasmaspiegel	Trizyklika eher niedriger dosieren
Abschwächung der antihypertensiven Wirkung	Kombination meiden
Reduzierte Plasmaspiegel	Dosisanpassung
Evtl. abgeschwächte Levodopa-Wirkung	Bei Dauertherapie ohne klinische Relevanz
Kombination teilweise therapeutisch erwünscht. Evtl. erhöhte Neurotoxizität	Verstärkte Beachtung entsprechender Nebenwirkungen

F

Wechselwirkung mit	Interaktionsmechanismus
Methylphenidat	Verzögerte Metabolisierung des Antidepressivums
	Unbekannter Mechanismus
Monoaminooxidase-Hemmer (MAOH), nichtselektive, irreversible	Da verzögerter Abbau, erhöhtes Angebot an Noradrenalin und anderen Neurotransmittern im Gehirn
Neuroleptika	Verzögerte Metabolisierung des Antidepressivums
Noradrenalin	s. Sympathomimetika
Norpseudoephedrin	s. Sympathomimetika
Pancuronium	Gegenseitige Verstärkung anticholinerger und adrenerger Wirkungen
Parkinsonmittel	s. Anticholinergika
Paroxetin	Verzögerte Metabolisierung des trizyklischen Antidepressivums
Pimozid	Gegenseitige Verstärkung kardialer Wirkungen
Procainamid	s. Chinidin
Procarbazin	s. Monoaminooxidase-Hemmer
Reserpin	Verstärkte Freisetzung von Noradrenalin (kurzfristig), Antagonisierung der antisympathotonen Effekte von Reserpin (längerfristig)
Schilddrüsenhormone	Verstärkung der Empfindlichkeit adrenerger Rezeptoren wird diskutiert
Sympathomimetika	Verstärkung der noradrenergen Aktivität durch Hemmung der Wiederaufnahme von Noradrenalin aus dem synaptischen Spalt

Klinischer Effekt	Mögliche Procedere
Erhöhte Antidepressiva-Plasmaspiegel Hypertonie	In Einzelfällen therapeutisch erwünscht, jedoch bes. Beachtung möglicher Intoxikationen Absetzen von Methylphenidat
U.a. Blutdruckschwankungen, Fieber, Erregungszustände, Tremor, Halluzinationen, Muskelrigidität bis Koma	Kombination in Einzelfällen therapeutisch möglich und unter Beachtung bestimmter Richtlinien auch sicher: – stationär – keine parenterale Therapie – niedrigere Dosen als bei Monotherapie – trizykl. Antidepressiva nicht zu einer bestehenden MAOH-Therapie hinzufügen – aus der Reihe der trizykl. Antidepressiva Imipramin, Desipramin und Clomipramin nicht einsetzen
Erhöhte Antidepressiva-Plasmaspiegel. Evtl. verstärkte Nebenwirkungen	Ggf. Dosisanpassung
Gefahr kardialer Arrhythmien bei Halothan-Narkose	Trizykl. Antidepressiva meiden oder d-Tubocurarin als Muskelrelaxans verwenden
Erhöhte Trizyklika-Plasmaspiegel	Trizyklika eher niedriger dosieren
QT-Zeit-Verlängerung im EKG; evtl. ventrikuläre Arrhythmien	Kombination meiden
Abschwächung der antihypertensiven Wirkung	Kombination meiden
Steigerung der Antidepressiva-Wirksamkeit (wird teilweise therapeutisch genutzt). Evtl. auch verstärkt kardiovaskuläre Nebenwirkungen	Besondere Beachtung evtl. Nebenwirkungen
Verstärkung der blutdrucksteigernden Wirkung	Bei art. Hypotonie Dihydroergotamin einsetzen. In der Zahnheilkunde Felypressin oder Lokalanästhetika ohne Zusatz von Vasokonstringens verwenden. Kombination mit Appetitzüglern meiden

F

Wechselwirkung mit	Interaktionsmechanismus
Tabak	Beschleunigte Metabolisierung der Antidepressiva
Tranylcypromin	s. Monoaminooxidase-Hemmer
Warfarin	s. Antikoagulanzien
Zentraldämpfende Pharmaka (u.a. Antihistaminika, Barbiturate, Benzodiazepine, Hypnotika, Neuroleptika)	Zentrale Rezeptoren-Interaktion

B. Maprotilin

nach: *Ostermaier, O.:* Nicht-trizyklische Antidepressiva. Klinik. In: Riederer, P., G. Laux, W. Pöldinger (Hrsg.): Neuropsychopharmaka. Ein Therapie-Handbuch, Bd. 3. Antidepressiva und Phasenprophylaktion. Springer, Wien–New York 1993.

Wechselwirkung mit	Interaktionsmechanismus
Alkohol	Zentrale Rezeptoren-Interaktion
Anticholinergika (z.B. Parkinsonmittel, Antihistaminika, Antiemetika, Neuroleptika)	Acetylcholinrezeptor-Interaktion
Antihistaminika	s. Anticholinergika
Benzodiazepine	Senkung der Krampfschwelle durch Maprotilin
Betablocker	Unbekannt
Fluoxetin	Verzögerte Maprotilin-Metabolisierung
Guanethidin	Antagonisierung der Wirkung von Guanethidin an α-Adrenorezeptoren
Lithium	Unbekannt
Pancuronium	Gegenseitige Verstärkung anticholinerger und adrenerger Wirkungen
Phenothiazine	Senkung der Krampfschwelle
Propranolol	s. Betablocker

Klinischer Effekt	Mögliche Procedere
Reduzierte Plasmaspiegel	Dosisanpassung
Verstärkte Sedierung/ZNS-Dämpfung	Vermehrte Nebenwirkungen insb. im Berufsleben und Verkehr beachten

Klinischer Effekt	Mögliche Procedere
Verstärkte Sedierung/ZNS-Dämpfung	Alkohol meiden
Verstärkung der anticholinergen Effekte	Besondere Beachtung anticholinerger Nebenwirkungen und ggf. Dosisanpassung
Erhöhtes Risiko von Krampfanfällen, insbesondere bei abrupter Dosisreduktion der Benzodiazepine	Maprotilin eher niedrig dosieren, Benzodiazepine langsam ausschleichen
Erhöhte Maprotilin-Plasmaspiegel und ggf. Senkung der Krampfschwelle	Kombination meiden
Erhöhte Maprotilin-Plasmaspiegel	Maprotilin eher niedrig dosieren
Abschwächung der antihypertensiven Wirkung	Kombination meiden bzw. anderes Antihypertonikum einsetzen
Erhöhte Neurotoxizität. Myoklonus	Lithiumspiegel überwachen und ggf. Lithiumdosis verringern
Gefahr kardialer Arrhythmien bei Halothan-Narkose	Maprotilin ggf. absetzen bzw. d-Tubocurarin als Muskelrelaxans einsetzen
Erhöhtes Risiko von Krampfanfällen	Dosierungen im oberen Bereich vermeiden

F

Wechselwirkung mit	Interaktionsmechanismus
Monoaminooxidase-Hemmer	Da verzögerter Abbau, erhöhtes Angebot an Noradrenalin und anderen Neurotransmittern im Gehirn
Schilddrüsenhormone	Verstärkung der Empfindlichkeit adrenerger Rezeptoren wird diskutiert
Serotonin-Wiederaufnahmehemmer	s. Fluoxetin
Zentraldämpfende Pharmaka (u.a. Antihistaminika, Barbiturate, Benzodiazepine, Hypnotika, Neuroleptika)	Zentrale Rezeptoren-Interaktion

C. Mianserin

nach *Dietmaier, O.:* s.S. 356

Wechselwirkung mit	Interaktionsmechanismus
Alkohol	Zentrale Rezeptoren-Interaktion
Carbamazepin	Beschleunigte Elimination von Mianserin
Monoaminooxidase-Hemmer	Da verzögerter Abbau, erhöhtes Angebot an Neurotransmittern im Gehirn
Phenobarbital	Beschleunigte Elimination von Mianserin
Phenytoin	Beschleunigte Elimination von Mianserin
Zentraldämpfende Pharmaka (u.a. Antihistaminika, Barbiturate, Benzodiazepine, Hypnotika, Neuroleptika)	Zentrale Rezeptoren-Interaktion

Klinischer Effekt	Mögliche Procedere
U.a. Blutdruckschwankungen, Erregungszustände, Tremor, Halluzinationen, Muskelrigidität bis Koma	Keine Kombination von Maprotilin mit MAO-Hemmern. Bei Therapieumstellung von MAO-Hemmern auf Maprotilin oder umgekehrt 14 Tage Behandlungspause einschalten
Steigerung der Antidepressiva-Wirksamkeit (wird teilweise therapeutisch genutzt). Evtl. auch verstärkt kardiovaskuläre Nebenwirkungen	Besondere Beachtung evtl. Nebenwirkungen
Verstärkte Sedierung/ZNS-Dämpfung	Vermehrte Nebenwirkungen insb. im Berufsleben und Verkehr beachten

Klinischer Effekt	Mögliche Procedere
Verstärkte Sedierung/ZNS-Dämpfung	Alkohol meiden
Erniedrigte Mianserin-Plasmaspiegel	Ggf. Mianserin-Dosierung erhöhen
U.a. Blutdruckschwankungen, Erregungszustände, Tremor, Halluzinationen, Muskelrigidität bis Koma	Keine Kombination von Mianserin m. MAO-Hemmern. Bei Therapieumstellung von MAO-Hemmern auf Mianserin oder umgekehrt 14 Tage Behandlungspause einschalten
Reduzierte Mianserin-Plasmaspiegel	Ggf. Mianserin-Dosierung erhöhen
Reduzierte Mianserin-Plasmaspiegel	Ggf. Mianserin-Dosierung erhöhen
Verstärkte Sedierung/ZNS-Dämpfung	Vermehrte Nebenwirkungen insb. im Berufsleben und Verkehr beachten

F

D. Trazodon

nach: *Dietmeier, O.:* s.S. 356

Wechselwirkung mit	Interaktionsmechanismus
Alkohol	Zentrale Rezeptoren-Interaktion
Antikoagulanzien	s. Warfarin
Clonidin	Antagonisierung des Clonidin-Effektes an α-Adrenorezeptoren durch Trazodon
Digoxin	Verzögerte Digoxin-Elimination
Fluoxetin	Verzögerte Trazodon-Metabolisierung
Monoaminooxidase-Hemmer	Da verzögerter Abbau, erhöhtes Angebot an Neurotransmittern im Gehirn
Neuroleptika	s. Phenothiazine
Phenothiazine	α-Adrenorezeptoren-Interaktion
Phenytoin	Verzögerter Phenytoin-Metabolismus
Warfarin	Unbekannt
Zentraldämpfende Pharmaka (u.a. Antihistaminika, Barbiturate, Benzodiazepine, Hypnotika, Neuroleptika)	Zentrale Rezeptoren-Interaktion

E. Serotonin-Wiederaufnahmehemmer (Fluvoxamin, Fluoxetin, Paroxetin, Citalopram)

nach *Dietmeier, O.:* s.S. 356

Wechselwirkung mit	Interaktionsmechanismus
Antidepressiva	Verzögerter Abbau des Antidepressivums durch Cytochrom-P 450-Hemmung

Klinischer Effekt	Mögliche Procedere
Verstärkte Sedierung/ZNS-Dämpfung	Alkohol meiden
Abschwächung der antihypertensiven Wirkung	Anstelle von Clonidin Thiazid-Diuretika oder Betablocker einsetzen; alternativ anstelle Trazodon Mianserin oder Maprotilin verwenden
Übelkeit, Erbrechen infolge erhöhter Digoxin-Plasmaspiegel	Digoxin-Plasmaspiegel überwachen und ggf. niedriger dosieren
Erhöhte Trazodon-Plasmaspiegel	Trazodon eher niedrig dosieren
U.a. Blutdruckschwankungen, Erregungszustände, Tremor, Halluzinationen, Muskelrigidität bis Koma	Keine Kombination von Trazodon mit MAO-Hemmern. Bei Therapieumstellung von MAO-Hemmern auf Trazodon oder umgekehrt 14 Tage Behandlungspause einschalten
Verstärkte hypotensive Nebenwirkungen	Anstelle von Phenothiazinen eher Butyrophenone einsetzen
Erhöhte Phenytoin-Plasmaspiegel	Phenytoin-Plasmaspiegel überwachen
Verkürzung der Prothrombinzeit	Prothrombinzeit engmaschig überwachen
Verstärkte Sedierung/ZNS-Dämpfung	Vermehrte Nebenwirkungen insb. im Berufsleben und Verkehr beachten

F

Klinischer Effekt	Mögliche Procedere
Erhöhte Plasmaspiegel des Antidepressivums, dadurch evtl. verstärkte Nebenwirkungen	Dosisreduktion des Antidepressivums

Wechselwirkung mit	Interaktionsmechanismus
Antikoagulanzien	Verdrängung des Antikoagulans aus der Eiweißbindung
Benzodiazepine	s. Diazepam
Betablocker	Verzögerte Metabolisierung des Betablockers
Buspiron	Unbekannt
Carbamazepin	Verzögerte Metabolisierung von Carbamazepin
Cimetidin	Verzögerter Abbau des Antidepressivums wegen Cytochrom-P 450-Hemmung durch Cimetidin
Cyproheptadin	Unbekannt
Diazepam	Verzögerter Diazepam-Metabolismus
Lithium	Unbekannt
L-Tryptophan	Verstärkte serotonerge Aktivität
Moclobemid	s. MAO-Hemmer
Monoaminooxidase-Hemmer (MAO-Hemmer)	Verstärkte serotonerge Aktivität
Neuroleptika	Hemmung der Neuroleptika-Metabolisierung
Oxitriptan	s. L-Tryptophan

Klinischer Effekt	Mögliche Procedere
Erhöhte Plasmaspiegel des Antikoagulans, Blutungsgefahr	Prothrombinzeit engmaschig überwachen. Evtl. Dosisreduktion
Erhöhte Betablocker-Plasmaspiegel, verstärkte kardiale und antihypertensive Wirkungen	Evtl. Dosisreduktion
Abschwächung der anxiolytischen Wirkung von Buspiron. Anorgasmie	Kombination meiden
Erhöhte Carbamazepin-Plasmaspiegel	Carbamazepinspiegel überwachen und Dosis ggf. anpassen
Erhöhte Antidepressiva-Plasmaspiegel	Antidepressiva ggf. niedriger dosieren
Abschwächung der antidepressiven Wirkung	Kombination meiden
Erhöhter Plasmaspiegel und verlängerte Halbwertszeit des Benzodiazepins	Keine Dosisanpassung erforderlich, da psychomotorische Effekte des Benzodiazepins unverändert
Erhöhte Lithium-Plasmaspiegel, evtl. verstärkte Neurotoxizität; Manien	Lithiumspiegel überwachen, ggf. Lithiumdosis verringern
Cave „Serotonin-Syndrom" (u.a. Unruhe, Schlaflosigkeit, Aggressivität, Übelkeit, Erbrechen)	Keine Kombination von Aminpräkursoren mit Serotonin-Wiederaufnahmehemmern
Cave „Serotonin-Syndrom" (u.a. Unruhe, Schlaflosigkeit, Aggressivität, Übelkeit, Erbrechen)	Keine Kombination von MAO-Hemmern mit Serotonin-Wiederaufnahmehemmern! (Dies gilt auch für reversible MAO-Hemmer wie z.B. Moclobemid). Bei Therapieumstellung von MAO-Hemmern auf Serotonin-Wiederaufnahmehemmer oder umgekehrt Sicherheitsabstand von 2 Wochen einhalten. Bei Umstellung von Fluoxetin auf MAO-Hemmer 5 Wochen Wartezeit
Erhöhte Neuroleptika-Plasmaspiegel, dadurch evtl. vermehrt extrapyramidalmotorische Nebenwirkungen (EPMS)	Falls erforderlich, Serotonin-Wiederaufnahmehemmer absetzen. Therapie der EPMS mit z.B. Biperiden und Diazepam

F

Wechselwirkung mit	Interaktionsmechanismus
Phenobarbital	Enzyminduktive Wirkung von Phenobarbital
Phenytoin	Enzyminduktive Wirkung von Phenytoin
Sumatriptan	Verstärkte serotonerge Aktivität möglich
Tranylcypromin	s. MAO-Hemmer
Warfarin	s. Antikoagulanzien

2.4.4 Lithiumsalze

nach: *Kaschka, W. P.:* Lithium. Klinik. In: Riederer, P., G. Laux, W. Pöldinger (Hrsg.): Neuropsychopharmaka. Ein Therapie-Handbuch, Bd. 3. Antidepressiva und Phasenprophylaktika. Springer, Wien –New York 1993.

Medikament	Stärke der Wechsel-wirkung	Klinischer Effekt der Wechselwirkung
Acetylsalicylsäure Diclofenac Ibuprofen Indometacin Naproxen Phenylbutazon Piroxicam Sulindac Zomepirac	B	Verstärkung der Lithiumwirkung und Erhöhung des Intoxikationsrisikos durch Verminderung der renalen Lithiumclearance
Diltiazem Verapamil	B C	unter Verapamil verminderte Lithium-Serumspiegel und Sinusbradykardie, unter Diltiazem erhöhte Lithium-Serumspiegel, unter Verapamil Neurotoxizität, Choreoathetose
Thiaziddiuretika	A	verstärkte Lithiumwirkung, erhöhtes Intoxikationsrisiko durch verminderte renale Lithiumclearance
Furosemid	B	erhöhtes Intoxikationsrisiko durch Natriumverlust
Clonidin	B	verminderter antihypertensiver Effekt

Klinischer Effekt	Mögliche Procedere
Reduzierte Antidepressiva-Plasma-spiegel	Evtl. Dosisanpassung
Reduzierte Antidepressiva-Plasma-spiegel	Evtl. Dosisanpassung
„Serotonin-Syndrom" (s. MAO-Hemmer)	Kombination vermeiden

Medikament	Stärke der Wechsel-wirkung	Klinischer Effekt der Wechselwirkung
Methyldopa	B	erhöhter Lithium-Serumspiegel
Acetazolamid Aminophyllin Coffein Theophyllin	B	Senkung des Lithium-Serumspiegels durch erhöhte renale Lithiumclearance
Decamethonium Pancuronium Succinylcholin	A	Verlängerung der neuromuskulären Blockade, Ateminsuffizienz, evtl. ver-stärkte Nebenwirkungen bei EKT
Amphetamine	C	verminderte psychomotorische Stimulation
Neuroleptika	B	dosisabhängige Neurotoxizität, vermehrt extrapyramidale Symptome, erhöhtes Risiko eines malignen neuroleptischen Syndroms,
	C	AV-Block III. Grades mit Mesoridazin, Kammerflimmern unter Chlorpromazin bei plötzlichem Absetzen des Lithiums (siehe Watsky und Salzman 1991!), Aus-fällung von Chlorpromazin und Triflupera-zin in Citratlösung

F

Medikament	Stärke der Wechselwirkung	Klinischer Effekt der Wechselwirkung
Benzodiazepine	B C	erhöhter Lithium-Serumspiegel mit Clonazepam, Hypothermie in Verbindung mit Diazepam
Kaliumjodid	B	evtl. Verstärkung einer Hypothyreose
Mannitol Natriumbicarbonat Natriumchlorid Harnstoff	B	Senkung des Lithium-Serumspiegels infolge erhöhter renaler Lithiumclearance
Metronidazol Spectinomycin Tetrazykline	A	Verstärkung der Lithiumwirkung und Erhöhung des Intoxikationsrisikos durch verminderte renale Lithiumclearance
Sulfamethoxazol-Trimethoprim	B	Senkung des Lithium-Serumspiegels
MAO-Hemmer	B C	Tardive Dyskinesie mit Tranylcypromin, Ataxie und Harnretention
Carbamazepin	B	erhöhtes Risiko einer Neurotoxizität, verstärkte Nebenwirkungen des Lithiums, entgegengesetzte Effekte auf das hämatopoetische System
Heterozyklische Antidepressiva	B C	evtl. verstärkter Tremor, Myoklonien, erhöhte Neurotoxizität Senkung der Krampfschwelle
Ketamine	A	erhöhtes Intoxikationsrisiko infolge Natriumverlust
Digitalis	C	Herzrhythmusstörungen durch intrazelluläre Kaliumverluste, evtl. vermindertes Ansprechen auf Lithium
Phenytoin	B	evtl. erhöhte Neurotoxizität
Fluoxetin Fluvoxamin	B	erhöhter Lithium-Serumspiegel sog. serotoninerges Syndrom, Fieber, Bilirubinerhöhung, Leukozytose
Insulin	B	möglicherweise veränderte Glucosetoleranz, ggf. Anpassung der Insulindosis erforderlich
Mazindol	B	erhöhtes Risiko einer Lithiumintoxikation
Noradrenalin	B	verminderter Blutdruckanstieg auf Noradrenalin

Medikament	Stärke der Wechselwirkung	Klinischer Effekt der Wechselwirkung
Captopril Enalapril Lisinopril	A	Erhöhung des Lithium-Serumspiegels
Propranolol	B	Bradykardie

A signifikant; B potentiell signifikant; C schwach

3 Kontaktadressen von Gesellschaften und Selbsthilfegruppen für Patienten und deren Angehörige*

Bundesverband der Angehörigen psychisch Kranker e.V.
Thomas-Mann-Straße 49a
53111 Bonn
Tel.: (02 28) 63 24 46

Dachverband psychosozialer Hilfsvereinigungen e.V.
Thomas-Mann-Straße 49a
53111 Bonn
Tel.: (02 28) 63 26 46

Deutsche Arbeitsgemeinschaft der Selbsthilfegruppen
Friedrichstraße 33
35392 Gießen
Tel.: (06 41) 7 02 94 78

Deutsche Hauptstelle gegen die Suchtgefahren e.V.
Westring 2
59065 Hamm
Tel.: (0 23 81) 90 15-0

F

---

* Es können dort Listen mit örtlichen Kontaktadressen erbeten werden.

G Wichtige Hand-, Lehr- und Wörterbücher

Arieti, S. (Ed.): American Handbook of Psychiatry. Vols. I–VIII. Basic Books, New York 1974ff.

Berger, M. (Hrsg.): Psychatrie und Psychotherapie. Urban & Schwarzenberg, München–Wien–Baltimore 1998.

Bleuler, E.: Lehrbuch der Psychiatrie, 15. Aufl., neu bearbeitet von M. Bleuler. Springer, Berlin–Heidelberg–New York 1983.

Eikelmann, B.: Sozialpsychiatrisches Basiswissen. Grundlagen und Praxis. 2. Aufl. Enke, Stuttgart 1998.

Freedman, A. M., H. J. Kaplan, B. J. Saddock, U. H. Peters (Hrsg.): Psychiatrie in Praxis und Klinik, 7 Bde. Thieme, Stuttgart–New York 1984ff.

Helmchen, H., F. Henn, H. Lauter, N. Sartorius (Hrsg.): Psychiatrie der Gegenwart. 4. Aufl. Bd. 1–6. Springer, Berlin–Heidelberg–New York 1999 ff.

Kisker, K. J., J.-E. Meyer, C. Müller, E. Strömgren (Hrsg.): Psychiatrie der Gegenwart. Klinik und Praxis, 9 Bde., 3. Aufl. Springer, Berlin–Heidelberg–New York 1986ff.

Möller, H.-J. (Hrsg.): Therapie psychiatrischer Erkrankungen. Enke, Stuttgart 1993.

Müller, Ch. (Hrsg.): Lexikon der Psychiatrie, 2. Aufl. Springer, Berlin–Heidelberg–New York–Tokyo 1986.

Peters, U. H.: Wörterbuch der Psychiatrie und medizinischen Psychologie, 5. Aufl. Urban & Schwarzenberg, München–Wien–Baltimore 1998.

Riederer, P., G. Laux, W. Pöldinger (Hrsg.): Neuropsychopharmaka. Ein Therapie-Handbuch. 6 Bde. Springer, Wien–New York 1992ff.

Tölle, R.: Psychiatrie, 11. Aufl. Springer, Berlin–Heidelberg–New York–Tokyo 1996.

Uexküll, Th. von: Psychosomatische Medizin, 5. Aufl. Urban & Schwarzenberg, München–Wien–Baltimore 1996.

Venzlaff, U., K. Foerster (Hrsg.): Psychiatrische Begutachtung, 2. Aufl. Fischer, Stuttgart–Jena–New York 1994.

Präparate- und Sachverzeichnis

Präparateverzeichnis

Hinweise für die Benutzung des Präparateverzeichnisses: Aufgelistet sind Kurzbezeichnungen definierter organisch-chemischer Substanzen mit ihrer wissenschaftlichen Bezeichnung und Fertigarzneimittel sowie chemisch-parmakologische Stoffgruppen. Fundstellen mit ausführlicher Information über eine Substanz oder über eine Stoffgruppe sind mit **halbfetter Seitenzahl** gekennzeichnet.

A

ACE-Hemmer 304
Acetazolamid 329
Acetylsalicylsäure 328
Adrenalin 45, 202, 304, 314
Adumbran® 187, 293
Akineton® 37, 43, 73, 200, 212
Alfentanil 300
Alimemazin 192
Alizaprid 310
Alprazolam 187, 293, 300
Aminophyllin 329
Amisulprid 192, 194, 297
Amitriptylin 186, 215–216, 220, 227, 299
Amitriptylinoxid 215–216, 220, 298
Amphetamine 24, 63, 132, 228, 329
Anästhetika 202, 231
Anafranil® 30, 106, 111, 216, 227, 298
Analgetika 132–133, 197, 207
Androcur® 151
Anetholtrithion 218
Anexate® 38
Antazida 225, 300, 304
Antiarrhythmika 231, 304, 314

Antibiotika 75
Anticholinergika 20, 27, 132, 198–199, 228, 306, 314, 320
Anticholium® 40, 43
Antidepressiva 20, 24, 27, 30, 36, 38–40, 53, 55–58, 60–61, 63, 66–67, 77, 92, 106, 109, 111, 114, 128, 141–142, 183, 186, 199, 202, **214–236**, 238, 298, 304, 307, 314, 324, 327, 330
– s.a. Thymoleptika bzw. Thymo-analeptika
– hypnotisch wirkende 141
– nicht-sedierende 53
– nicht-trizyklische 307
– sedierende 12, 28, 36, 54–55, 57–58, 66–67, 98, 118, 137, 140–142
– serotonin-selektive 306, 312
– tetrazyklische 218–219, 221
– trizyklische 66–67, 218–219, 221, 224, 228, 306, 312, 314, 317, 319
Antidiabetika, orale 228
Antiemetika 314, 320
Antiepileptika 146, 198
Antihistaminika 132, 140, 186, 202, 304, 306, 314, 320, 322, 324

Sachverzeichnis